BEAR GRYLLS

Draußen (über)leben

BEAR GRYLLS

Draußen (über)leben

Aus dem Englischen
von Marion Reuter

Mit 86 farbigen Fotos

MALIK 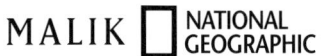 NATIONAL GEOGRAPHIC

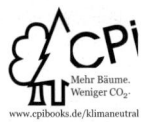
Mehr Bäume.
Weniger CO$_2$.
www.cpibooks.de/klimaneutral

Mehr über unsere Autoren und Bücher:
www.malik.de

Bibliografische Information der Deutschen Nationalbibliothek
Die Deutsche Nationalbibliothek verzeichnet diese Publikation in der
Deutschen Nationalbibliografie; detaillierte bibliografische Daten
sind im Internet über http://dnb.d-nb.de abrufbar.

MALIK NATIONAL GEOGRAPHIC

Ungekürzte Taschenbuchausgabe
Piper Verlag GmbH, München
Juni 2014
© Bear Grylls 2009, 2010
Titel der englischen Originalausgabe: »Living Wild«, Transworld Publishers,
London 2009
Copyright der deutschsprachigen Ausgabe: © Börsenmedien AG, Kulmbach 2012
Umschlaggestaltung: Dorkenwald Grafik-Design, München
Umschlagfotos: Dockers (vorne), MILpictures / Tom Weber (hinten links),
Robin Matthews (hinten rechts)
Autorenfoto: Libi Pedder / Camera Press / Picture Press
Satz: Kösel, Krugzell
Papier: LuxoArt Samt ECF
Druck und Bindung: CPI books GmbH, Leck
Printed in Germany   ISBN 978-3-492-40550-8

Das Papier wurde aus chlorfrei gebleichtem Zellstoff hergestellt.

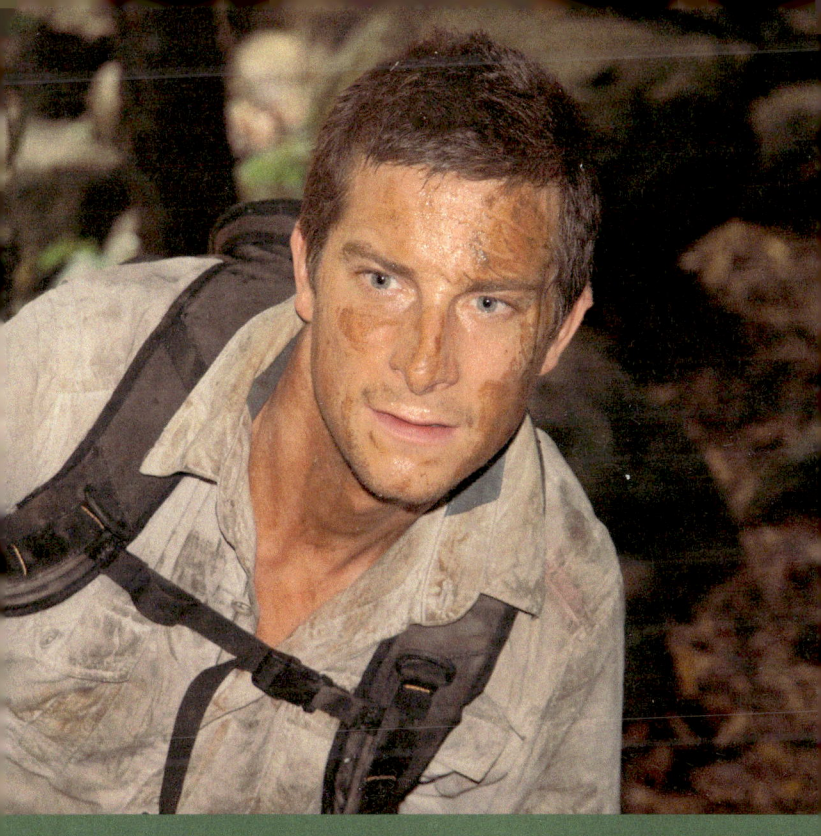

Niemals vom Sterben reden, bis man tot ist.

– Lord Robert Baden-Powell, Knight Commander of the Order of the Bath

Wir sind die Pilger, Herr; wir werden immer ein wenig weiter gehen,
Über jenen letzten blauen Berg hinaus,
In unzugänglichem Schnee,
Über jenes wütende oder jenes schimmernde Meer.

– Aus: Die goldene Reise nach Samarkand von James Elroy Flecker,
Inschrift auf dem Ehrenmal-Uhrenturm im Special-Air-Service-Hauptquartier,
Hereford

Inhaltsverzeichnis

Vorwort

Kapitel 1 – Ausrüstung

Schutz vor Wind, Regen, Kälte, Hitze und
    Sonne – mörderische Kombinationen   14
Schuhe – Auswahl und Pflege   16
Kleidung für verschiedene Umgebungen
    und Umstände   22
Schützen Sie Ihre Extremitäten   27
Der Leitfaden für einen guten Rucksack   30
Zeltplanen, Zelte, Zelttuch und Unterstände   34
Schlafsäcke, Matten und Biwaksäcke   38
Leichte Reparaturkits   43

Kapitel 2 – Das Handwerkszeug

Messer   48
Äxte   57
Sägen   65

**Kapitel 3 – Ein Camp bauen
und ein guter Pionier sein**

Die Wahl des Lagers   72
Die Zelte aufbauen   75
Natürliche Unterstände   77
Menschengemachte Unterstände   80
Tauwerk, Knoten und Befestigungsseile   86
Bauprojekte im Camp   95

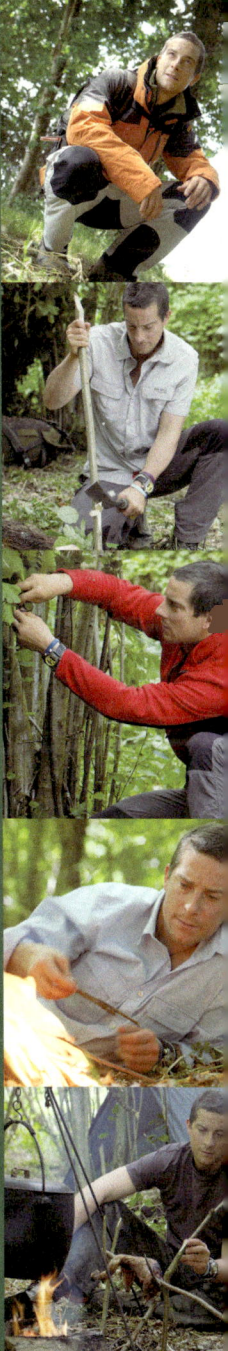

Kapitel 4 – Die Kunst des Feuermachens

Die Theorie	106
Wie Sie ein Feuer anzünden	108
Hinterlassen Sie keine Spuren – wie wichtig es ist, dass Sie Ihr Feuer richtig löschen	116

Kapitel 5 – Kochen im Camp

Wie Ihr Körper Nahrung nutzt	124
Der Nutzen von Wärme	130
Zubereitungsmethoden	134
Kochutensilien, Töpfe und Pfannen	142
Nahrungsmittel für unterwegs und fürs Camp	143
Wasser	149
Notrationen	159

Kapitel 6 – Leben in der Wildnis

Körperpflege	166
Gruppenhygiene	172
Sanitäre Anlagen im Gelände	175
Unterwegs sauber bleiben	178
Camp-Routine und Teamarbeit	179

Kapitel 7 – Ein Pfadfinder werden

Kompass und Kartenarbeit   192
Karten lesen   206
Die Wahl der Route   209
Zeit und Entfernung   211
Satellitengestützte Navigationsverfahren
    (GPS)   219
Navigieren mithilfe der Sterne   220
Navigieren mithilfe der Sonne   224
Wetterweisheiten   226
Notsignale   233

Kapitel 8 – Naturbeobachtung

Beobachtungsfertigkeiten   241
Fährten lesen   247
Anpirschen   260
Ferngläser und Teleskope   269
Verstecke und Beobachtungsposten   270
Sehen bei Nacht   271
Naturaufnahmen   274

Kapitel 9 – Erste Hilfe und Rettung im Gelände

Ein kollabierter Verletzter 282
Herz-Lungen-Wiederbelebung (HLW) 285
Ersticken 289
Wundbehandlung 290
Innere Blutungen 295
Schock 296
Schienen, Schlingen sowie die Behandlung von Brüchen und anderen Gelenk-
    verletzungen 297
Verbrennungen 304
Umweltbedingte Verletzungen – wie Sie mit
    extremer Hitze und Kälte umgehen 306

Kapitel 10 – Körper, Geist und Seele aufs Überleben ausrichten

Ernährung 323
Fitness 331
Beweglichkeit 353
Spiritualität 355
Motivation 360

Anmerkung des Autors

Bildnachweise

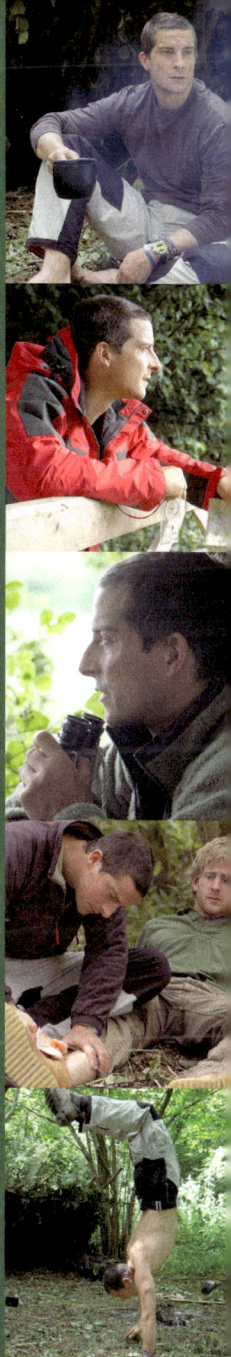

Vorwort

Vor über 100 Jahren organisierte ein Generalleutnant der britischen Armee ein einwöchiges Camp für 20 Jungen auf Brownsea Island in Südengland. Er hieß Robert Baden-Powell. Er nannte seine Rekruten »Pfadfinder« nach den militärischen Pfadfindern, die in seinen eigenen Worten »wegen [ihrer] Klugheit und ihres Mutes ausgewählt wurden, im Krieg einer Armee als Kundschafter vorauszugehen, um herauszufinden, wo der Feind ist«. Die Fertigkeiten, die er seinen Pfadfindern beibrachte, waren diejenigen, die er selbst in seiner spektakulären militärischen Laufbahn gemeistert hatte: zum Beispiel Fertigkeiten wie Observierung oder Kenntnisse zum Überleben in freier Natur, zur Lebensrettung und zum Bauen eines Unterstandes.

Baden-Powell hätte sich nie vorstellen können, dass seine Pfadfinderbewegung heute größer sein würde als jemals zuvor. Oder vielleicht doch. Andererseits kommen »Klugheit und Mut« nie aus der Mode, und genau darum geht es in diesem Buch. Ja, Klugheit und Mut sind die wesentlichen Eigenschaften eines Pfadfinders.

In den 100 Jahren seit Gründung der Pfadfinderbewegung durch Baden-Powell hat sich viel verändert. Städte sind gewachsen und die Technik hat Fortschritte gemacht. Aber die Natur bleibt zeitlos. Die Sterne, mit deren Hilfe wir navigieren, sind immer noch am gleichen Ort; die Sonne geht immer noch im Osten auf und im Westen unter; Tiere hinterlassen immer noch dieselben Spuren und das Feuer brennt immer noch gleich hell. Als Pfadfinder haben wir die Pflicht, die Natur und alle Lebewesen zu schützen, die Wildnis zu verstehen, sie uns zunutze zu machen und den Mut zu haben, unserer natürlichen Abenteuerlust dahin zu folgen, wohin sie uns treibt.

Oft habe ich in Büchern über das Überleben oder die freie Natur geschrieben und mich dabei viel auf frühere Expeditionen oder Abenteuer bezogen, an denen ich glücklicherweise beteiligt war. Ich habe jedoch selten über die Fertigkeiten geschrieben, die ich während meiner Zeit beim 21 SAS [Special

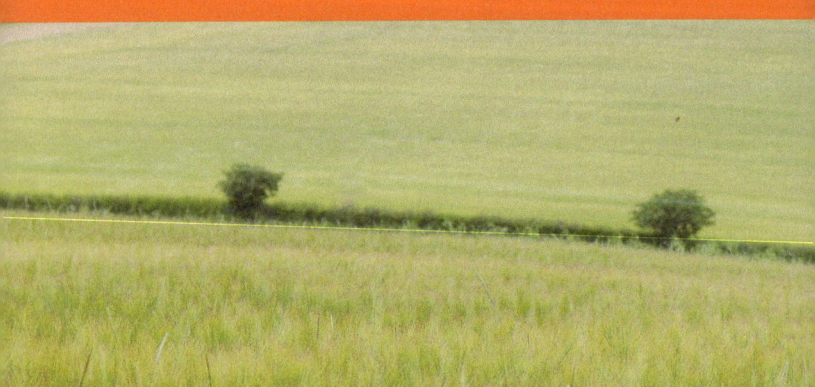

Air Service, Spezialeinheit der britischen Armee, A. d. Ü.] erworben habe. Viele Informationen, die in diesem Buch enthalten sind, sind auf diese Fertigkeiten zurückzuführen, die ich bis zum heutigen Tag nutze. Das hat einen einfachen Grund: Es gibt eine sehr starke Verbindung zwischen den Regeln, die in der Welt der Spezialeinheiten von Bedeutung sind, und denen, die in der Welt der Pfadfinderbewegung gelten. In diesem Handbuch habe ich versucht, diese Verbindungen hervorzuheben und viele Praktiken, die gute Soldaten in Spezialeinheiten ausmachen, auf die Fertigkeiten anzuwenden, die ein Elite-Pfadfinder braucht.

Das Pfadfindermotto lautet »Seid bereit« – und im Leben geht es im Wesentlichen darum, bereit zu sein: bereit und trainiert für das Abenteuer, trainiert für das Überleben und das Operieren in kleinen Teams, bereit, die Natur zu verstehen und ebenso wie man in der Wildnis lebt, und schließlich bereit sowohl für das Leben als auch für das, was danach kommt. Durch unseren Glauben finden wir Frieden, aber derselbe Glaube kann uns auch eine enorme Kühnheit verleihen, sodass wir noch ein bisschen mehr wagen, als wir uns vielleicht zunächst zutrauen. Alles Lohnende im Leben kommt daher, dass man sich aus seiner Komfortzone hinausbewegt, dass man es wagt, alles zu riskieren, dass man trotz der Kosten seine Träume verfolgt, trotz des Schmerzes liebt, trotz der Zweifel hofft und trotz der Angst mutig lebt. Wenn ich etwas gelernt habe, dann, dass wir gemeinsam stärker sind. Der große Schlüssel zum Pfadfindertum und zum Leben in der Wildnis besteht darin, sich Folgendes zu eigen zu machen: zu lachen, sich zu bemühen, zu träumen und zu erkunden und diejenigen, die man liebt, auf seinem Weg mitzunehmen.

Also, geht raus, Leute! Das Leben ist ein Abenteuer, das man am besten mutig erlebt.

Gott segne euch. Und jetzt nichts wie ran!

Bear Grylls
Lieutenant-Commander (Hon) der Royal Navy
Pfadfinderleiter des Vereinigten Königreichs

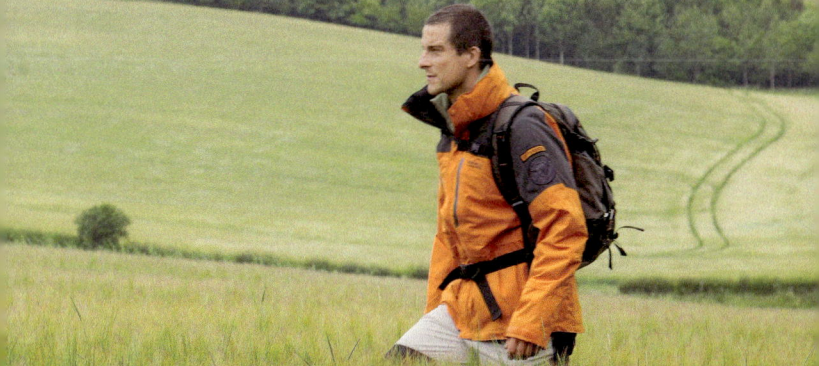

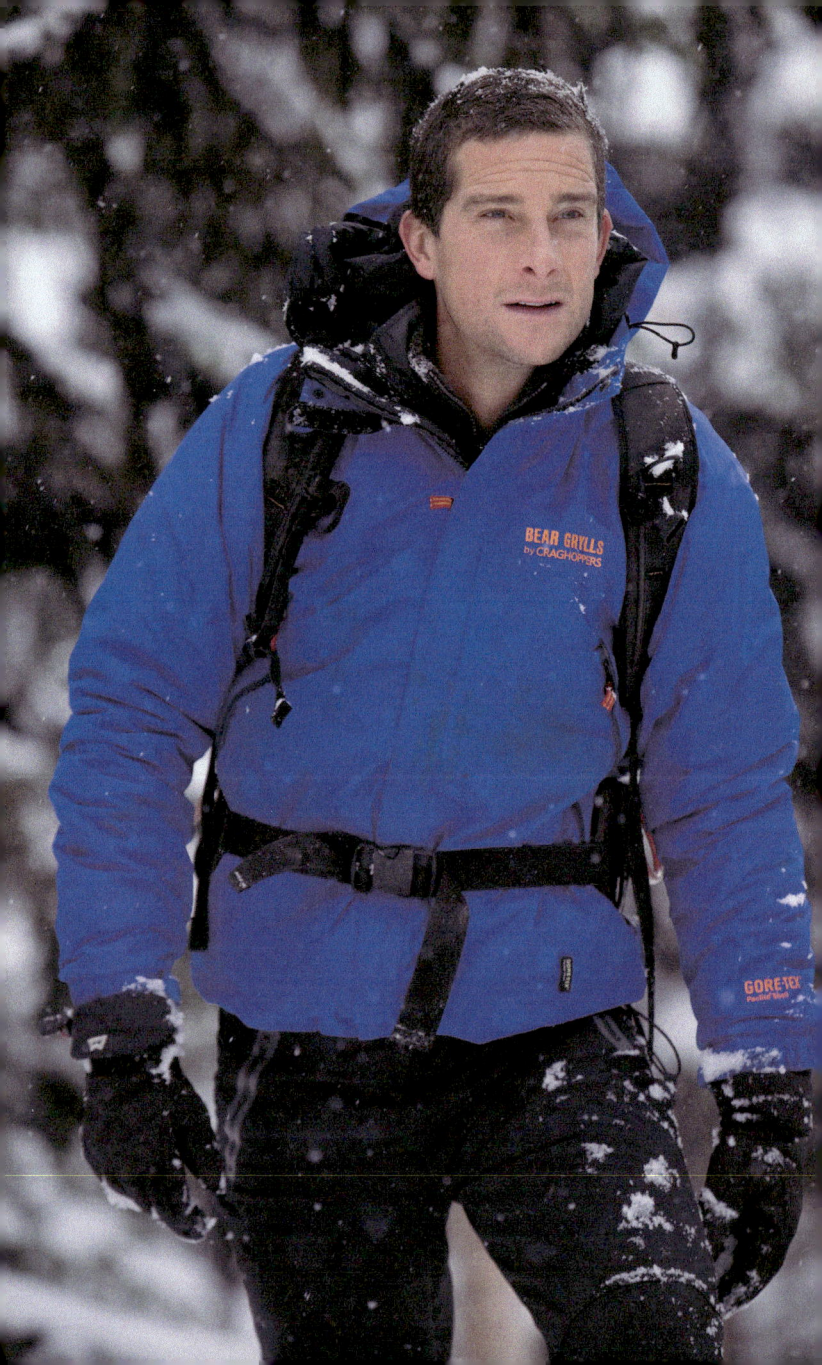

1

AUSRÜSTUNG

**Was die Profis verwenden,
was Sie wirklich brauchen
und was nicht**

Schutz vor Wind, Regen, Kälte, Hitze und Sonne – mörderische Kombinationen

Unterschätzen Sie niemals die Elemente. Sie müssen nicht der Hitze der Sahara oder der schneidenden Kälte der Antarktis ausgesetzt sein: Das Wetter kann Sie töten, wo immer Sie auch sind. Respektieren Sie es und verstehen Sie es. Dann haben Sie eine Chance.

Um zu begreifen, wie sich die mörderische Kombination von Wind, Regen, Kälte, Hitze und Sonne für Sie auswirken kann, müssen Sie zunächst verstehen, wie Ihr Körper mit Temperatur umgeht. Menschen sind Warmblüter. Das bedeutet, dass sie ihre Körpertemperatur auf einem konstanten Niveau halten. Verschiedene praktische Mechanismen helfen uns dabei. Zum Beispiel schwitzen wir, wenn uns heiß ist – die Methode unseres Körpers, uns abzukühlen; wenn uns kalt ist, zittern wir hingegen – ein Reflex, der unsere Muskeln in Bewegung versetzt und so Wärme durch den Verbrauch von Energie erzeugt.

Dass wir unsere Temperatur auf diese Weise regulieren können, ist entscheidend für unser Überleben. Unser Körper besteht aus einem heißen inneren Kern (dort befinden sich unsere lebenswichtigen Organe wie das Gehirn, das Herz, die Lunge, die Leber und die Nieren), der von einer kühleren Schutzhülle umgeben ist (Muskeln, Haut und Fett). Die Körperkerntemperatur beträgt normalerweise 36,8 Grad Celsius. Selbst in einem sehr extremen Klima sollte diese Kerntempe-

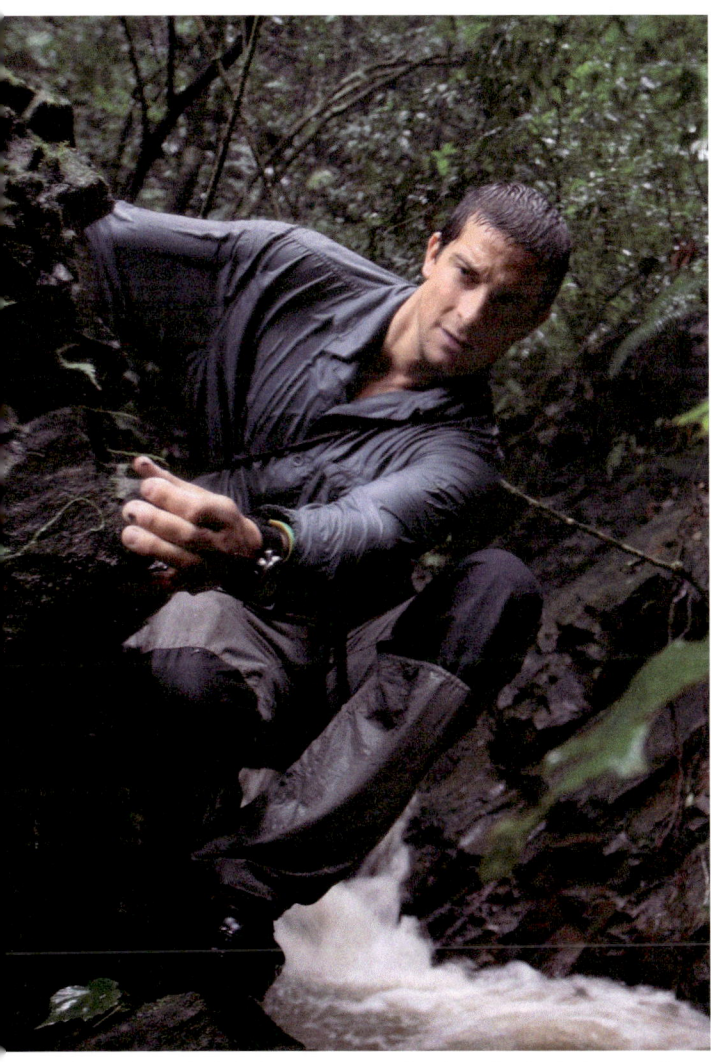

Es ist egal, wo Sie sind: Sie müssen gut vorbereitet sein, damit Sie gegen das Wetter nicht den Kürzeren ziehen.

ratur nicht um mehr als zwei Grad in die eine oder andere Richtung abweichen. Wenn sie es doch tut, haben Sie ein Problem. Wenn Ihre Kerntemperatur über 42,7 Grad Celsius steigt oder unter 28,8 Grad Celsius sinkt, sterben Sie – entweder an Überhitzung oder an Unterkühlung.

Selbst bei weniger extremen Temperaturen kann starke Hitze oder Kälte den Körper ernsthaft schwächen. Schneller, als Sie denken, erliegen Sie einer Erfrierung oder Unterkühlung, wenn Sie sich draußen in der Kälte aufhalten, oder dehydrieren Sie, wenn es Ihnen zu heiß wird. Im weiteren Verlauf des Buches werden wir uns damit beschäftigen, wie Sie diese Probleme bewältigen können, wenn sie auftauchen. Es ist aber viel besser, sie von vornherein zu vermeiden. Daher ist es entscheidend, dass Sie sehr gut wissen, wie Sie sich gegebenenfalls vor dem Wetter schützen können. Und mit Schutz meine ich nicht nur Zelte und Schlafsäcke – ich meine auch Kleidung und Schuhe. Darin besteht schließlich Ihre erste Verteidigungslinie gegen extreme Wetterverhältnisse.

Schuhe – Auswahl und Pflege

Ein altes Sprichwort lautet: »Ein Soldat ist nicht besser als seine Füße.« Das stimmt. Sie können jedes Mitglied der Armee fragen, das in Südafghanistan gedient hat. Die meisten Kämpfe finden dort in der Grünen Zone statt, der grünen, fruchtbaren Gegend um die Flussufer. Der Boden ist oft sumpfig und tückisch, und die Haut der Soldaten kann stundenlang – oder sogar tagelang – am Stück nass bleiben, egal, wie gut das Schuhwerk der Truppen ist. Wenn sie schließlich trocknet, wird sie rissig und wund. Es können sich Infektionen einschleichen. Sobald das geschieht, haben Sie eine unangenehme, schmerzhafte Zeit vor sich.

Mit etwas Glück werden Sie nicht durch die Grüne Zone marschieren. Aber sicher werden Sie es mit sehr unterschiedlichem Gelände zu tun haben, und entscheidend ist, dass Ihr Schuhwerk der Aufgabe gewachsen ist. Lange Wanderungen können für die Füße strapaziös sein. Deshalb ist es Ihre Aufgabe, gut auf Ihre Füße zu achten.

Nehmen Sie sich Ihrer unbequemen Stiefel an, bevor es zu spät ist. Beim Militär wird ein Sonnenbrand als durch Nachlässigkeit selbst herbeigeführt betrachtet und als Vergehen im Sinne des Militärstrafrechts klassifiziert. Und auch für den Zustand Ihrer Füße sind Sie selbst verantwortlich. Sie sollten sie also immer, wenn Sie ein paar Minuten Zeit haben, trocknen, prüfen und wie Ihren Augapfel hüten, denn eines ist sicher: Tun Sie es nicht, wird Ihr Leben sehr viel härter.

| Stiefel

Normale Turnschuhe erscheinen vielleicht bequem (und sehen cool aus), aber für die meisten Outdoor-Aktivitäten taugen sie einfach nicht. Sie saugen Nässe auf, werden kalt, reiben und fallen auseinander. Turnschuhe ziehe ich nur dann auf einer Expedition an, wenn ich in gemäßigten Zonen viel klettere und flexibles Schuhwerk brauche. Aber Turnschuhe haben wie gesagt den Nachteil, dass sie nass werden und dann in der Regel auch nass bleiben.

Ein Paar robuste Wanderstiefel von guter Qualität werden lange halten und dafür sorgen, dass Ihre Füße Ihnen langfristig gute Dienste leisten. In einer perfekten Welt würden Sie unterschiedliche Schuhe für unterschiedliches Gelände mitnehmen, aber das ist in der Regel unpraktisch und auch nicht bezahlbar. Entscheiden Sie sich lieber für einen Allroundstiefel.

Es empfiehlt sich, Schuhe auszuwählen, die etwa eine halbe Nummer zu groß sind. So können Sie ein Paar dicke Socken tragen (das ist wichtig für die Bequemlichkeit und zur Vermeidung von Blasen). Zudem kann der Fuß sich ausdehnen, wenn er warm wird. Hohe Stiefel, die den Knöchel stützen, sind in unebenem Gelände sehr wichtig. Sie müssen fest sein, dürfen aber nur wenig wiegen – 100 Gramm zusätzlich können im Lauf einer ganztägigen Wanderung bedeuten, dass Sie viel mehr Energie verbrauchen. Haken und D-Ringe sind sehr nützlich, wenn Sie versuchen, mit kalten Händen Schnürsenkel zu binden.

Leder ist das traditionelle Material für Stiefel. Es ist von Natur aus bis zu einem gewissen Grad wasserabweisend (noch stärker, wenn es behandelt wurde), ist aber auch durchlässig für Ihren Fußschweiß. Einige Ledersstiefel werden mit Materialien wie Gore-tex gefüttert, wodurch sie wasserdichter werden, aber andererseits kommt so auch keine Luft an Ihre Füße.

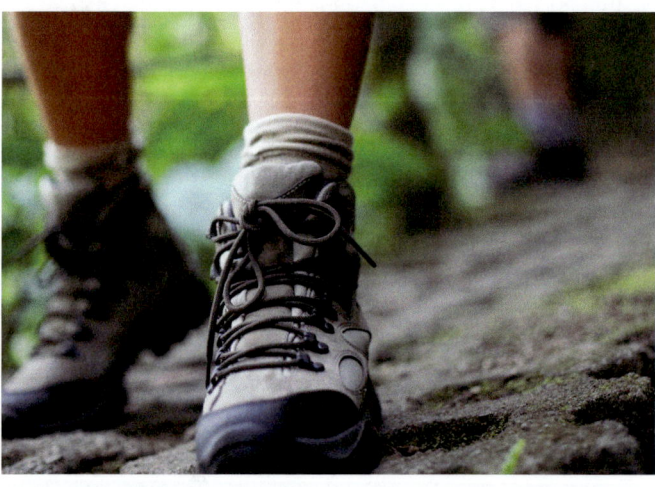

Ein gutes Paar Allzweckwanderstiefel kann auf dem Weg über Erfolg oder Scheitern entscheiden.

Nach einem langen Tag im Freien kann das ein echtes Problem sein.

Sie sollten Ihre Stiefel einlaufen, bevor Sie viel Zeit mit ihnen im Freien verbringen. Ziehen Sie dazu Ihre Stiefel zusammen mit den Socken an, die Sie wahrscheinlich regelmäßig tragen werden, binden Sie die Schnürsenkel zu und stellen Sie sich ein bis zwei Minuten in eine mit Wasser gefüllte Wanne. Laufen Sie dann mit den Schuhen herum, bis sie trocken sind. So passt sich die Form der Stiefel an Ihre Füße an und das Leder weitet sich, sodass sie sich bequemer tragen lassen.

Ich werde nie meinen ersten Tag des simulierten Grundtrainings bei der französischen Fremdenlegion in Nordafrika vergessen. Wir wurden mit unserer Ausrüstung ausgestattet, und bevor uns auch nur unsere Schlafplätze gezeigt wurden, schickte man uns zu unserer ersten Ausbildungseinheit – ein langer Marsch. Wir marschierten also mit einem Paar sehr dünner Socken in diesen harten, glänzenden, neuen Lederstiefeln kilometerweit durch eine felsige Sandwüste.

Nach wenigen Kilometern hatten wir alle blutige Füße. Mir bleibt unvergessen, wie ich Teil dieser humpelnden Bagage von ehemaligen Sträflingen und Söldnern war, die unter Höllenqualen wie alte Frauen durch die Wüste schlichen. Bei einigen Rekruten dauerte es Wochen, bis sie wieder schmerzfrei gehen konnten. An diesem Tag habe ich eine Lektion gelernt: Laufe deine Stiefel ein und verlasse dich nie darauf, dass die Legion es für dich tut.

Socken

Wolle ist mit Abstand das beste Material für Ihre Socken. Sie saugt den Schweiß von Ihren Füßen auf und lässt im Gegensatz zu anderen Materialien die Feuchtigkeit verdunsten. Nehmen Sie immer ein zusätzliches Paar trockene Socken in Ihrem

Rucksack mit. Tragen Sie nie löcherige Socken. Nicht nur, weil Ihre Mama Sie sonst ausschimpfen würde, sondern – noch wichtiger – weil der Stoff um das Loch herum sich rollt und einen harten Ring bildet, wenn er vom Schweiß nass wird. Das führt dann zu einer schmerzhaften Blase. (Ich habe mal gesehen, wie ein Soldat infolge von Blasen Blut aus seinen Socken gewrungen hat. Damit ist nicht zu spaßen.)

Wie Sie auf Ihre Füße und Ihr Schuhwerk achten

Die British Royal Marines sind wie die meisten Spezialeinheiten der Welt, darunter auch die 21 SAS, bei der ich gedient habe, gut für lange Fußmärsche ausgebildet. Deshalb haben sie eine Reihe von Methoden zur Pflege von Stiefeln und Füßen entwickelt:

- ⮞ Wenn Ihre Stiefel beim Ausziehen nass sind, stopfen Sie sie mit Zeitungspapier aus. Trocknen Sie sie an einem warmen und luftigen Ort, aber nicht zu warm und nicht über direkter Hitze, da sonst die natürlichen Öle im Leder austrocknen und Risse entstehen.
- ⮞ Wenn Sie die Schnürsenkel mit Wachs, Fett oder Lederschmiere einreiben, gefrieren sie nicht, wenn sie nass werden.
- ⮞ Wenn Ihre Socken (oder Ihre Stiefel) zu eng sind, beengen sie den Blutfluss und die Schicht warmer Luft, die sich zwischen ihnen und Ihrer Haut befindet. Das kann zu erfrorenen Füßen führen. Und glauben Sie mir, Sie wollen *ganz sicher* keine erfrorenen Füße (siehe die Informationen zu Erfrierungen auf Seite 313 f.).
- ⮞ Nehmen Sie immer Ersatzsocken mit. Wenn Ihre Füße nass werden – und das lässt sich manchmal nicht vermeiden –, wechseln Sie die Socken so schnell wie möglich.

Trocknen Sie Ihre Stiefel möglichst, bevor Sie sie wieder anziehen. Wenn das nicht möglich ist, wringen Sie Ihre Socken aus und warten Sie bis zum Abend, um sie dann durch frische, trockene zu ersetzen. (Es empfiehlt sich auch, luftdurchlässige, wasserdichte Socken als Ersatz mitzunehmen, wenn Sie sich in einem kalten, nassen Gelände aufhalten.)

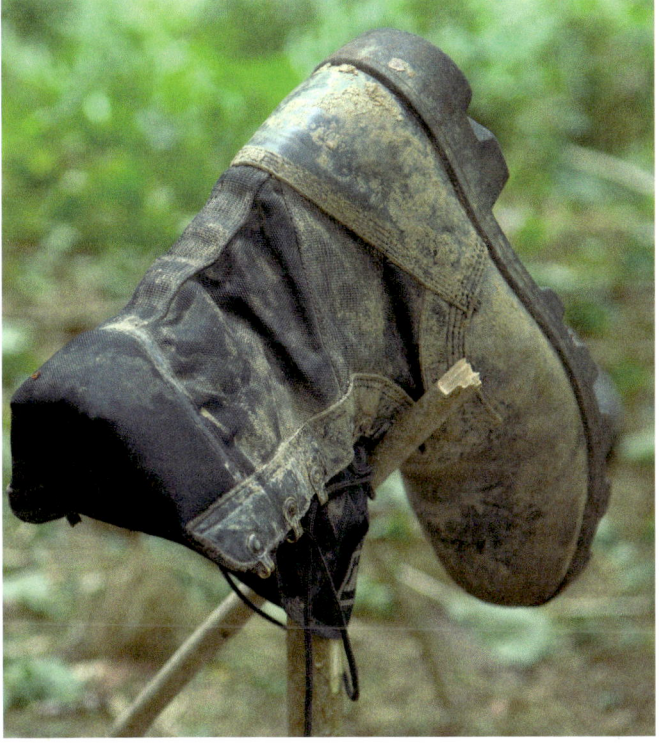

Sie können nicht verhindern, dass Ihre Stiefel nass werden, aber Sie können sie stets ordentlich trocknen.

➲ Zwei Paar Socken übereinander anzuziehen ist eine gute Methode, um zu verhindern, dass Ihre verschwitzten Füße bei langen Märschen gegen die Stiefel reiben.

Kleidung für verschiedene Umgebungen und Umstände

Mehr als alles andere schützt Ihre Kleidung Sie gegen das Wetter. Unter extremen Umständen kann die richtige Kleidung über Leben und Tod entscheiden. Selbst in gemäßigteren Klimaten kann die Kleidung, die Sie tragen, Erfolg oder Scheitern für Ihre Expedition bedeuten. Die Art Kleidung, die Sie im Freien tragen müssen, hängt natürlich von den Wetterbedingungen ab, die Sie erwarten. Aber egal, was Sie tragen, Sie müssen darauf aufpassen. Daher lehren Militäreinheiten wie die US Air Force ihre Soldaten folgende Prinzipien:

➲ **Halten Sie Ihre Kleidung sauber.** Im Sommer ist dieser Punkt für Hygiene und Bequemlichkeit wichtig. Im Winter hält saubere Kleidung Sie wärmer. Wenn sie mit Schmutz und Fett bedeckt ist, verliert sie etwas von ihren isolierenden Eigenschaften.
➲ **Vermeiden Sie Überhitzung.** Wenn es Ihnen zu heiß wird, schwitzen Sie – das ist der natürliche Mechanismus Ihres Körpers, sich abzukühlen. Wenn Sie im Gelände zu viel schwitzen, haben Sie das Problem, dass der Schweiß von Ihrer Kleidung aufgesaugt wird, was ihre isolierenden Eigenschaften vermindert. Wenn der Schweiß verdunstet, kühlt das auch Ihren Körper ab. Diese beiden Fakten bedeuten: Überhitzung kann dazu führen, dass es Ihnen später zu kalt wird. Es ist also besser, Überhitzung zu vermeiden, indem Sie Kleidung tragen, die Sie leicht lockern oder

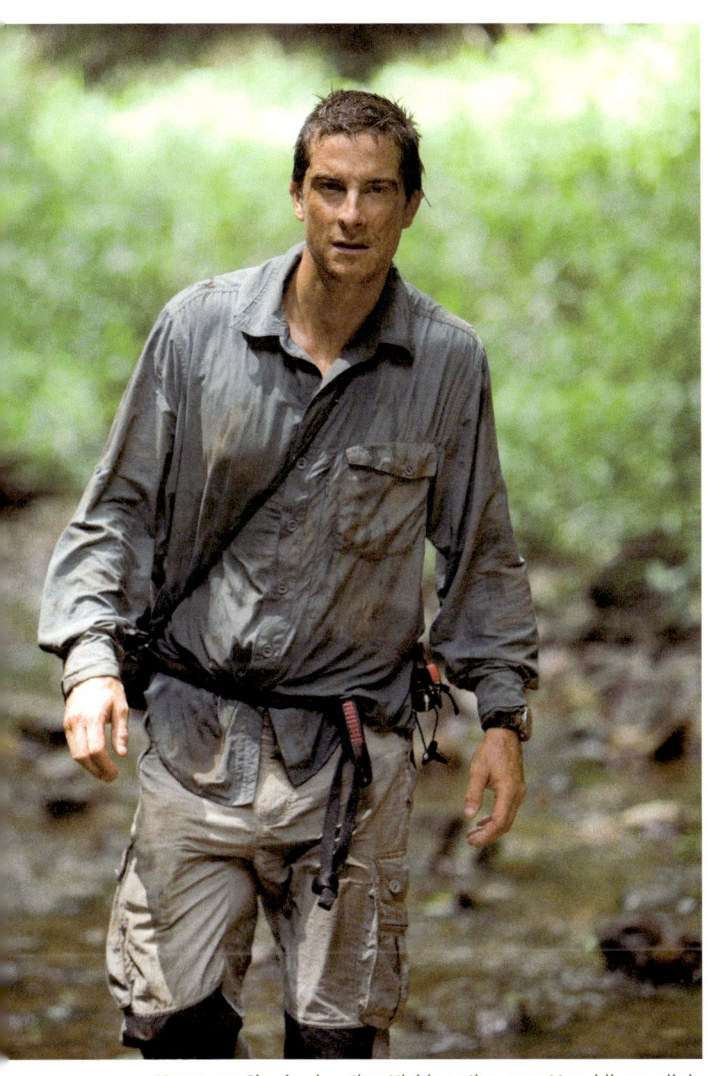
Vergessen Sie nie, dass Ihre Kleidung Ihre erste Verteidigungslinie gegen das Wetter darstellt.

mit einem Reißverschluss öffnen können, um das Schwitzen zu stoppen.

⮕ **Tragen Sie Ihre Kleidung locker und in Schichten.** Die beste Form von Isolierung sind Lufteinschlüsse. Wenn Sie mehrere T-Shirts locker übereinander tragen, schaffen Sie mehrere isolierende Schichten von sogenannter »toter Luft«. Diese halten Sie wärmer als ein dicker Pulli. Wenn Sie mehrere Schichten Kleidung tragen, können Sie auch ganz einfach etwas ausziehen, wenn es Ihnen zu warm wird. Achten Sie aber darauf, die Schichten locker zu tragen, denn zu enge Kleidung behindert Ihren Blutkreislauf, sodass Sie frieren und vor Kälte taube Hände und Füße bekommen.

⮕ **Halten Sie Ihre Kleidung trocken.** Nasse Kleidung kann Ihre Körperwärme reduzieren. Wenn Sie also nachts Ihr Lager aufschlagen, sollten Sie sich vor allem darum kümmern, sämtliche Kleider zu trocknen, die nass geworden sind, sei es nun von außen (infolge von Regen, Schnee oder Frost) oder von innen (infolge von Schweiß). Draußen im Gelände lässt es sich kaum vermeiden, dass man nass wird. Wählen Sie eine wasserabweisende äußere Schicht, wenn die Wahrscheinlichkeit besteht, dass dies passiert.

⮕ **Prüfen Sie Ihre Kleidung auf Schwachstellen.** Ihre Kleidung wird im Gelände ziemlich stark beansprucht. Es ist also wichtig, dass Sie ihren Zustand immer wieder aufmerksam prüfen.

⮕ **Reparieren Sie Ihre Kleidung.** Sie sollten Ihre Sachen stets pflegen und Löcher sofort stopfen. Es ist unglaublich, wie schnell aus kleinen Löchern große werden können. Sobald das passiert, erfüllt Ihre Kleidung nicht mehr die Funktion, wegen der Sie sie ausgewählt haben, und Sie verlieren einen entscheidenden Vorteil gegenüber dem Wetter.

Sobald Sie diese Prinzipien verstanden haben, können Sie anfangen, darüber nachzudenken, welche Art von Kleidung Sie auf Ihrem Ausflug genau anziehen müssen.

| Unterwäsche

Beginnen wir ganz am Anfang: Sie müssen Ihre Unterwäsche sorgfältig aussuchen. Ist es zu viel oder nicht die richtige, wird es Ihnen zu heiß und Sie scheuern sich wund. Ist es zu wenig, werden Sie frieren.

Wenn Sie mit sehr kaltem Wetter rechnen, denken Sie über Thermounterwäsche nach, die sowohl Ihre Beine als auch Ihre Arme bedeckt. Stellen Sie sicher, dass sie nicht zu eng ist – das kann Ihren Kreislauf einengen und verhindern, dass er seine wesentliche Aufgabe erfüllt, die darin besteht, Sauerstoff in den Körper zu liefern und Abfallprodukte aus den Zellen abzutransportieren. Meiden Sie Baumwollunterwäsche. Diese ist zwar in trockenem Zustand gut, verliert aber bei Nässe (entweder durch äußere Feuchtigkeit oder Schweiß) ihre isolierenden Eigenschaften. Wolle oder Kunstfasern, aus denen Feuchtigkeit leichter verdunstet, sind besser.

Tragen Sie aber nicht grundsätzlich Thermounterwäsche – wenn Sie bei warmem Wetter draußen sind, kann das sehr unbequem sein.

| Hemden

Auch bei Hemden sollten Sie Baumwolle nach Möglichkeit meiden. Wolle bleibt auch in nassem Zustand warm (das ist einer ihrer Hauptvorteile gegenüber Kunstfasern), aber es gibt auch eine ganze Reihe Kunstfasern, die schnell trocknen, warm und mitunter auch wasser- und winddicht sind. Eines meiner Lieblingsstücke, das ich oft mit einem Fleeceshirt oder einem Hemd trage, ist ein sehr dünnes, leichtes, winddichtes

Oberteil, das über ein Fleeceshirt und unter eine Jacke passt. Es hält und isoliert Wärme sehr gut. Ebenso hält es den Wind ab, lässt sich gleichzeitig aber leicht an- und ausziehen. Man kann es sogar zu einem winzigen Ball zusammenknüllen – das ist überaus praktisch, gerade unterwegs.

| Hosen

Wenn Sie im Gelände sind, werden Ihre Hosen ramponiert. Sie müssen fest, aber leicht sein und schnell trocknen. Die standardmäßig ausgegebenen Hosen der britischen Armee sind sehr angenehm, nicht zuletzt deshalb, weil sie bis zu zehn Taschen haben, die nützlich sein können, um Dinge sicher umhertragen zu können. Sie sollten auch ein Paar wasserdichte Hosen dabeihaben. Diese passen über Ihre normalen Hosen und sollten relativ weit sein, damit Ihre Beine nicht darin schwitzen und Sie sie leicht über Ihre Stiefel ziehen können.

| Jacken

Betrachten Sie Ihre Jacke als Ihre Schale. Sie muss winddicht und wasserdicht sein – aber Sie müssen auch ein paar andere Dinge berücksichtigen. Die Jacke sollte groß genug sein, damit Sie bei kaltem Wetter mehrere Schichten darunter tragen können und bei warmem Wetter die Luft zirkulieren kann. Eine Reißverschlussabdeckung verhindert, dass Wind und Regen eindringen. Die Jacke sollte auch eine wasserdichte Kapuze haben, die groß genug ist, um einen Hut zu bedecken. An den Handgelenken sollte ein Klettverschluss oder ein Bündchen mit Gummizug sein, um Wasser und Wind abzuhalten und eine Schicht isolierender Luft im Inneren zu halten. Stellen Sie sicher, dass Sie auf der Außenseite eine Tasche haben, die groß genug für eine Landkarte ist.

Schützen Sie Ihre Extremitäten

| Handschuhe

Ich muss Ihnen nicht sagen, wie übel es ist, wenn Ihre Hände eiskalt sind. Zusammen mit Ihren Füßen sind dies die Teile Ihres Körpers, die sich am schwierigsten warm halten lassen. Ich habe bereits erwähnt, wie wichtig gute Socken sind (siehe Seite 19 f.). Bei kaltem Wetter sind gute Handschuhe ebenso wichtig.

Fäustlinge bewahren die Wärme am besten, haben aber den Nachteil, dass es eine ganz schöne Fummelei ist, wenn Sie Ihre Finger gebrauchen müssen – was sicher der Fall sein wird. Es ist keine schlechte Idee, wenn Sie ein Paar dünne Handschuhe unter Ihren Fäustlingen tragen, sodass Sie die äußere Schicht ablegen können und Ihre Hände immer noch warm sind. Aber passen Sie auf, denn es passiert schnell, dass Sie Ihre Handschuhe verlieren oder fallen lassen. Sie sollten also jedes Paar mit einem Band zusammenbinden, das durch Ihre Ärmel führt. Das klingt vielleicht wie etwas, das Ihre Mutter Ihnen riet, als Sie klein waren, aber ich mache das heute noch, wenn ich klettere. Wenn es kalt ist und Ihnen an einer Felswand ein Handschuh abhandenkommt, kann dies das Ende der Expedition bedeuten.

Ich habe auch immer ein separates Paar Innenhandschuhe im Gepäck – für alle Fälle. Die musste ich schon oft anderen Leuten leihen, als sie in Schwierigkeiten waren.

| Hüte

Hüte dienen zwei Zwecken: Sie halten Sie bei kaltem Wetter warm und schützen Sie vor der Sonne.

Sie können bei kaltem Wetter unglaublich viel Wärme über den Kopf verlieren – bis zu 50 Prozent Ihrer Körperwärme bei

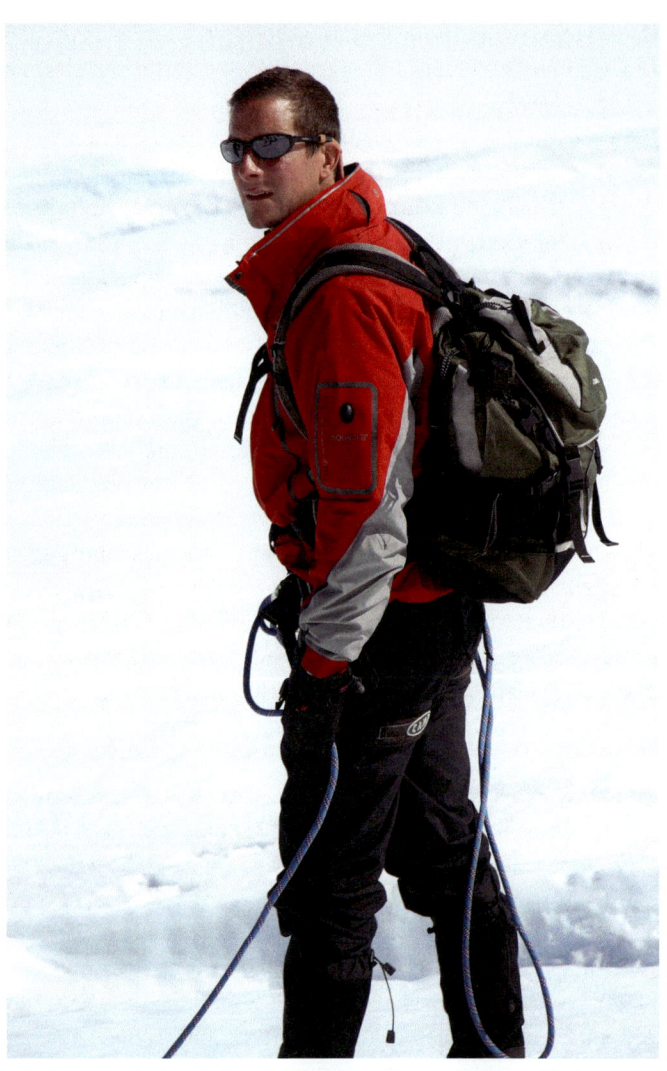

Mit einer Jacke in einer hellen, leuchtenden Farbe werden Sie viel leichter gesehen. Zu überleben ist wichtiger als jeder modische Trend.

einer Außentemperatur von minus vier Grad Celsius. Dies verhindert man am besten mit einer Wollmütze, die bei wirklich extremer Kälte den ganzen Kopf bedecken kann, aber auch hinaufgerollt werden kann, sodass sie einem normalen Wollhut gleicht. Sie ist nicht wasserdicht, aber natürlich haben Sie daran gedacht, eine Jacke mit einer wasserdichten Mütze (siehe Seite 26) mitzubringen.

Denken Sie daran: Wenn die Sonne auf einen ungeschützten Kopf brennt, kann das alle möglichen Schwierigkeiten wie zum Beispiel Dehydrierung, Sonnenstich und Hitzekollaps auslösen. Ein Hut mit einer breiten Krempe schützt Sie vor den meisten dieser Probleme. Versuchen Sie also gar nicht erst, den Helden zu spielen – tragen Sie bei Hitze einen Hut.

| Schlauchschals

Ein Schlauchschal ist eine Stoffröhre, die als Kopfschutz gegen Wind und Hitze verwendet werden kann, als ein Schal, als eine vor Wind schützende Gesichtsmaske, als ein Helmfutter und sogar als ein improvisierter Doppelfäustling. Alles in allem ist es ein sehr anpassungsfähiges und leichtes Stück Ausrüstung.

| Gamaschen

Es klingt vielleicht etwas altmodisch, aber Gamaschen können wirklich hilfreich sein. Sie werden aus wasserdichten Segeltuchstoffen wie Cordura gemacht und schließen die Lücke zwischen Ihren Stiefeln und Ihrer Hose. Sie werden an den Wanderstiefeln befestigt, um Ihre Unterschenkel vor Dornen und Zweigen zu schützen und um zu verhindern, dass Wasser, Matsch oder Schnee von oben in Ihre Stiefel dringen. Sie können tatsächlich einen entscheidenden Unterschied ausmachen, wenn sie in Schnee, langem, nassem Gras und sumpfigem, schlammigem Gelände getragen werden.

Der Leitfaden für einen guten Rucksack

Es gibt viele verschiedene Rucksäcke, von kleinen Tornistern bis hin zu großen Armeerucksäcken. Sie sollten die Größe entsprechend dem Verwendungszweck wählen – ein Tagesausflug erfordert weniger Gepäck als eine zehntägige Wanderung. Wenn Sie einen zu großen Rucksack wählen, werden Sie ihn wahrscheinlich mit lauter unnützem Zeug füllen und damit die wichtigste Regel des guten Packens brechen: nur das mitzunehmen, was man wirklich braucht.

| Verschiedene Rucksackmodelle

Wenn Sie Ihren Rucksack aussuchen, müssen Sie auf verschiedene Dinge achten. Die Nähte sollten fest sein – das Letzte, was Sie draußen im Gelände wollen, ist ein Loch in Ihrem Rucksack. Seitentaschen sind nützlich für Gegenstände, auf die Sie tagsüber Zugriff haben wollen. Ein gepolsterter Hüftgurt verlagert einen Teil des Gewichts von Ihrem Rücken auf die Hüften, und einige Rucksäcke haben erweiterbare Verschlüsse, sodass Sie gegebenenfalls ihr Fassungsvermögen vergrößern können.

Traditionellerweise trägt man einen Rucksack auf einem H-förmigen Rahmen. Aber heutzutage gibt es viele moderne Rucksackrahmen, deren Form an die Körperkonturen angepasst ist. Das klingt nach einer guten Idee, aber die Leute haben alle möglichen Körperformen und -größen. Wenn Sie sich einen dieser Rahmen besorgen, achten Sie also darauf, dass Sie viele verschiedene ausprobieren und einen aussuchen, der wirklich zu Ihrer eigenen Körperform passt. Denken Sie daran, dass die meisten dieser Rucksäcke für einen männlichen Körperbau entworfen wurden – Frauen sollten Rucksäcke wählen, die für Frauen gemacht wurden.

| Wie Sie Ihren Rucksack füllen

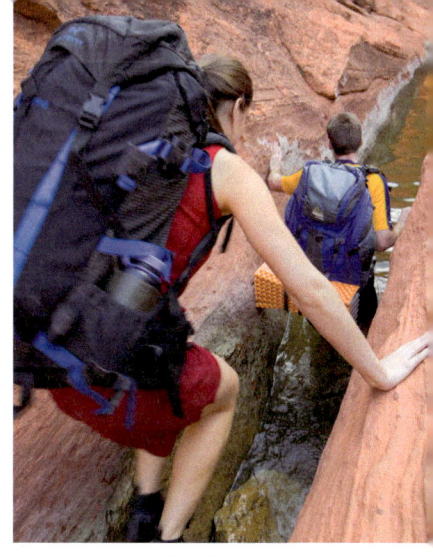

Das Wichtigste ist, daran zu denken, dass Ihr Rucksack möglichst leicht sein sollte. Wenn Sie viel wandern und besser trainiert sind, können Sie zusätzliches Gewicht in Ihren Rucksack packen. Aber denken Sie daran: Bloß weil Sie es zu Beginn des Tages leicht tragen können, muss es sich nach einer mehrstündigen Wanderung nicht mehr so leicht anfühlen. Abgesehen von Ihrem Basis-Verbandskasten

Stellen Sie sicher, dass Ihr Rucksack gut passt und bequem ist – Sie werden ihn vielleicht durch ein unbarmherziges Gelände tragen müssen.

ten (siehe Seite 281 f.) sollten Sie alles aus Ihrem Rucksack entfernen, was Sie nicht wirklich benötigen. Mit der Zeit lernen Sie, was Sie brauchen und was nicht. Zu einer grundlegenden Ausstattung sollte Folgendes gehören:

- Schlafsack
- Zelt
- Koch- und Essgeräte
- Trockene Kleidung
- Wasserdichte Jacke
- Kamera
- Basis-Verbandskasten
- Zunder und Geräte zum Feuermachen
- Essen
- Wasserflasche
- Schneidwerkzeuge: Messer, Äxte und Sägen

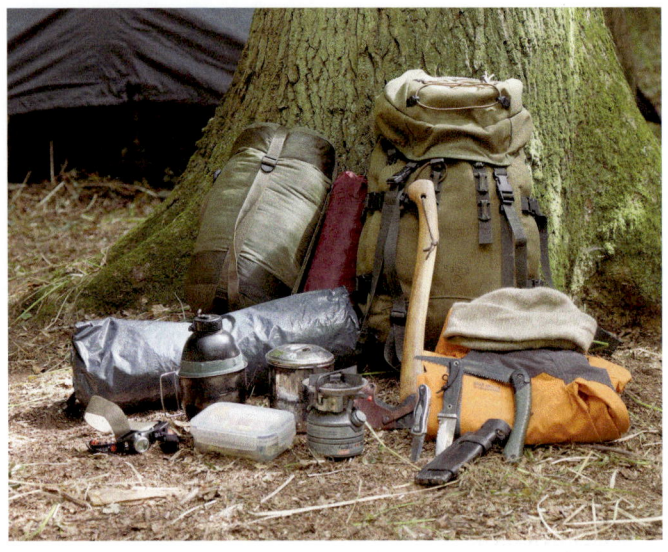

Je länger Sie unterwegs sind, desto besser erkennen Sie, was Sie wirklich brauchen und was nicht.

Wahrscheinlich geben Sie mir recht, dass das genug zum Tragen ist. Lassen Sie also Ihren iPod daheim und hören Sie stattdessen dem Gesang der Vögel zu.

Die Königliche Marine gibt spezielle Richtlinien für das Packen heraus. Das sind gute Tipps, egal ob Sie nun im Rahmen einer Spezialoperation unterwegs sind oder nicht.

- ⟳ Ihr Rucksack sollte nicht mehr als ein Viertel Ihres Körpergewichts wiegen. Befüllen Sie ihn mit nichts Überflüssigem.
- ⟳ Tragen Sie den Rucksack möglichst hoch auf Ihrem Rücken. So bleibt Ihr Körperschwerpunkt korrekt und der Rucksack stört nicht die Bewegung Ihrer Beine.

- ⊃ Ordnen Sie die Gegenstände im Rucksack so an, dass das Gewicht gut ausgeglichen ist. Alles Harte und Unförmige wie Blechdosen oder Schuhe sollten Sie von Ihrem Rücken entfernt halten.
- ⊃ Packen Sie die Gegenstände, die Sie wahrscheinlich am wenigsten brauchen werden, auf den Boden des Rucksacks.
- ⊃ Wickeln Sie alles in Plastiktüten ein – kein Rucksack ist völlig wasserdicht.
- ⊃ Packen Sie Gegenstände, die Sie wahrscheinlich oft brauchen werden, in die Seitentaschen. So müssen Sie nicht unnötigerweise Dinge aus dem Rucksack holen.
- ⊃ Kommen Sie bloß nicht auf die Idee, während kurzer Pausen den Rucksack abzunehmen. Verwenden Sie ihn stattdessen als Rückenstütze, wenn Sie sich hinlegen, oder lehnen Sie ihn gegen einen Felsen oder Holzklotz, wenn Sie sich hinsetzen.

TRAININGSÜBUNGEN

Gut zu packen ist eine wichtige Fertigkeit, die erlernt werden kann – tatsächlich lernen neue Armeerekruten es in der Grundausbildung. Sie sollten es zu Hause üben. Wahrscheinlich werden Sie für jede Expedition etwas andere Dinge einpacken. Stellen Sie sicher, dass Sie wissen, wie alles in den Rucksack hineinpasst, damit es nicht lange dauert, bis Sie – wie es in der Armee heißt – fertig zum Abmarsch sind. Wenn Sie denken, dass Sie fertig sind, prüfen Sie sich selbst. Prägen Sie sich zusammen mit einem Kumpel ein, wo alles ist. Versuchen Sie, sich gegenseitig abzufragen, um einzelne Gegenstände in Ihrem Rucksack zu finden, während Sie die Stoppuhr laufen lassen ... und machen Sie das Gleiche anschließend im Dunkeln.

Zeltplanen, Zelte, Zelttuch und Unterstände

Ihre Kleidung mag zwar die erste Verteidigungslinie gegen das Wetter sein, aber wenn Sie draußen übernachten, brauchen Sie etwas Solideres.

| Zelte

Zelte haben viele verschiedene Größen und Formen. Die Wahl liegt bei Ihnen, aber sie sind nicht billig – deshalb sollten Sie gründlich recherchieren. Es empfiehlt sich, ein Zelt zu wählen, das zu Ihrer Umgebung passt. Firstzelte sind gut für Umgebungen mit einem gemäßigten Klima, und Sie haben viel Platz darin. Bergzelte, Hauszelte und Lavvus (traditionelle Wohnzelte der Samen) sind großartig für kalte Umgebungen in geringer Höhe, da Sie im Inneren einen Holzofen verwenden können. Wenn Sie eines kaufen wollen, ist ein Geodät (leichtes Kuppelzelt) ein guter Alleskönner.

Die meisten modernen Zelte sind sehr leicht. Wenn es also nicht speziell auf das Gewicht ankommt, versuchen Sie, eines zu wählen, das im Inneren viel Platz bietet. Geodät-Zelte, die aus hochflexiblen Teleskopstangen gemacht sind, wiegen weniger als Hauszelte und lassen sich leichter aufstellen. Gleichwohl musste ich auf dem Mount Everest einmal bei einem Notfall ein selbstaufstellendes Zelt verwenden. Die Herstellergarantie besagte, dass es in weniger als einer Minute aufstellbar war. In 8000 Metern Höhe in der sauerstoffarmen Luft und bei minus 45 Grad Celsius brauchten wir zu zweit 45 Minuten. Ich weiß heute noch nicht genau, ob es am Zelt, an der Höhe oder an unserer eigenen Unfähigkeit lag. Aber die Lektion bleibt: »Keep it simple, stupid« – »Mach es so einfach wie möglich«. Das KISS-Prinzip ist ein gutes Motto – es lohnt sich, danach zu leben.

Im Allgemeinen bestehen Zelte aus einem äußeren Überzelt und einem Innenzelt. Dies dient mehreren Zwecken. Der
mit Luft gefüllte hohle Raum zwischen den beiden Schichten
isoliert das Zelt, sodass es im Sommer kühler und im Winter
wärmer ist. Das Überzelt schützt das Innenzelt vor Regen –
ebenso bewahrt es das Innenzelt vor Vogelkot und Baumsaft.
Man kann auch Zelte aus einer einzigen Zeltplane kaufen,
aber auch das sollten Sie nur dann in Betracht ziehen, wenn
es wirklich auf das Gewicht ankommt.

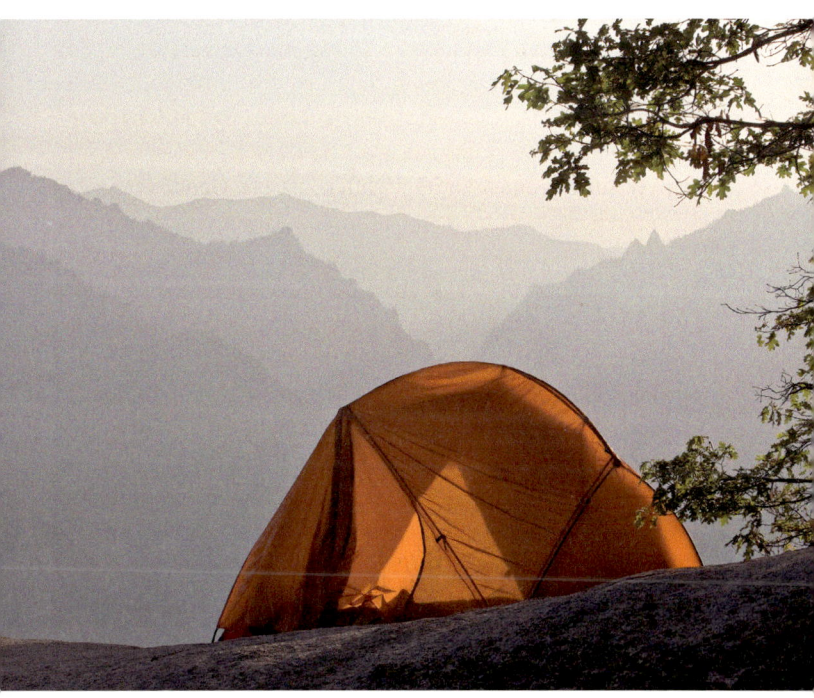

Ein Geodät-Zelt ist ein Alleskönner. Ich habe es auf vielen verschiedenen
Bergen, unter anderem auf dem Mount Everest, verwendet.

Und natürlich sollten Sie immer darauf achten, dass Sie wissen, wie Sie Ihr Zelt aufstellen müssen, bevor Sie ins Gelände gehen. Sie wollen sicher nicht inmitten eines Gewitters (oder in 8000 Meter Höhe auf dem Mount Everest) darüber nachgrübeln, was zu tun ist.

| Zeltplanen

Eine Zeltplane ist eine Plane aus wasserdichtem Material, mit dem man schnell und effizient einen Unterstand bauen kann, entweder um zu übernachten oder einfach um sich vor dem Wetter zu schützen. Gegenüber einem traditionellen Zelt hat sie eine Reihe von Vorteilen:

- ➲ Sie ist leichter, sodass das Gewicht Ihres Rucksacks gering gehalten wird.
- ➲ Wenn Sie versuchen, ein Zelt im Regen aufzustellen, wird es sehr wahrscheinlich im Inneren nass werden. Ein Zeltplanenunterstand kann viel schneller aufgestellt werden, und da er keinen Boden hat, der nass werden könnte, ist Regen nicht wirklich ein Problem. Eine Zeltplane trocknet auch schnell.
- ➲ Unter Zuhilfenahme von leichten Stangen, Pfählen und eines Nylontauwerks können Zeltplanen in verschiedenen Formen (siehe gegenüberliegende Seite) aufgestellt werden, was sie potenziell wandlungsfähiger als ein Zelt macht.
- ➲ Bei nassem Wetter unter einer Zeltplane zu kochen ist unkompliziert und sicher.
- ➲ Viele Leute ziehen die Offenheit eines Zeltplanenunterstands vor – Sie sind nicht in Segeltuch eingeschlossen und haben so mehr das Gefühl, im Freien zu sein.

Es gibt mehrere Möglichkeiten, einen Zeltplanenunterstand aufzustellen. Zu den üblichen Formen gehören ein Giebeldach (erhöht oder direkt auf dem Boden), ein Pultdach, eine Hängematte oder eine Kombination davon.

Ich habe Zeltplanen an einigen sehr obskuren, schwierigen Orten, von Dschungeln bis zu Sümpfen, verwendet, und sie haben sich als sehr nützlich erwiesen, wenn man schnell eine Deckung brauchte. Sie bieten auch viel Platz, um darin zu arbeiten, während sie gleichzeitig den Regen abhalten. Zwar halten sie nicht die Mücken ab, aber das kann man mit einem gut platzierten Feuer erreichen.

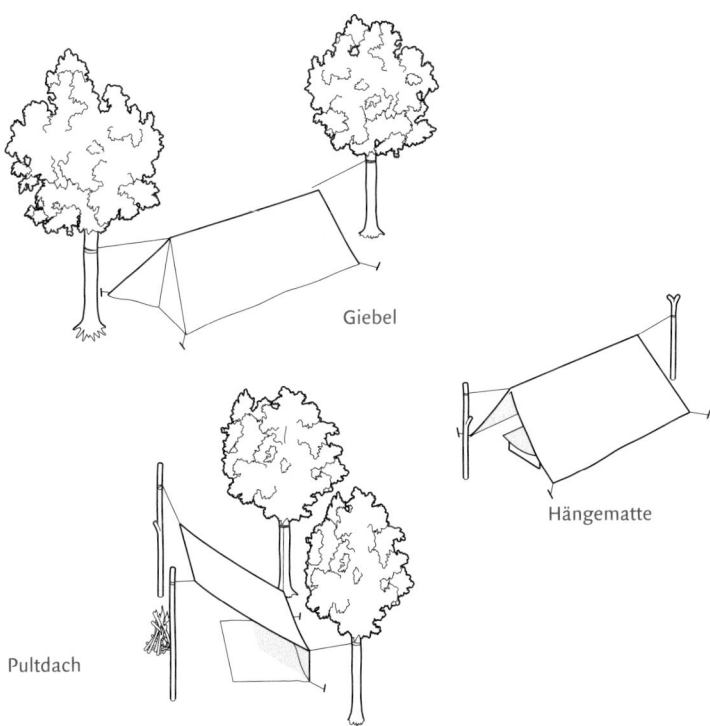

Giebel

Hängematte

Pultdach

TRAININGSÜBUNGEN

Beim Militär üben die Soldaten, ihre Zeltplanen und Zelte so schnell wie möglich aufzustellen, und genau das sollten Sie auch tun. Es ist eine Fertigkeit, über die Sie durchaus froh sein könnten, wenn Sie im Fall eines plötzlichen Wetterumschwungs einen Unterstand brauchen oder wenn es gegen Abend schnell dunkel wird. Der ultimative Test erfolgt wieder mit der Stoppuhr und im Dunkeln.

Schlafsäcke, Matten und Biwaksäcke

Schlaf ist die beste natürliche Medizin. Ohne ihn wird Ihr Körper permanent hinter seiner normalen Leistung zurückbleiben. Wenn Sie längere Zeit im Gelände verbringen, ist es entscheidend, dass Sie Ihr Möglichstes tun, um gut schlafen zu können. Dafür müssen Sie sich warm und trocken halten und es bequem haben.

| Schlafsäcke

Bei der Auswahl eines Schlafsacks müssen Sie sich zunächst entscheiden, ob Sie einen daunengefüllten Schlafsack oder einen aus Kunstfasern nehmen. Beide haben ihre Vor- und Nachteile.

Daunengefüllte Schlafsäcke haben ein geringes Gewicht und ein sehr gutes Wärme-Gewicht-Verhältnis. Sie verlieren jedoch etwas von ihren isolierenden Eigenschaften, wenn sie nass werden – auch wenn dies durch Schweiß von innen geschieht. Synthetische Materialien sind üblicher. Sie funktionieren besser, wenn sie nass sind, und lassen sich relativ leicht trocknen. Andererseits sind sie sperriger, schwerer und nicht so langlebig wie daunengefüllte Schlafsäcke. Wenn Sie damit rechnen, dass es kalt und trocken wird (also auf hohen Bergen oder in der Antarktis), sind Daunen die beste Wahl. Wenn die Temperaturen moderat sind oder es nass wird, dann wählen Sie die Synthetikoption.

Schlafsäcke gibt es in unterschiedlichen Dicken, um Sie vor unterschiedlichen Außentemperaturen zu schützen. Es gibt keine Standardmethode zur Darstellung dieser Temperaturbewertungen, aber die üblichste Methode ist die Season-Bewertung.

- 1-Season-Schlafsäcke sind für Temperaturen geeignet, die nicht unter 5 Grad Celsius fallen.
- 2-Season-Schlafsäcke sind für Temperaturen geeignet, die nicht unter 0 Grad Celsius fallen.
- 3-Season-Schlafsäcke sind für Temperaturen geeignet, die nicht unter minus 5 Grad Celsius fallen.
- 4-Season-Schlafsäcke sind für Temperaturen geeignet, die nicht unter minus 10 Grad Celsius fallen.
- 5-Season-Schlafsäcke schützen Sie je nach Schlafsack vor Temperaturen bis zu minus 30 Grad Celsius.

Es ist wichtig, daran zu denken, dass Wind und feuchte Luft einen Einfluss auf Ihr Kältegefühl haben können. Wenn Sie also einen dieser Umstände erwarten, sind Sie gut beraten, einen Schlafsack mit einer etwas höheren Bewertung zu wählen. Für die meisten Outdoor-Situationen ist eine Season-Bewertung von 3 bis 4 ideal. Wenn Sie einen mit einem durchgehenden Reißverschluss haben, können Sie ihn immer aufmachen, wenn es Ihnen zu warm wird.

Schlafsäcke gibt es in zwei verschiedenen Formen: mumienförmig (am Fußende dünner als am Kopfende) und rechteckig. Mumienförmige Schlafsäcke sind thermisch effizienter als rechteckige, da sie der Körperform folgen.

Ziehen Sie am besten immer alles bis auf Ihre Thermounterwäsche aus, anstatt mit vielen Schichten Kleidung in den Schlafsack zu steigen, in der Hoffnung, es auf diese Weise

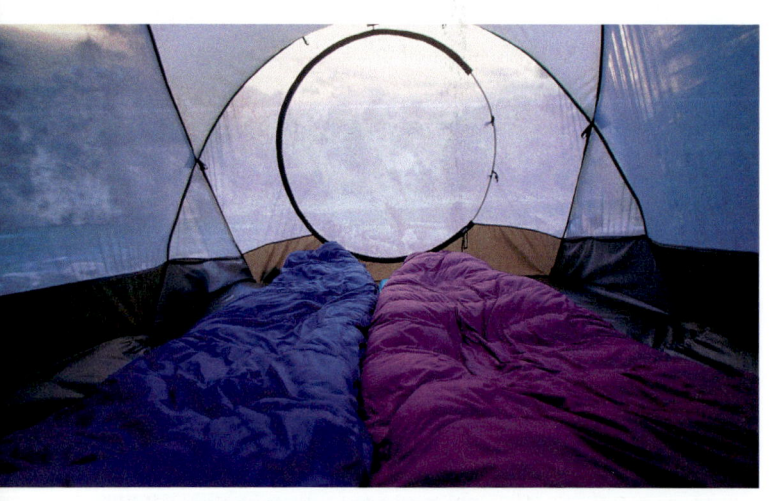

Nicht alle Schlafsäcke sind gleich. Wählen Sie den richtigen für die jeweilige Umgebung.

warm zu haben. Das gilt sogar bei richtiger Kälte. Schlafsäcke funktionieren effizienter, wenn es mehr Lufttaschen gibt, die die Wärme halten und die von Ihnen abgegebene Flüssigkeit aufnehmen. Wenn Sie mit zu vielen Schichten Kleidung einschlafen, wird es Ihnen zu heiß. Dann schwitzen Sie und der Schweiß kann nicht verdunsten, wodurch Sie zu frieren beginnen. Wenn Sie dann frierend aufwachen, haben Sie keine Kleider mehr, die Sie anziehen könnten ... das ist richtig übel. Schlafen Sie also besser mit weniger Kleidung und sorgen Sie dafür, dass Sie durch die in Ihrem Schlafsack gefangene Luft warm und trocken bleiben. Wenn es Ihnen in der Nacht trotzdem kalt wird, können Sie bei Bedarf eine Schicht Kleidung nach der anderen anziehen. Diese Lektion habe ich durch viele Versuche und Irrtümer gelernt.

| Matten

Sie können den besten Schlafsack der Welt haben, aber ohne eine Matte zum Unterlegen werden Sie frieren. Schlafsäcke halten Sie warm wegen der Schicht isolierender Luft zwischen Ihnen und dem Schlafsack. Der Teil Ihres Körpers, der in Kontakt mit dem Boden ist, hat jedoch nicht diese Schicht Luft und der kalte Boden zieht buchstäblich die Wärme aus Ihrem Körper.

Jede Matte ist besser als gar keine. Schaummatten sind warm, aber unbequem. Aufblasbare Matratzen sind bequem, aber schnell beschädigt. Therm-a-Rest-Matten – eine selbstaufblasende Mischung aus Schaum und Luft – sind die besten. Sie sind teurer, aber verhelfen Ihnen zu äußerst wichtigem, warmem Nachtschlaf.

In den Spezialeinheiten, wo wir nur eine minimale persönliche Ausrüstung dabeihaben durften, haben wir immer eine Schaummatte auf die Form unseres Oberkörpers zurechtgeschnitten. Diese konnte dann klein zusammengefaltet in die Seitentasche eines Rucksacks gesteckt und leicht herausgenommen werden, entweder um darauf zu schlafen oder um während der langen Stunden, in denen man in einem Hinterhalt lauerte, darauf zu sitzen. Das bedeutete, dass zumindest unsere lebenswichtigen Organe (in der Gegend um die Brust und den Bauch) vom Boden ferngehalten und warm gehalten wurden.

| Biwaksäcke

Ein Biwaksack ist eine Mischung aus einem Schlafsack und einem Zelt. Es ist eine dünne, wasserdichte Hülle, die Sie über Ihren Schlafsack ziehen. Er erhöht die Umgebungstemperatur um etwa fünf Grad Celsius und bietet Schutz vor Wind und Regen. Er wird oft zusammen mit einer Zeltplane als Alternative zu der Zelt-Schlafsack-Kombination verwendet. Das ist immer meine bevorzugte Option, wenn ich mit leichtem Gepäck reisen will. Oder als Teil einer Notfallausrüstung: Der Biwaksack ist anpassungsfähig, wiegt wenig und dient als Lebensretter, da er Sie schnell aus Wind und Regen holen kann.

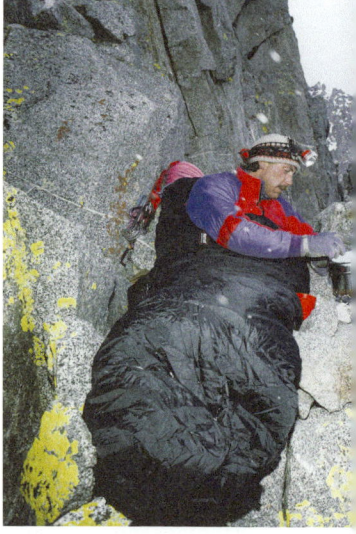

Ein Biwaksack hält Sie selbst im schwierigsten Gelände warm und trocken.

Leichte Reparaturkits

Wie die meiste Ausrüstung sind Reparaturkits sehr individuell. Vielleicht besteht Ihres nur aus einer Nadel, einem Faden und Ersatzknöpfen. Wenn Sie jedoch eine Zeit lang von der Zivilisation entfernt sind, ist es wichtig, dass Sie jeden Gegenstand, den Sie bei sich tragen, reparieren können. Ein umfassenderes Reparaturkit könnte demnach Folgendes enthalten:

- ➲ Fester Nähfaden
- ➲ Eine Auswahl an Nadeln (groß, klein, gekrümmt und gerade)
- ➲ Ersatzknöpfe für Ihre Kleidung
- ➲ Ein Nadeleinfädler – wichtig bei müden Augen, schlechtem Licht und kalten Wurstfingern
- ➲ Heißklebstoffstifte – Klebstofftuben können nämlich leicht platzen, und sobald Sie sie öffnen, wird der Klebstoff durch die Luft hart. Heißklebstoff bleibt hingegen fest, bis er erhitzt wird. Wenn Sie ihn benutzt haben, kehrt er in seinen festen Zustand zurück.
- ➲ Flicklappen für Ihre Schlafmatten
- ➲ Selbstklebeband – gummiartiges Band mit einer klebenden Rückseite, das sich mit sich selbst verklebt, wenn Sie es um etwas herumrollen, und so eine Barriere aus festem Gummi bildet
- ➲ Isolierband
- ➲ Ein kleiner Wetzstein oder ein Taschenwetzmesser
- ➲ Eine kleine Rolle Zahnseide – nicht, damit Sie Ihrem Zahnarzt gefallen, sondern weil es ein ausgezeichneter, strapazierfähiger Faden für Reparaturen ist
- ➲ Ein Behälter oder eine Rolle, um darin alles oben Genannte aufzubewahren

EINE LAGERFEUERGESCHICHTE
AUS DEM WAHREN LEBEN

Ob Sie nun einen Tag lang eine Bergwanderung machen oder eine Expedition zum Gipfel des Mount Everest: Die richtige Kleidung und die richtige Ausrüstung dabeizuhaben, kann über Leben und Tod entscheiden. Es gibt ein altes Sprichwort: »Man kann nicht aus Erfahrung reden, bevor man die Erfahrung gemacht hat.« Aber das ist nicht immer der Fall. Wenn Mutter Natur nämlich ihre ganze Wut entfesselt und Sie nicht ausreichend geschützt sind, könnte diese Erfahrung Ihre letzte sein. Sie sollten immer die Umwelt mit einplanen, in die Sie sich begeben. Erwarten Sie das Unerwartete und nehmen Sie bei Ihrer Mission die passende Kleidung und Ausrüstung mit.

Im ersten Golfkrieg hatten die britischen Spezialeinheiten die Aufgabe, in die irakische Wüste zu gehen. Es war ihre Mission, Geheimdienstinformationen über Saddam Husseins Abschussrampen für Scud-Raketen zurückzusenden, die Tod und Zerstörung über Israel brachten. Das war an sich schon eine gefährliche Mission, Hunderte von Kilometern hinter den feindlichen Linien und umgeben von Saddams eigener Eliteeinheit, der Republikanischen Garde. Das Letzte, womit sie rechneten, war, auch noch gegen das Wetter kämpfen zu müssen. Aber wie jeder gute Pfadfinder weiß, hofft man immer auf das Beste und plant für das Schlimmste.

Innerhalb weniger Stunden, nachdem die Soldaten hinter den feindlichen Linien abgesetzt worden waren und zu Fuß ihre geheime Mission begonnen hatten, wurden sie von schlechtem Wetter überrascht: Die Temperatur fiel unter null Grad und es gab sogar Schnee – in der Wüste! Schnee hatte bei der Vorbesprechung der Mission keine Rolle gespielt, aber sie hatten gut geplant und sowohl die richtige Kleidung als auch die richtige Ausrüstung, um gegen das schlechte Wetter gewappnet zu sein. Gleichwohl kam in der finsteren Nacht ein Soldat vom Weg ab und wurde von seinem Spähtrupp getrennt.

Wenn Unterkühlung einsetzt, geschieht dies schnell und Sie können dadurch überrumpelt werden. In der einen Minute zittern Sie, in der nächsten können Sie wegen der Kälte schon Ihre Hände nicht mehr gebrauchen und nicht mehr klar denken. Leider wurde dieser Soldat ein Opfer des außergewöhnlich schlechten Wetters und starb. Die anderen Soldaten überlebten, weil sie die richtige Ausrüstung hatten und – ebenso wichtig – wussten, wie sie diese nutzen mussten, bevor die Lage außer Kontrolle geriet.

Vielleicht ist das Wetter schön und sonnig, wenn Sie Ihre Wanderung in die Berge oder Ihre nächste Campingexpedition planen, aber Mutter Natur kann ihre Pläne sehr schnell ändern. Lassen Sie sich dadurch nicht Ihren Ausflug verderben. Das berühmte Pfadfindersprichwort lautet: »Seid bereit.« Dann haben Sie eine reelle Chance.

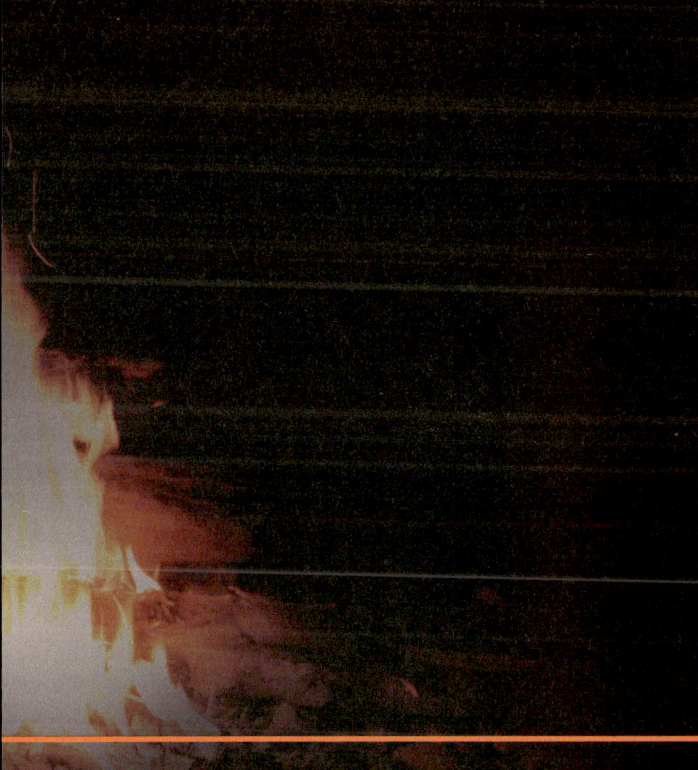

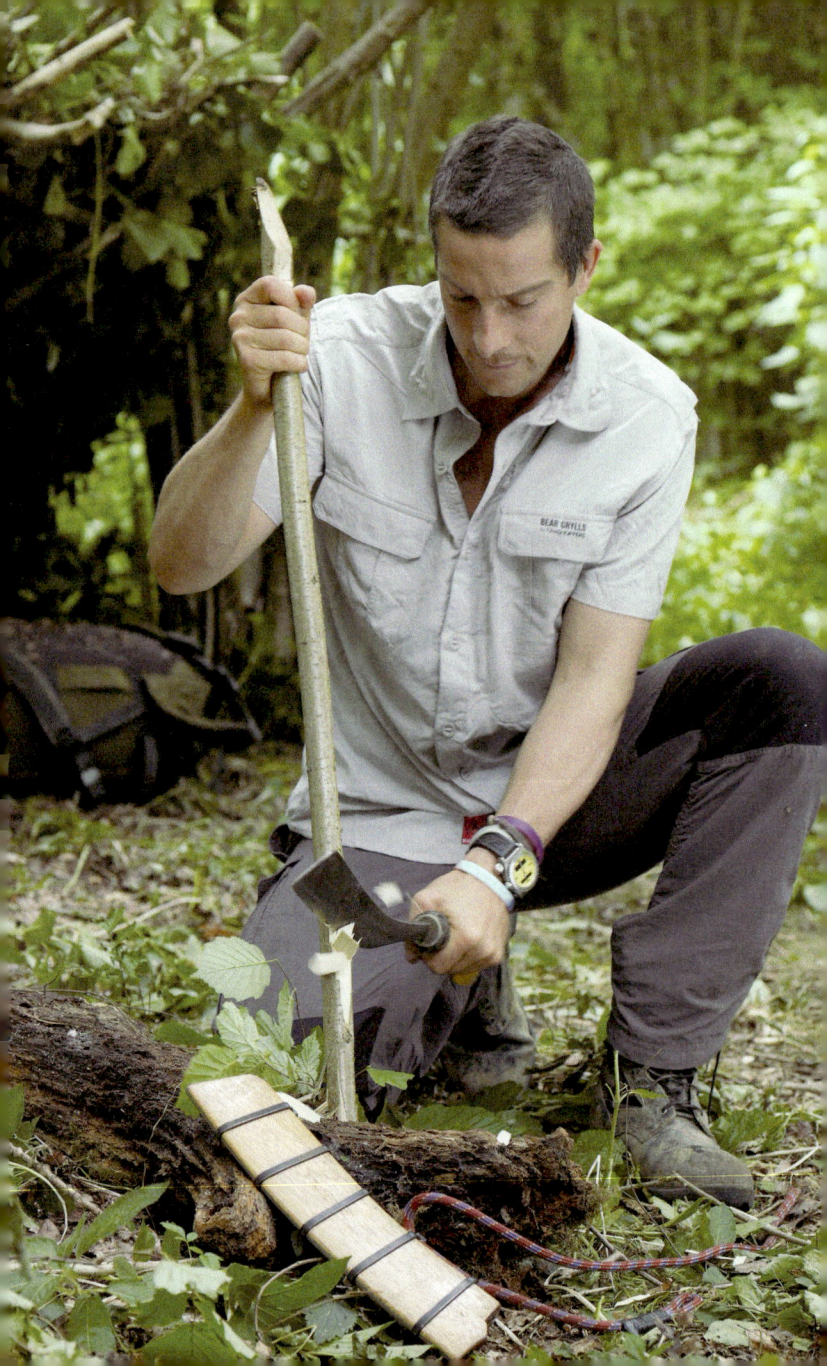

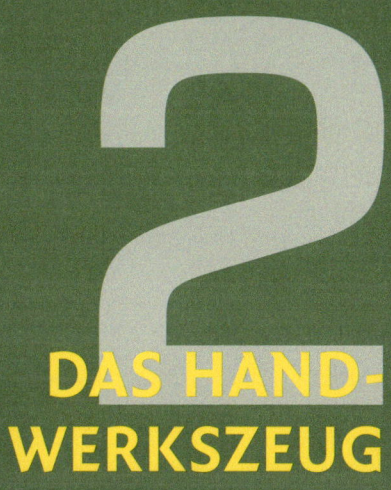

2
DAS HAND-
WERKSZEUG

Wie Sie Ihre Schneidwerkzeuge
verwenden und pflegen

Wenn Sie längere Zeit draußen im Gelände sind, werden Sie es schwer haben ohne eine richtig gute Klinge – oder mehrere davon. Sie sind für so viele Aufgaben unverzichtbar: um Feuerholz zu hacken, um sich einen Weg durch dichtes Unterholz zu bahnen, um Platz für ein Lager zu schaffen und sogar um andere Werkzeuge herzustellen. Viele Leute kommen mit einem Schweizer Messer aus. Das ist besser als nichts, aber es ist keine echte Alternative zu guten, scharfen Messern, Äxten und Sägen. Ob Sie alle drei zu jeder Expedition mitnehmen können, hängt davon ab, wie viel sonstiges Gerät Sie voraussichtlich dabeihaben. Sie sollten aber wissen, wie Sie Ihre so wichtigen Schneidwerkzeuge auswählen, verwenden und pflegen. Ein Werkzeug ist nur so gut wie sein Nutzer – üben Sie also den Umgang damit. Und vergessen Sie nicht die goldene Regel: Das Werkzeug sollte die schwere Arbeit machen, nicht Sie.

Messer

Von allen Schneidwerkzeugen, die Sie mitnehmen, wird keines so hilfreich sein wie Ihr Messer. Sie können es auch zum Feuermachen, zum Bauen improvisierter Unterstände und zum Finden von Essen verwenden. Mit anderen Worten: Es ist eines der wichtigsten Objekte in Ihrem Reisegepäck. In den falschen Händen können scharfe Messer jedoch extrem gefährlich werden. Wenn Sie eines bei sich tragen, müssen Sie sich mit allen Aspekten eines Messers gut auskennen.

| Die Wahl Ihres Messers

Ein gutes Allzweckmesser hat eine Klinge, die etwa so lang wie Ihre Handfläche ist. Viele Leute ziehen es allerdings vor, zwei Messer mitzunehmen – ein kleineres und ein größeres –, sodass sie verschiedene Werkzeuge für verschiedene Aufgaben

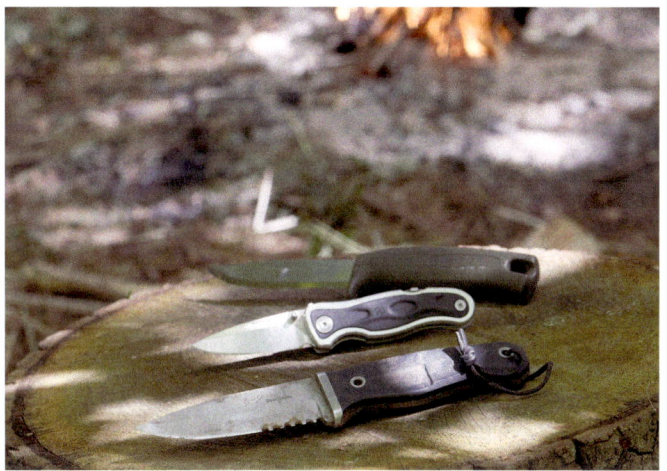

Messer gibt es in allen Formen und Größen. Denken Sie daran: Es sind Werkzeuge, keine Spielzeuge.

haben. Gute Messer sind nicht billig, aber wenn Sie sich zwei leisten können, werden Sie das vermutlich sehr zu schätzen wissen.

Als Erstes müssen Sie sich entscheiden, welche Klinge Sie wollen. Es stehen zwei Alternativen zur Auswahl: Edelstahl und Karbonstahl. Edelstahlmesser sind billiger und rostfrei, lassen sich aber nur schwer schärfen und bleiben nicht lange scharf. Karbonstahlklingen lassen sich hingegen leicht schärfen und hochwertige Modelle bleiben länger scharf. Sie laufen jedoch an und rosten möglicherweise. Daher müssen Sie Ihr Messer regelmäßig reinigen und es gut pflegen, auch wenn es nach einigen Jahren seine eigene Schutzpatina entwickelt – ein dunkler Belag von Oxiden und Karbonaten, den viele Metalle im Lauf der Zeit annehmen. Wenn Ihr Messer rostet, reinigen Sie es mit einem Schmirgeltuch oder einem anderen Schleifmittel. Ölen Sie es dann leicht ein, um zu verhindern, dass es wieder von Neuem rostet.

Klingen werden bei der Herstellung einem Erhitzungs- und Abkühlungsprozess unterzogen, der Tempern genannt wird. Metall wird durch das Tempern härter oder weicher – je nachdem, wie schnell es abgekühlt wird. Je weicher es wird, desto weniger brüchiger ist es. Macht man es jedoch zu weich, behält die Klinge nicht ihre Schärfe und kann auseinanderbrechen, wenn Sie das Messer verwenden, um etwas aufzuhebeln. Die Härte einer Klinge wird in Rockwells gemessen. Ein Allzweckmesser wird irgendwo zwischen 55 und 62 Rockwells liegen. Wenn Sie sich dafür entscheiden, zwei Messer mitzunehmen, empfiehlt es sich, dass das größere härter als das kleinere ist, sodass Sie es beispielsweise zum Aufhebeln verwenden können, ohne dass es bricht.

Die Krümmung der Schneidkante sollte die ganze Länge der Klinge einnehmen. Eine gekrümmte Klinge schneidet gut und ist die beste Form für ein effizientes Schärfen. Die Messerspitze sollte scharf genug sein, um sie ohne zu viel Kraft in Holz zu stecken. Einige Messer haben einen Handschutz zwi-

---

⚠ VERSTECKTE GEFAHREN ⚠

Messer mit Klappklingen können sehr praktisch sein, aber seien Sie vorsichtig. Es kann leicht passieren, dass Sie sich beim Schließen der Klinge versehentlich die Finger verletzen. Dann müssen Sie direkt das Erste-Hilfe-Kapitel (ab Seite 279) zurate ziehen und gegebenenfalls einen Arzt oder ein Krankenhaus aufsuchen! Sehen Sie bei einer Klappklinge auf jeden Fall davon ab, sie zum Aufhebeln von Dingen zu verwenden. Dies führt zum Ausleiern des Gelenks und macht das Messer weniger sicher.

schen der Klinge und dem Griff, um zu verhindern, dass die Hand auf die Schneidkante rutscht. Das ist aber nicht unbedingt notwendig, da dies nur passiert, wenn Sie eine Stichbewegung machen, und das sollten Sie bei korrekter Verwendung Ihres Messer nicht tun.

Die Messerklinge und der Messergriff sollten aus einem einzigen, robusten Metallstück gemacht sein, damit es nicht zu Materialermüdung an der Verbindungsstelle kommt. Der Griff sollte jedoch mit einem guten Material verkleidet sein, das sich angenehm anfühlt. Vorzugsweise sollte er so geformt sein, dass er gut in der Hand liegt. Holzgriffe können so zugeschnitten werden, dass ihre Form besser zu der Form Ihrer Hand passt.

| So schärfen Sie Ihr Messer

Sowohl aus praktischen Gründen als auch aus Sicherheitsgründen ist es entscheidend, dass Ihr Messer extrem scharf ist. Ein stumpfes Messer, das abrutscht, wenn Sie versuchen, damit zu schneiden, ist keine Hilfe, sondern ein Hindernis und eine Gefahr. Ein scharfes Messer braucht hingegen weniger Druck, sodass Sie die Kontrolle behalten. Machen Sie sich bewusst, dass ein Messer, das zu stumpf zum sauberen Schneiden von Papier ist, auch zu stumpf zum Schneiden von Holz ist.

Wenn ein Messer stumpf ist, bedeutet das, dass die Schneidkante rund geworden ist. Ihr Ziel ist es, die Kante scharf und meißelförmig zu machen. Um dies hinzubekommen, müssen Sie das Messer in fünf Schritten schärfen: auf einem groben Abziehstein, einem mittleren Abziehstein, einem feinen Abziehstein, einem Schleifstab und einem Streichriemen. Wenn Sie nach der Verwendung des groben Abziehsteins das Messer unter einem Mikroskop ansehen würden, würden Sie sehen, dass es raue Zähne wie eine Säge hat. Es fühlt sich vielleicht scharf an, aber sobald Sie es benutzen, knicken diese Zähne um und es wird stumpf. Je weiter Sie mit der Schleifprozedur kommen, desto kleiner werden diese Zähne. Es geht darum, dass die Klinge unter dem Mikroskop wie eine Rasierklinge, nicht wie eine Säge aussieht. Wenn Sie ein stumpfes Messer zum ersten Mal schärfen, ist das eine lange Prozedur. Sobald Sie es jedoch getan haben, ist es einfach, es mit guter Pflege scharf zu halten.

Schritte 1 bis 3

Ihre Abziehsteine sollten vor der Benutzung angefeuchtet werden, um zu verhindern, dass die mikroskopisch kleinen Metallspäne, die Sie von Ihrer Klinge abfeilen, sie verstopfen. Steine, die Sie zu Hause aufbewahren, können mit Öl geschmiert werden, aber draußen im Gelände verwendet man am besten Wasser. Wenn Sie auf einem Stein einmal Öl verwendet haben, können Sie kein Wasser mehr verwenden – wenn Sie jedoch Wasser auf einem Stein verwendet haben, kann er gründlich getrocknet und zu einem Ölstein gemacht werden.

Beginnen Sie mit Ihrem geschmierten groben Stein. Setzen Sie das Messer etwa in einem Winkel von zehn Grad auf, wobei die Klinge von Ihnen wegzeigt. Ziehen Sie die Schneidkante in einer sanften Bewegung auf dem Stein von sich weg. Stellen Sie dabei sicher, dass Sie die Klinge auf ihrer ganzen Länge schleifen. Drehen Sie die Klinge nun um, sodass die Schneidkante in Ihre Richtung zeigt, und wiederholen Sie nun die Streichbewegung auf sich zu. Stellen Sie sicher, dass Sie immer den gleichen Winkel halten.

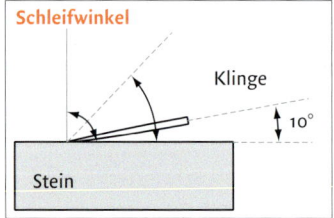

Sobald sich die Schneidkante scharf anfühlt, können

Sie zu dem mittleren Stein übergehen. Wiederholen Sie die Prozedur und gehen Sie dann zu dem feinen Stein über. Durch Erfahrung werden Sie lernen, wann es Zeit ist, von einem Schritt zum nächsten zu wechseln, aber normalerweise reichen fünf Minuten auf jedem Stein.

Die Schritte 1 bis 3 der Messerschleifprozedur sollten zu Hause oder im Basislager durchgeführt werden, da Abziehsteine schwer und unhandlich sein können. Das Schleifen auf dem Schleifstab und dem Streichriemen kann im Gelände erfolgen. Sie können es vermeiden, die Schritte 1 bis 3 zu oft durchführen zu müssen, indem Sie regelmäßig auf dem Schleifstab und dem Schleifriemen schleifen. Es empfiehlt sich, dass Sie Ihren Schleifstab und einen Gürtel, der als improvisierter Streichriemen verwendet werden kann, immer im Gepäck dabeihaben.

Schleifsteinbewegung

Schritte 4 bis 5

Sobald die Messerschneide auf einem feinen Stein geschärft wurde, müssen Sie sie feinschleifen. Dafür eignet sich am besten ein glatter Schleifstab aus Keramik. Auch hier sollten Sie wieder sicherstellen, dass der Winkel konstant bleibt und dass Sie die Klinge auf der ganzen Länge schleifen, wobei die scharfe Kante führt.

Der Feinschliff führt zu einer sehr feinen Kante. Allerdings wird die Kante so fein, dass sie einen sogenannten Grat bildet. Ein Grat entsteht, wenn sich die

Mit dem Streichriemen schärfen

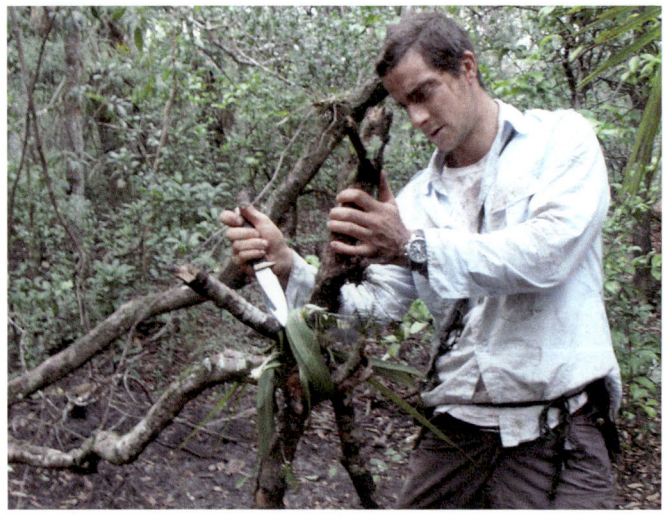

In einem Sumpf ein Lager aufzuschlagen, ist immer schwierig, aber ohne ein anständiges Messer ist es noch viel schwieriger.

dünne, flexible Kante biegt. Wenn Sie den Grat lassen und nun mit dem Messer schneiden würden, dann würde er abreißen, dabei einen Teil der Klinge mitnehmen und Ihr Messer wäre wieder stumpf. Deshalb ist Schritt 5 – der Streichriemen – so wichtig.

Ein Streichriemen ist normalerweise aus einem Lederstreifen gemacht – ein Gürtel funktioniert gut. Sie entfernen den Grat, indem Sie jede Seite des Messers über den Streichriemen ziehen (halten Sie die Klinge möglichst flach, um eine Beschädigung des Materials zu vermeiden). Sie brauchen in der Regel viele Striche auf dem Streichriemen, aber es stellt sicher, dass Sie eine sehr scharfe Klinge haben, die – was am wichtigsten ist – auch scharf bleibt.

| Sichere Verwendung und Verstauung

Feststehende Messer sollten ein stabiles Lederfutteral haben, sodass sie sicher in Ihrem Rucksack oder an Ihrem Gürtel verstaut werden können. Ihr Messer sollte sich immer im Futteral befinden, wenn es nicht benutzt wird. Stellen Sie sicher, dass Sie immer wissen, wo es ist – Sie sollten es an Ihrem Körper oder in Ihrem Rucksack tragen. Das Letzte, was Sie wollen, ist, dass es jemandem in die Hände fällt, der nicht weiß, wie man es sicher verwendet (oder es bewusst in unverantwortlicher Weise verwenden will), oder dass es verloren geht. Denken Sie daran, dass Sie der Hüter einer gefährlichen Waffe sind und Sie diese mit demselben Respekt und demselben Verantwortungs-

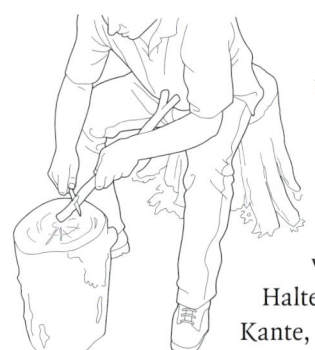

bewusstsein behandeln und hüten müssen, wie ein Soldat es mit seinem Gewehr tut. Echte Männer gehen nicht machomäßig mit ihren Waffen um – vielmehr tragen sie diese diskret und verwenden sie klug.

Halten Sie das Futteral an der stumpfen Kante, wenn Sie das Messer herausziehen. Legen Sie Ihre Finger nie um das ganze Futteral: Es kann gut sein, dass die scharfe Kante durch das Leder und dann durch Ihre Haut schneidet.

Halten Sie das Messer, wenn Sie es jemandem übergeben müssen, mit der Klinge nach oben und auf sich selbst gerichtet. Vor allem sollten Sie jedoch nie mit einem blankgezogenen Messer herumlaufen. Sie können im Gelände sehr leicht ausrutschen – wenn Ihnen das mit einem blankgezogenen Messer passiert, kann es zu einer tödlichen Waffe werden, die sowohl für andere als auch für Sie selbst gefährlich ist.

Wenn Sie ein Messer zum Schneiden verwenden, müssen Sie immer wissen, in welche Richtung es abrutschen könnte. Sie sollten nie etwas zum Schneiden auf Ihre Knie legen: Die Innenseite Ihrer Schenkel ist voller Arterien. Es reicht ein Schnitt in der Schenkelgegend, und Sie könnten verbluten. Viel besser ist es, wenn Sie alles, was Sie schneiden, auf der

⚠ **VERSTECKTE GEFAHREN** ⚠

Seien Sie beim Schärfen einer Klappklinge mit dem Streichriemen besonders vorsichtig, damit Sie nicht versehentlich das Gelenk aktivieren und die Klinge auf Ihre Finger trifft. Ich habe das einmal als Kind getan. Autsch!

Seite Ihres ausgestreckten Beines ablegen und von sich weg schneiden. Wenn Sie etwas vor Ihrem Körper schneiden müssen, dann setzen Sie sich hin, stützen Sie Ihre Ellbogen auf Ihre Knie und schneiden Sie von Ihrem Körper weg. Ein improvisierter Schneidblock in Form eines alten Baumstumpfs ist als Ablage für Ihr Holzstück nützlich: Wenn Ihr Messer abrutscht, bildet der Block eine sichere Grenze.

Stellen Sie sicher, dass Sie sich immer *konzentrieren*, wenn Sie Ihr Messer benutzen. Hören Sie bei einer Ablenkung auf zu schneiden, und warten Sie, bis diese vorbei ist, bevor Sie weitermachen. Verwenden Sie nie ein Messer, wenn Sie müde sind. Und schließlich: Verwenden Sie kein Messer bei schlechten Lichtverhältnissen. Bei Sonnenuntergang ist es auch für Ihr Messer Zeit, zu Bett zu gehen.

Äxte

Eine gute Axt ist im Gelände ein sehr nützliches Werkzeug, vor allem wenn es darum geht, Feuerholz zu hacken. Sie kann auch beim Aufschlagen eines Lagers verwendet werden: zum Entfernen von Zweigen gefällter Bäume und zum Schnitzen schwererer Objekte wie Zeltpfosten. Ebenso wie Messer können jedoch auch Äxte sehr gefährlich werden, wenn sie in falsche Hände gelangen. Wenn Sie eine Axt mitnehmen, müssen Sie wissen, wie sie richtig gehandhabt wird.

| Die Wahl Ihrer Axt

Äxte gibt es in einer ziemlich verwirrenden Vielfalt an Formen und Größen. Als allgemeine Regel gilt, dass die Axt umso sicherer und leichter verwendbar ist, je größer sie ist, auch wenn eine große Axt natürlich unhandlich und schwer sein kann. Wenn Sie also eine Axt aussuchen, die Sie auf eine Expe-

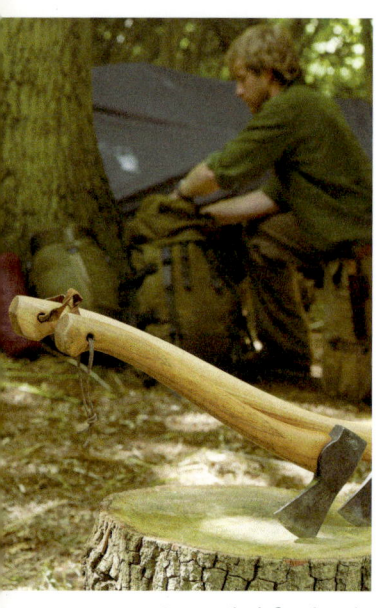

Sorgen Sie dafür, dass Ihr Lagerplatz sicher bleibt, indem Sie Ihre Axt in einen toten Baumstumpf schlagen.

dition mitnehmen wollen, werden Sie einen Kompromiss machen müssen. Einige Leute empfehlen, eine Axt folgendermaßen auszuwählen: Halten sie den Kopf in der Hand, wobei der Griff auf der Innenseite Ihres ausgestreckten Arms liegt – er sollte genau Ihre Achselhöhle erreichen. Das ist keine schlechte Methode. Machen Sie sich keine Sorgen, wenn Sie denken, dass eine Axt in dieser Größe für Sie zu schwer zum Tragen sein könnte. Sie werden wahrscheinlich feststellen, dass Sie höchstens ein kleines Beil beziehungsweise eine Handaxt tragen wollen, die zwischen 500 Gramm und einem Kilogramm wiegt. Damit können Sie zwar keine großen Bäume zerhacken, aber sie wird kleinere Zweige leichter als ein Messer schneiden, und sobald Sie einmal an ihre Handhabung gewöhnt sind, werden Sie sich über ihre Vielseitigkeit wundern. Denken Sie aber daran, dass Sie sich mit einer kleineren Axt wahrscheinlich schneller verletzen werden, da die Klinge sich näher an Ihrem Körper befindet.

Sehen Sie sich bei der Wahl Ihrer Axt genau die Klinge an. Axtklingen gibt es in drei verschiedenen Formen: konvex, konkav und gerade. Jede Klinge eignet sich für unterschiedliche Zwecke. Es gibt verschiedene Axtarten, und jeder hat seine eigenen Vorlieben. Für mich ist die beste Allround-Axt eine

Halbaxt, auch kleine Waldaxt genannt. Sie hat eine leicht konkave Klinge mit einer leicht gerundeten Kante.

Konvexe Klingen

Eine konvexe Klinge ist gut zum Spalten von Holzscheiten. Wenn sie aber zu konvex ist, wird sie nicht sehr tief schneiden. Das heißt, dass Sie zum Schwingen der Axt mehr Kraft brauchen, und das sollten Sie vermeiden. Schließlich sollten die Werkzeuge die harte Arbeit für Sie tun – und nicht umgekehrt.

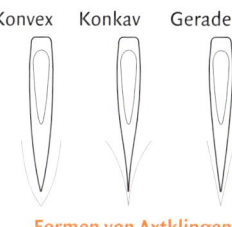

Konvex   Konkav   Gerade

Formen von Axtklingen

Konkave Klingen

Eine konkave Klinge ist nützlich, um Äste von Bäumen oder größeren gefällten Baumstämmen zu schlagen. Es sollte einen tiefen, guten Schnitt geben. Wenn die Klinge zu konkav ist, wird es jedoch schwierig, sie aus dem Holz zu ziehen. Auch das führt wiederum dazu, dass Sie zu viel Kraft aufwenden müssen.

Gerade Klingen

Bei einer geraden Klinge ist die Wahrscheinlichkeit geringer, dass sie von der Oberfläche des Holzes abrutscht, das Sie zu hacken versuchen. Es ist jedoch eher ein Spezialwerkzeug, das für große Projekte wie den Bau von Hütten verwendet wird.

Die Form der Schnittkante – ob sie nun gerundet oder flach ist – ist wichtig. Stellen Sie sich eine gerundete Kante wie eine Messerspitze vor: Sie schneidet tiefer als eine flache Kante, die dazu da ist, einen saubereren Schnitt zu machen. Für allgemeine Zwecke im Gelände ist eine gerundete Kante wahrscheinlich am nützlichsten.

| So schärfen Sie Ihre Axt

Eine stumpfe Axt ist kaum mehr als ein Hammer. Sie muss scharf sein, um überhaupt einen Nutzen zu haben. Für das Schärfen einer Axt gilt dasselbe wie für das Schärfen eines Messers, aber die Technik ist eine andere. Bei einem Messer bewegen Sie die Klinge über das Schleifgerät, bei einer Axt hingegen bewegen Sie das Schleifgerät über die Klinge. Das heißt, dass die Klinge stillsteht und Ihre Hand sich bewegt. Daher sollten Sie immer ein Paar robuste Handschuhe tragen, wenn Sie eine Axt schleifen. Kommen Sie auch ja nicht auf die Idee, die Axt auf Ihre Knie zu legen – erinnern Sie sich an diese Arterien zwischen Ihren Schenkeln? Zu Hause können Sie sie auf einen Tisch legen, im Gelände sollten Sie sich hinknien, während die Axt erhöht auf einem Baumstumpf oder einem anderen Gegenstand vor Ihnen liegt.

Für das Schärfen der Axt können Sie Spezialwerkzeugsets kaufen. Diese bestehen aus einer Axtfeile, einer Diamantfeile und einem Stein mit einer rauen und einer glatten Seite. Jedes Werkzeug wird beim Schärfen der Axt in vier Schritten verwendet.

Schritt 1

Diesen Schritt müssen Sie nur durchführen, wenn Ihre Axt schwer beschädigt ist. Da Sie mit der Feile ziemlich viel Metall von der Klinge entfernen, sollten Sie dies nicht zu oft tun. Sie drücken Ihre Axtfeile gegen die Schnittkante der Klinge. *Achten Sie also darauf, dass Sie robuste Handschuhe tragen.* Indem Sie die Klinge vor Ihrem Körper halten, setzen Sie die Feile im Winkel von

45 Grad an und heben das entfernte Ende leicht an. Streichen Sie beim Feilen so über die Klinge, dass Sie die volle Länge der Schnittkante abdecken. Drehen Sie die Klinge dann um und wiederholen Sie den Vorgang auf der anderen Seite. Machen Sie weiter, bis Sie alle Kerben weggeschliffen haben. Denken Sie daran, beide Seiten gleichmäßig zu bearbeiten.

Schritt 2

Nehmen Sie Ihre Diamantfeile und setzen Sie sie im entgegengesetzten Winkel zu dem in Schritt 1 gewählten an. Wiederholen Sie den Feilvorgang, bis Sie alle Spuren mit der Axtfeile entfernt haben. Schritt 2 kann wiederum ausgelassen werden, je nachdem wie stumpf Ihre Klinge ist.

Schritt 3

Mit den Schritten 3 und 4 wird Ihre Axt richtig scharf. Sie sollten sie regelmäßig anwenden, um die Axt in einem guten Zustand zu halten.

Nehmen Sie die raue Seite Ihres Schleifsteins und befeuchten Sie ihn mit etwas Wasser. Indem Sie ihn in einem Winkel zur Klinge halten, fangen Sie an, in sanften Kreisbewegungen im Uhrzeigersinn zu schleifen, und zwar von links nach rechts. Sie werden feststellen, dass sich auf der Klinge ein grober Brei ansammelt. Wischen Sie ihn nicht weg. Dieser scheuernde Brei hilft dabei, die Axt zu schärfen. Drehen Sie die Klinge um und machen Sie dasselbe auf der anderen Seite. Wiederholen Sie das Ganze so lange, bis Sie eine gute, scharfe Schnittkante haben.

Schritt 4

Sie sind nun für den Feinschliff Ihrer Klinge bereit. Verwenden Sie die glatte Seite Ihres Schleifsteins, machen Sie wieder

Kreisbewegungen. Schleifen Sie dies-
mal jedoch entgegen dem Uhrzeigersinn, indem Sie Ihren Schleifstein von
rechts nach links bewegen.

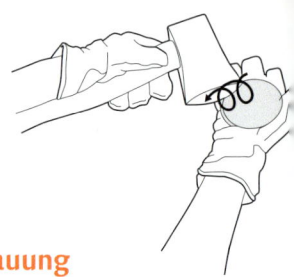

| Sichere Verwendung und Verstauung

Bevor Sie anfangen, Holz zu hacken, müssen Sie erst einmal
ein geeignetes Gelände dafür abstecken. Stellen Sie sicher,
dass Sie weit weg von anderen Leuten sind – insbesondere von
Kindern, die in Bezug auf Ihre Arbeit übermäßig neugierig
sein könnten.

Sorgen Sie dafür, dass es dort keine überhängenden Zweige
gibt – und was immer Sie tun, versuchen Sie nicht, Ihre Axt in
einem geschlossenen Raum zu verwenden. Sie brauchen Platz
zum Arbeiten: Wenn Sie eingeengt sind, wird es gefährlich.

Zur sicheren Verwendung Ihrer Axt müssen Sie dafür sorgen,
dass Sie das richtige Werkzeug für jede Aufgabe verwenden.
Ein kleines Beil in einer Größe, die Sie gut mitnehmen können,
ist zum Hacken kleiner Stücke Feuerholz, dünner Äste und
Zweige geeignet. Versuchen Sie nicht, es zum Hacken von etwas zu verwenden, das einen viel größeren Durchmesser als
etwa acht Zentimeter hat: Für größere Holzstücke ist eine Säge
das richtige Werkzeug (siehe Seite 65 ff.)

Bevor Sie anfangen, müssen Sie dafür sorgen, dass Sie keine
lose Kleidung tragen, wie zum Beispiel Schals oder Kordeln,
die im Weg sein könnten. Stellen Sie immer sicher, dass Sie
feste Stiefel tragen – eine Axt macht mit weichen Schuhen kurzen Prozess. Sorgen Sie dafür, dass keine Zweige oder etwas
anderes überhängt, das Ihren Hieben in die Quere kommen
könnte. Prüfen Sie die Axt vor dem Gebrauch. Gehen Sie kein
Risiko ein, wenn der Griff beschädigt oder der Kopf locker ist.
Sie sollten auch prüfen, ob Axtkopf und Axtgriff in einer Linie

verlaufen. Ist das nicht der Fall, geht die Kontrolle verloren und es wird gefährlich.

Ein kleines Beil sollte mit einer Hand verwendet werden. Nehmen Sie Ihre andere Hand, um das Holzstück festzuhalten, das Sie hacken. Bitten Sie nie jemand anderen, das zu tun, denn Sie müssen wissen, dass das Holz in dem Moment, da die Axt zuschlägt, sicher gehalten wird. Legen Sie das Holz, das Sie hacken, auf eine Art Klotz – auch hier ist wieder ein Baumstumpf gut – und sorgen Sie dafür, dass der Teil des Holzes, den Sie hacken, auf dem Klotz liegt. Schließlich wollen Sie nicht, dass die Axt durch das Holz hindurch ins Leere oder in den Boden schlägt. Wenn Ihr Hackklotz niedrig ist, knien Sie sich hin, damit Sie es bequemer haben.

Machen Sie zuerst einen angedeuteten Hieb, nur um noch einmal zu prüfen, dass auch wirklich nichts im Weg ist. Denken Sie sorgfältig und in Ruhe darüber nach, was passiert, wenn Sie das Holz verfehlen. Was wird die Axt treffen? Einen Finger? Berücksichtigen Sie alle Eventualitäten. Finger wachsen nicht wieder an, benutzen Sie also Ihren gesunden Menschenverstand.

Versuchen Sie nicht, die Axt im rechten Winkel auf das Holz zu schlagen, da sie sonst nach oben zurückschnellen könnte. Machen Sie stattdessen Ihren ersten Schnitt in einem Winkel von 45 Grad. Ihr zweiter Schnitt sollte im gleichen Winkel erfolgen, aber von der entgegengesetzten Seite, sodass Sie

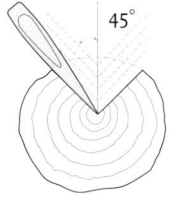

TRAININGSÜBUNGEN

Bei der Verwendung einer Axt bedarf es einer gewissen Fertigkeit, um ein Stück Holz genau an der richtigen Stelle zu treffen. Eine gute Übungsmethode für zu Hause besteht darin, ein Stück Holz mit Kreide zu markieren. Versuchen Sie, Ihre Hiebe möglichst nah an der Kreidemarkierung zu platzieren.

eine V-Form in das Holz hacken. Fahren Sie auf diese Weise fort, indem Sie die V-Form immer breiter machen, bis das Holz entzweigehackt ist.

Hozhacken kann anstrengend sein. Hören Sie auf, wenn Sie müde sind. Anderenfalls ist die Wahrscheinlichkeit viel größer, dass Sie einen Fehler machen.

Um eine Axt sicher zu tragen, halten Sie sie am Kopf, wobei die Klinge nach vorne und der Griff nach oben auf Ihre Achselhöhle hin zeigen. So wird die Klinge, wenn Sie fallen, sicher in den Boden gehen. Die Camp-Etikette besagt, dass Sie eigentlich nicht die Axt von jemand anderem ausleihen sollten. Wenn Sie aber jemandem Ihre eigene Axt leihen wollen, dann lassen Sie denjenigen seitlich neben Ihnen stehen, wobei Sie beide in dieselbe Richtung blicken. Geben Sie der anderen Person zuerst den Kopf der Axt.

Ebenso wie beim Messer dürfen Sie nicht einmal daran denken, Holz zu hacken, wenn Sie nicht genug Licht haben. Lassen Sie nie eine Axt auf dem Boden liegen: Die Verletzungsgefahr

BEARS GEHEIME PFADFINDERTIPPS

Werfen Sie die Späne, die beim Holzhacken entstehen, nicht weg. Sie stellen sehr gutes Zündmaterial für das Feuer dar.

ist einfach zu groß. Der beste Platz zur Aufbewahrung Ihrer Axt ist ein Zelt, das für Werkzeuge reserviert ist – falls Sie ein solches haben. Dort ist sie sicher aus dem Weg und vor dem Wetter geschützt. Wenn Sie so ein Zelt nicht haben, sollten Sie Ihre Axt in die Oberseite des Stumpfs eines toten Baums schlagen, damit die Klinge aus dem Weg ist. Lassen Sie sich nicht dazu verlocken, sie in einen lebenden Baum zu schlagen. Sie werden den Baum beschädigen und die Axt könnte sich leicht lösen und auf jemanden fallen. Wenn kein Baumstumpf vorhanden ist, sollten Sie die Axt gegen einen Baumstumpf lehnen, wobei der Kopf auf dem Boden steht. Sie können auch ein Lederfutteral für Ihre Axt kaufen, aber selbst wenn Sie ein solches haben, müssen Sie vorsichtig sein, da es reißen kann, wenn Ihre Axt so scharf ist, wie sie sein sollte.

Wenn Sie Ihre Axt zwischen zwei Expeditionen wegräumen, müssen Sie sie vor dem Wetter schützen. Sie sollten sie aber nirgendwo aufbewahren, wo es so warm und trocken ist, dass der Griff im Axtkopf schrumpft. Stellen Sie sicher, dass der Axtkopf nicht nass ist, wenn Sie die Axt ins Futteral stecken. Es empfiehlt sich, den Kopf mit Öl zu schmieren, sodass er nicht rostet.

Sägen

Eine Axt und eine Säge funktionieren gut zusammen, aber eine Axt ist flexibler. Wenn nur ein einziges Werkzeug zur Wahl steht, werden die meisten Leute eine Axt wählen. Wenn Sie aber auch eine Säge mitnehmen können, werden Sie feststellen, dass das Zurechtschneiden von Feuerholz viel weniger Arbeit macht. Sägen sind auch sehr praktisch für präzises Schneiden, wenn Sie Möbel für das Camp herstellen. Zudem sind Sägen viel sicherer als Äxte, und sie erweisen sich im Notfall als nützlich. Wenn Sie müde sind, frieren oder kein Licht haben und unbedingt Holz schneiden müssen, ist eine Säge die beste Wahl.

| Die Wahl Ihrer Säge

Es gibt zwei Arten von Sägen, mit denen Sie es sehr wahrscheinlich zu tun haben werden: eine Klappsäge und eine Bogensäge. Die Klappsäge ist wie ein Klappmesser. Sie ist sehr leicht und kann sicher und bequem in Ihrem Rucksack weggeklappt werden. Sie ist klein und diskret, und gute Modelle lassen sich sowohl in der geöffneten als auch in der geschlossenen Position feststellen. Sie ist jedoch weniger stabil als eine Bogensäge. Letztere hat eine größere, stärkere Klinge, die an beiden Enden mit einem Metallbogen verbunden ist – sie sieht eher wie eine große Bügelsäge ohne Griff aus. Wenn Sie eine Bogensäge nehmen, müssen Sie eine wählen, bei der die Klinge unter einer hohen Spannung steht. Bogensägen können sperrig und schwer zu tragen sein, denken Sie aber daran, dass Sie für die Energie, die Sie beim Tragen einer Säge aufwenden, mehr als entschädigt werden, wenn Sie anfangen, sie zu verwenden.

| Schleifen oder austauschen?

Anders als beim Messer oder bei der Axt lassen sich Sägeklingen leicht ersetzen – das gilt sowohl für Klappsägen als auch für Bogensägen. Man kann eine sehr stumpfe Säge zu ihrer ursprünglichen Schärfe zurückschleifen, aber das ist eine sehr aufwendige Prozedur in sieben Schritten. Wenn Ihre Säge ganz stumpf geworden ist, ist es wahrscheinlich am besten, die Klinge zu ersetzen.

| Sichere Verwendung und Verstauung

Eine scharfe Säge, die richtig verwendet wird, sollte lange in gutem Zustand bleiben. Wenn Ihre Säge von guter Qualität ist,

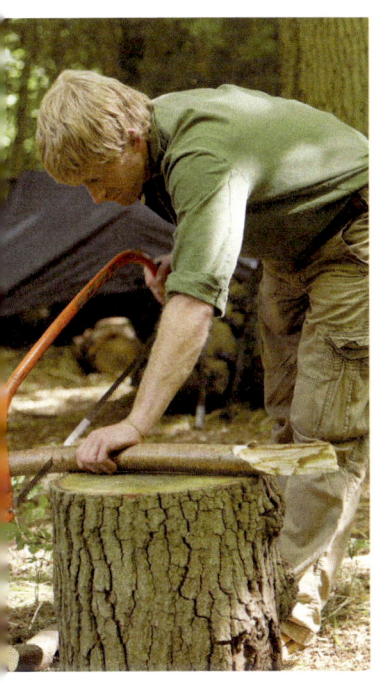

sollten die Klinge und die Zähne ganz gerade sein. Entscheidend für die effektive Verwendung ist, dass Sie es vermeiden, zu viel Druck auf die Säge auszuüben, sie zu verdrehen oder zu verbiegen. Sorgen Sie dafür, dass Sie bequem stehen und viel Platz um sich herum haben. Lassen Sie die Säge die Arbeit machen. Die Sägestriche, die Sie ausführen, sollten ziemlich sanft sein. Auf diese Weise ermöglichen Sie es den Zähnen, das Holz zu schneiden, und vermeiden es zugleich, sich selbst zu sehr anzustrengen.

Stellen Sie sicher, dass viel Platz um Sie herum ist und dass die Klinge die Arbeit macht, nicht Sie selbst.

Das Holz, das Sie sägen, sollten Sie gut festhalten. Halten Sie Ihre Hand dabei möglichst weit weg von der Klinge. Fangen Sie langsam mit Ihren Sägestrichen an, bis Sie in einen Rhythmus kommen. Versuchen Sie, die volle Länge der Klinge zu nutzen: Kurze Striche sind weniger effektiv, und Sie wenden damit für die gleiche Arbeit mehr Energie auf.

Wenn Ihre Säge nicht verwendet wird, sollte die Klinge immer abgedeckt sein – entweder mit einer Sägetasche mit Klippverschluss oder mit einer Stoffbahn, die um die Klinge gewickelt wird. Und für eine Säge gilt wie für alle anderen Schneidwerkzeuge: Lassen Sie sie nie herumliegen.

EINE LAGERFEUERGESCHICHTE
AUS DEM WAHREN LEBEN

Wenn man das falsche Werkzeug für eine bestimmte Aufgabe hat, kann das ebenso schlimm sein, wie überhaupt kein Werkzeug zu haben. Messer, Äxte und Sägen haben alle möglichen Formen und Größen, und es ist sehr wichtig, dass das Werkzeug oder die Werkzeuge, die Sie bei Ihren Expeditionen mitnehmen wollen, die richtigen für Ihr Ziel und für den von Ihnen beabsichtigten Verwendungszweck sind. Und denken Sie daran: Alle Werkzeuge stoßen an ihre natürlichen Grenzen. Es bringt nichts, wenn Sie versuchen, eine Eiche mit einem Taschenmesser zu fällen.

Während einer Auswahlphase der UK Special Forces verbringen die Rekruten viele Wochen in den Dschungeln von Borneo, einer extremen Umgebung, die eine Herausforderung für die zähesten Kerle und die stabilsten Werkzeuge darstellt. Hier sind die Soldaten neben ihren persönlichen Waffen mit einem Parang – einer Dschungelmachete – und einer kleinen Klappsäge ausgestattet. In den Händen einer erfahrenen Person ist ein Parang ein sehr vielseitiges Werkzeug. Man kann damit größere Bäume fällen oder beim Bau von Fallen oder eines Camps anspruchsvolle, präzise Schnitte machen. Er ist jedoch auch eines der gefährlichsten Werkzeuge für das Überleben in der Wildnis, wenn es falsch verwendet wird, wie ein junger Sanitäter, der dem Special Air Service angehörte, während des Auswahlkurses feststellen musste.

Während er sein giebelförmiges Bett aufbaute, kam er zu dem Schluss, dass er einige kleine Pfähle brauchte, um seine Zeltplane so zu spannen, dass der Regen (von dem es im Dschungel viel gibt) ablaufen konnte. Mit seinem Parang bewaffnet stolzierte er auf der Suche nach Pfählen selbstbewusst in den Wald.

Wäre er ein erfahrener Dschungelsoldat gewesen, hätte er gewusst, dass erstens ein stumpfer Parang viel gefährlicher als ein scharfer ist und dass zweitens eine Machete, auch wenn sie für viele Aufgaben das Werkzeug der Wahl ist, nicht unbedingt das richtige Utensil für diese Aufgabe war. Sobald er seine Pfähle gefunden hatte, versuchte er, sie abzuhacken, stellte aber bald fest, dass es in der räumlichen Enge des Dschungels aufgrund des dichten Unterholzes nicht immer möglich ist, mit einer Machete zu einem vollen Schwung auszuholen. Da es ihn sehr frustrierte, dass er nicht einmal die kleinsten Zweige hacken konnte, fing er an, immer stärker auf sie einzuschlagen. Wäre sein Parang nun scharf gewesen und hätte er sich in den Händen von jemandem befunden, der mit seiner Verwendung vertraut war, dann hätte er durch die kleinen Zweige wie ein heißes Messer durch Butter geschnitten. Leider war der Parang stumpf, und zwar sehr stumpf.

Schließlich gelang es dem jungen Mann, einen Schnitt zu machen: durch die kleinen, durcheinander hängenden Zweige, durch seinen ausgewählten Pfahl – und durch seine Tarnhosen. Die Klinge landete schließlich in seinem Knie und steckte dort fest. Warum? Weil sie stumpf war und er folglich übermäßige und unkontrollierte Kraft anwenden musste. Da er in der räumlichen Enge seinen Parang nicht effektiv nutzen konnte, hätte er sich für die Verwendung seiner Säge entscheiden sollen. Stattdessen wurde er per Hubschrauber zum nächsten Krankenhaus transportiert.

Messer, Äxte und Sägen sind nicht von Natur aus gefährlich – es ist der Nutzer, der sie gefährlich macht. Sie müssen gepflegt, gereinigt und geschärft werden, aber vor allem bedarf es Übung im Hinblick auf ihre sichere Verwendung. Üben Sie, und die Werkzeuge werden Ihnen gute Dienste leisten und Ihnen zu einer bequemen, angenehmen und entspannten Zeit in der freien Natur verhelfen.

Und schließlich: Seien Sie kein Messerfreak. Ein Messer, eine Axt oder eine Säge sind dazu da, um Ihnen zu nützen. Es sind keine Statussymbole und keine Trophäen zum Herumzeigen. Es sind nur Werkzeuge, die Ihnen helfen, Aufgaben in der Wildnis zu erledigen, so einfach ist das. Kümmern Sie sich um sie, lernen Sie, sie richtig zu verwenden, haben Sie immer Respekt vor ihnen – dann werden sie Ihnen gute Dienste leisten.

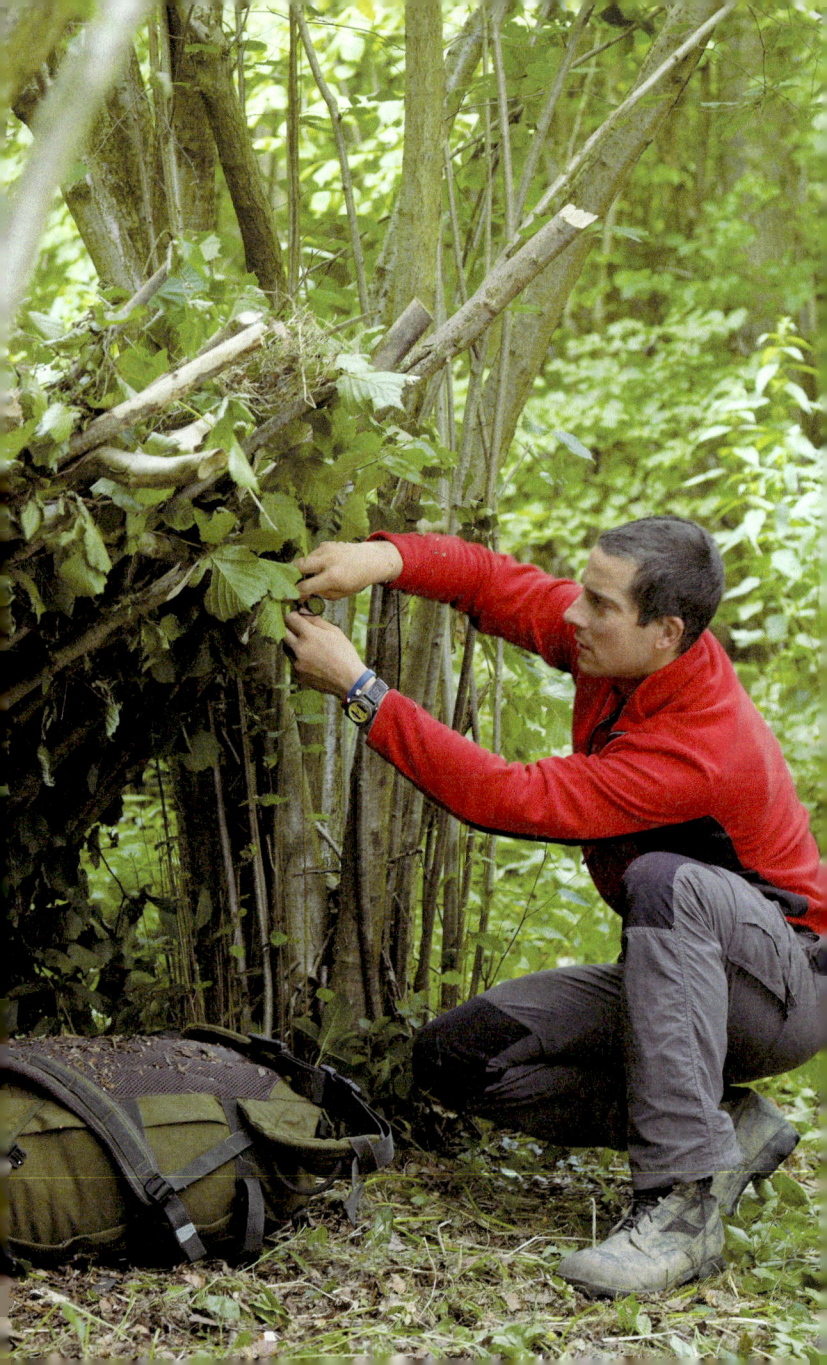

3

EIN CAMP BAUEN UND EIN GUTER PIONIER SEIN

Wie Sie sich Sicherheit im Gelände verschaffen

Es gibt nur wenig, was sich so gut anfühlt wie die Sonne auf Ihrem Gesicht, die klare Bergluft in Ihrer Lunge und das Schlafen unter einem hellen, sternenklaren Himmel. Allerdings scheint die Sonne nicht immer, und die Sterne werden oft von Regenwolken verdunkelt. Die Natur ist nicht immer Ihre Freundin und Sie müssen dafür Sorge tragen, dass Sie im Gelände richtig geschützt und sicher sind. Jeder Depp kann es unbequem haben, wie man uns beim Militär immer gesagt hat.

In diesem Kapitel werden wir nicht nur besprechen, wie man die besten Lagerplätze findet, sondern auch die verschiedenen Arten von Unterständen beschreiben, die Ihnen zur Verfügung stehen, sowohl die menschengemachten als auch die natürlichen. Dann werde ich Ihnen einige Tipps geben, wie Sie Unterstände bauen können, indem Sie Materialien verwenden, die die Natur im Überfluss zu bieten hat.

Die Wahl des Lagers

Wenn Sie draußen im Gelände sind, werden Sie wahrscheinlich mehr Zeit in Ihrem Zelt als an jedem anderen Ort verbringen. Sie schlafen darin, Sie nutzen es als Unterstand bei schlechtem Wetter, Sie ruhen sich darin aus und Sie bereiten darin – abhängig davon, welche Art von Zelt es ist – auch Ihre Mahlzeiten zu. Deshalb sollten Sie Ihr Lager an einem gut geeigneten Ort aufschlagen. Wenn Sie ein paar Minuten darauf verwenden, den Boden und die Umgebung zu prüfen, kann Ihnen das später eine Menge Ärger ersparen.

Wenige Lagerplätze sind perfekt (das ist eigentlich fast das Schönste an der Wildnis). Sie müssen also immer gewisse Kompromisse eingehen, aber bei der Wahl eines Platzes sollten Sie vor allem an Folgendes denken:

| Hanglage

Es versteht sich von selbst, dass Sie auf flacherem Boden besser schlafen als auf einem steilen Hang, aber das ist noch lange nicht alles. Ein ganz leichtes Gefälle lässt das Regenwasser vom Lagerplatz ablaufen und verhindert, dass es ein sumpfiger Albtraum wird. Versuchen Sie, wenn Sie ebenerdig kampieren,

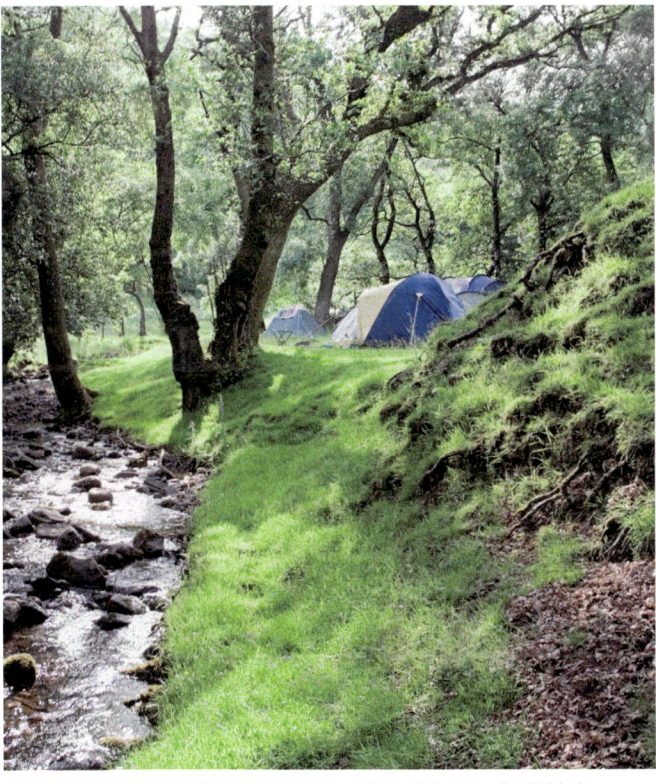

Suchen Sie Ihren Lagerplatz überlegt aus, nahe bei den Annehmlichkeiten, die die freie Natur bietet.

darauf zu achten, dass der Boden in der Lage ist, sämtliches Regenwasser aufzusaugen. Um das gut beurteilen zu können, hilft es, einen Zeltpflock in den Boden zu treiben: Er sollte weich genug sein, um den Pfahl aufzunehmen, aber nicht so morastig oder nass, dass er ihn quasi verschlingt. Wenn Sie in einer Senke kampieren, werden Sie feststellen, dass die Gegend neblig und voller Mücken ist. Weiter oben ist es besser, aber nicht so weit, dass Ihre Zeltstangen bei einem Gewitter den Blitz anziehen. (Einmal habe ich im Dschungel von Costa Rica einen Mann getroffen, der in seinem Zelt vom Blitz getroffen worden war. Er erzählte mir, wie er zu Tode erschreckt sein Gesicht bedeckt habe, aber der Blitz sei so intensiv gewesen, dass er tatsächlich durch seine geschlossenen Augen die Knochen seiner Hand habe sehen können. Er hatte sehr viel Glück, dass er überlebt hat.)

| Luft und Wind

Versuchen Sie, vor dem Aufschlagen Ihres Lagers herauszufinden, aus welcher Richtung die vorherrschenden Winde wehen. Sie sollten Ihr Lager so einrichten, dass seine Rückseite zum Wind hin gerichtet ist, sodass das Lager selbst Schutz bietet. Versuchen Sie nicht, an einem Ort zu kampieren, der zu sehr dem Wind ausgesetzt ist, denn starke Winde können für ein Lager vernichtend sein (und Stürme scheinen immer um drei Uhr morgens aufzukommen, wenn Sie gemütlich in Ihrem Schlafsack liegen!). Versuchen Sie aber auch, sicherzustellen, dass um Ihr Lager herum genug Platz ist, damit die Sonne den Boden nach dem Regenunwetter trocknen und die Luft frei zirkulieren kann.

| Vorräte

Einen langen Weg zurückzulegen und währenddessen Holz oder Wasser zu tragen, ist unheimlich ermüdend. Kampieren Sie möglichst an einem Ort, an dem beides ausreichend vorhanden ist.

| Sicherheit

Auch wenn es sich empfiehlt, sich neben einem Vorrat an Brennholz aufzuhalten, sollten Sie nicht neben toten Bäumen kampieren – nicht einmal neben lebenden Bäumen, die große, überhängende und alt aussehende Äste haben. In einem Sturm können diese leicht abbrechen und herunterfallen. Dasselbe gilt für Bäume, die sich gefährlich in Ihre Richtung neigen.

Prüfen Sie, wenn Sie an einem Abhang kampieren, ob sich weiter oben am Hang irgendwelche lockeren Felsbrocken befinden. Und stellen Sie sicher, dass Sie weit genug entfernt von einem Fluss oder einem anderen Gewässer sind, das infolge eines starken Regenfalls über die Ufer treten könnte.

Die meisten Tiere werden Ihnen aus dem Weg gehen, aber es lohnt sich, kurz zu prüfen, ob Sie nicht zu nahe an Wegen oder Behausungen von Tieren kampieren.

Die Zelte aufbauen

Wenn Sie sich für den Ort Ihres Lagers entschieden haben, lohnt es sich, etwas Zeit zu investieren, um es richtig anzulegen. Stellen Sie sicher, dass es genug Platz zwischen den Zelten gibt, damit jeder seine Privatsphäre hat (jeder ist dankbar für ausreichend Platz und ein bisschen Ruhe), und legen Sie fest, wo sich beispielsweise die Küche oder der Bereich zum Holzfällen befinden sollen.

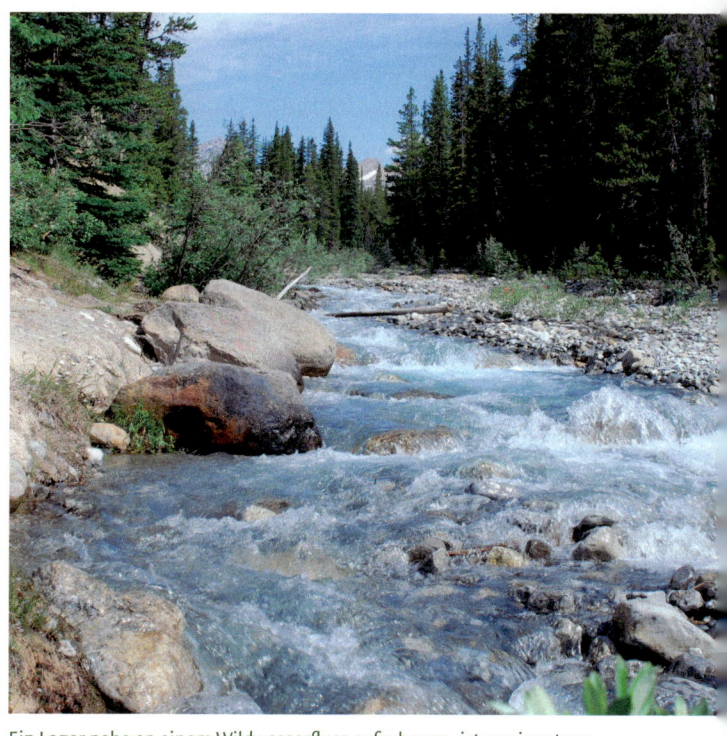

Ein Lager nahe an einem Wildwasserfluss aufzubauen, ist wenig ratsam – es kann ohne Vorwarnung zu flutartigen Überschwemmungen kommen.

Legen Sie Ihre Bodenplane aus, aber fangen Sie noch nicht damit an, Ihre Pflöcke in den Boden zu hämmern. Untersuchen Sie zunächst sehr sorgfältig den Boden unter der Zeltplane. Entfernen Sie sämtliche Steine, Zweige oder knorrigen Wurzeln und gehen Sie dabei gründlich vor: Was jetzt vielleicht noch wie kleine Kieselsteine aussieht, könnte Ihnen einige Stunden später das Gefühl geben, auf Stonehenge zu schlafen! (Ich habe oft den Fehler gemacht, diesen Punkt zu überspringen, wenn ich am Abend eines langen Tages müde war – und ich habe es jedes Mal bereut.)

Pflocken Sie, sobald der Boden gesäubert ist, erst einmal die Ecken Ihres Zeltes an, bevor Sie die Stangen aufrichten. Sie können dann die Eckpflöcke wieder neu anordnen, um sicherzustellen, dass alles am richtigen Platz ist, bevor Sie die restlichen Pflöcke einschlagen und alles mit der äußeren Zeltplane bedecken. Ein Blick auf Ihr Zelt sollte Ihnen genügen, um sagen zu können, ob es richtig aufgestellt wurde: Die Form ist dann symmetrisch und das Zelttuch gespannt und faltenfrei. Die äußere und die innere Zeltplane sollten einander nicht berühren. Wenn sie es tun, verlieren sie ihre wasserdichten Eigenschaften.

Natürliche Unterstände

Zelte – insbesondere die modernen – sind großartig. Aber Sie haben nicht immer eines zur Verfügung. Vielleicht sitzen Sie draußen in der Wildnis fest. Oder Sie wollen wirklich auf ganz altmodische Weise zurück zur Natur und Ihren eigenen Unterstand aus den verfügbaren Materialien bauen. Diese Option macht immer am meisten Spaß und ist am lohnendsten. Sie fügt Ihrem Ausflug eine aufregende Dimension hinzu, und Sie lernen dabei etwas Wertvolles hinzu.

Die einfachste Form eines natürlichen Unterstands ist diejenige, die bereits vorhanden ist. Leider können natürliche Unterstände rar gesät und weit voneinander entfernt sein, und selbst wenn Sie das Glück haben, auf einen zu stoßen, müssen Sie sich bewusst darüber sein, welche Schwierigkeiten damit verbunden sind.

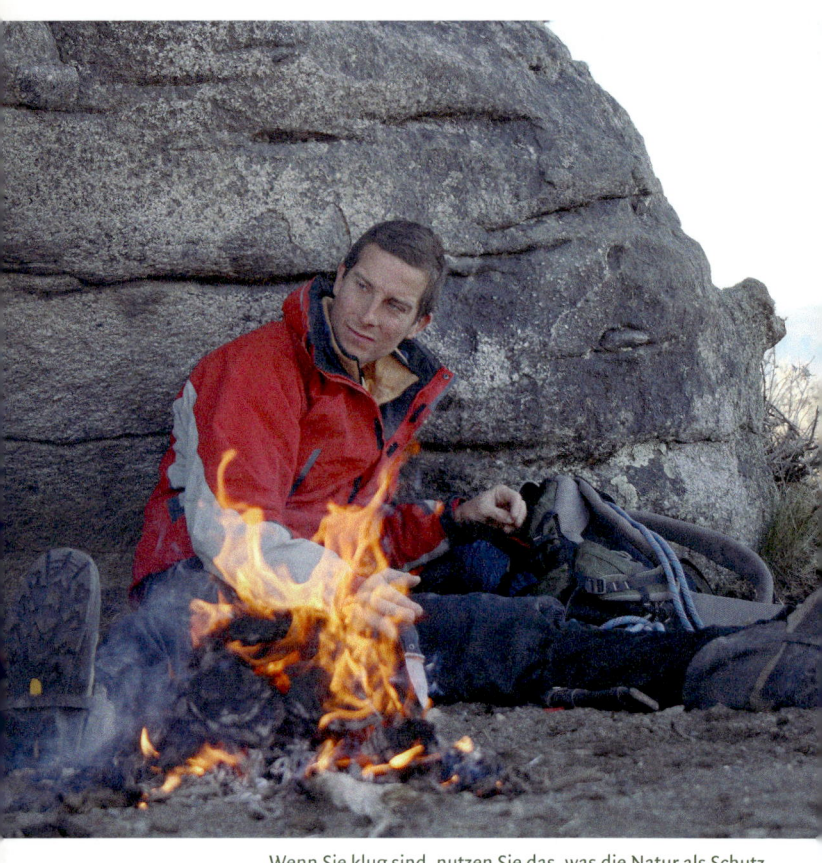

Wenn Sie klug sind, nutzen Sie das, was die Natur als Schutz vor dem Wetter bietet.

| Höhlen

Höhlen erscheinen als der ideale natürliche Unterstand. Schließlich gibt es sie seit Tausenden von Jahren und bereits die Urmenschen nutzten sie als Wohnstätten. Es stimmt auch, dass eine gute, trockene Höhle ein großartiger Aufenthaltsort sein kann. Auf die meisten Höhlen trifft dies allerdings nicht zu. Sie sind oft nass und kalt, und sie können stockfinster sein, sobald die Sonne untergeht. Das klingt jetzt etwas weniger verlockend, oder? Wenn Sie ein Feuer in einer nicht belüfteten Höhle anzünden, wird sie sich mit Rauchschwaden füllen. Sie müssen sich auch vor Höhlen hüten, die Fledermausschwärmen Unterschlupf bieten. In deren Kot gibt es einen Pilz, der eine manchmal tödlich verlaufende Krankheit namens Histoplasmose auslösen kann – ein guter Grund, Fledermauskot (oder Vogelkot) zu meiden. Und natürlich gibt es in einigen Teilen der Welt Vampirfledermäuse, die Ihnen in der Nacht das Blut aussaugen, ohne dass Sie es mitbekommen. Sie spritzen Ihnen einen Gerinnungshemmer ein, sodass Sie bluten, und sie haben es auf weiche Körperteile wie Ihre Augen, Ihren Kopf und Ihre Finger abgesehen. Einer meiner Freunde wachte mit blutdurchtränktem Haar auf, nachdem er von einer Vampirfledermaus gebissen worden war. Es kann ziemlich unschön sein, auf solche Weise zu erwachen!

| Felsvorsprünge

Auch diese sind nicht sehr weit verbreitet, aber sie können einen guten Unterstand bieten, insbesondere wenn sie nach Süden, also zur Sonne hin, ausgerichtet sind. Wenn Sie sich entscheiden, Ihr Lager unter einem Felsvorsprung aufzuschlagen, können Sie abschätzen, wie viel Schutz Sie bei starkem Regen haben werden, indem Sie prüfen, wie sich der Boden anfühlt. Wenn er feucht ist, werden Sie es wahrscheinlich auch bald sein! Aufgrund ihrer Lage können Felsvorsprünge zugig sein. (Das wird Venturi-Effekt genannt und bedeutet, dass der Wind sich dort beschleunigt, da er komprimiert wird, wenn er auf eine Klippenwand trifft.) Wenn Sie die Materialien zur Verfügung haben, können Sie sich vor dem Wind schützen, indem

Sie niedrige Wände um sich herum bauen – wenn nicht, kann ein warmer Schlafsack oder Biwaksack Sie davor bewahren, nachts im Kalten zu liegen.

| Baumkronen

Wenn die Baumkrone über Ihnen dicht genug ist, kann sie Sie beinahe vor den heftigsten Regenunwettern schützen. Sie kann allerdings wirklich nur ein kurzfristiger Unterstand sein. Haken Sie diese Option jedoch nicht einfach ab: Sie kann lebensrettend sein und Ihnen stundenlange unnötige Arbeit ersparen, wenn Sie die richtigen Bäume finden. Denken Sie daran: Der kluge Pfadfinder verwendet das, was die Natur ihm bietet.

Menschengemachte Unterstände

Angefangen beim einfachsten Wigwam bis hin zum höchsten Wolkenkratzer haben alle menschengemachten Gebäude praktisch dieselbe Funktion: den Regen draußen und die Wärme drinnen zu halten. Sie müssen kein Architekt sein, um einfache Unterstände zu bauen, und wenn Sie ein paar Grundprinzipien beherrschen, werden Sie erstaunt sein, wie vielseitig solche menschengemachten Unterstände sein können. Alle hier beschriebenen Unterstände sind so gestaltet, dass der Regen von ihren Dächern abläuft. Graben Sie einen etwa eine Handbreit tiefen Graben um Ihren Unterstand, damit Sie nicht von außen überflutet werden.

Bevor Sie anfangen, möchte ich Ihnen allerdings einen Rat geben. Die folgenden Unterstände haben alle eine Gemeinsamkeit: Man braucht für sie einfache Materialien, vor allem Baumstämme und Laubwerk, die Sie sehr wahrscheinlich in einem Wald finden werden. Selbst wenn Sie einen gewissen

Umweg in Kauf nehmen müssen, um Waldgelände zu finden, lohnt es sich. Die verlorene Zeit wird mehr als ausgeglichen durch die Tatsache, dass Sie die Materialien griffbereit haben.

| Pultdachunterstände

Es gibt zwei Arten von Pultdachunterständen: den Unterstand aus einem umgefallenen Baum und die Variante mit offener Vorderseite. Beide eignen sich gut für alle Orte, an denen sich Bäume befinden.

Der Pultdachunterstand aus einem umgefallenen Baum

Der Pultdachunterstand aus einem umgefallenen Baum ist wahrscheinlich der einfachste Unterstand, den Sie bauen können. Er hat auch den Vorteil, dass man dazu keine Seile oder anderes Tauwerk braucht.

Schritt 1

Wie der Name schon sagt, müssen Sie zuerst einen umgefallenen Baum finden! In Waldgegenden ist das nicht so schwierig. Versuchen Sie aber, einen zu finden, der die richtige Größe hat (natürlich kann auch ein entsprechend geformter Felsblock dasselbe leisten). Der Baum bildet die hohe Wand Ihres dreieckigen Pultdachunterstands. Wenn sie zu niedrig ist, haben Sie nicht viel Platz und das Wasser wird weniger gut abfließen. Wenn sie zu hoch ist, haben Sie eventuell Probleme damit, die offenen Enden abzudichten. Streben Sie eine Höhe von etwa einem Meter an.

Schritt 2

Das Dach des Pultdachunterstandes wird aus langen, geraden Ästen gebildet – entweder Sturmholz oder, wenn nötig, Äste von gefällten Bäumen. Diese sollten Sie eng nebeneinander legen, damit es so wenig Luftspalten wie möglich gibt.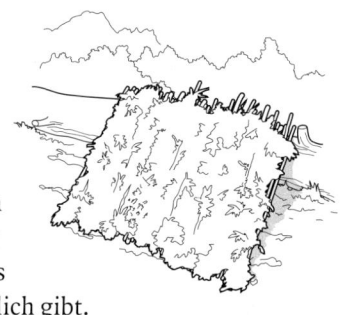

Schritt 3

Sobald Sie die Grundform gebaut haben, müssen Sie das Dach abdichten. Dafür können Sie alle möglichen Materialien verwenden: große Rindenstücke, Laubkompost vom Waldboden, sogar Zweige voller Blätter. Folgen Sie dabei nicht der Schmalspurmethode: Diese Materialien sollen den Regen draußen und die Wärme drinnen halten. Decken Sie Ihren Pultdachunterstand gut ab, und versuchen Sie, die Materialien wie Ziegel auf einem Dach anzuordnen, wobei die oberen die unteren überlappen (das heißt, fangen Sie unten an und arbeiten Sie sich aufwärts). Das wird dem Regen dabei helfen, vom Dach abzufließen, ohne in den Unterstand einzudringen.

Schritt 4

Sobald das Dach fertig ist, müssen Sie eines der offenen Enden versiegeln, um Durchzug zu vermeiden. Wenn Sie mit besonders kaltem Wetter rechnen, können Sie beide Enden des Pultdachunterstandes versiegeln, um seine isolierenden Eigenschaften zu verstärken. Verwenden Sie dazu dieselben Materialien wie beim Decken des Daches oder bauen Sie alternativ eine »Wand« aus Baumstämmen.

Der Pultdachunterstand mit offener Vorderseite

Pultdachunterstände mit offener Vorderseite eignen sich sehr
gut für kalte, trockene Umgebungen, denn auf der offenen
Seite können Sie ein wärmendes Feuer machen. Die Wärme
strahlt nach innen und wird vom Dach reflektiert. Der Nachteil
ist natürlich, dass sie sich weniger gut für nasses Wetter oder
für einen Aufenthaltsort eignen, an dem Sie kein Feuer anzünden können.

Das Prinzip ist dasselbe wie
bei dem Unterstand aus einem
umgefallenen Baum – aber sofern kein Baum vorhanden ist,
müssen Sie etwas bauen, das so-
lide genug ist, damit das schräge
Dach sich dagegenlehnen kann.

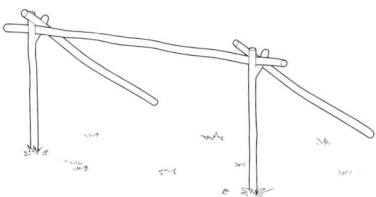

Schritt 1

Um den Rahmen zu bauen, müssen Sie einen geraden Ast finden, der größer als Sie selbst ist, zwei gerade, etwa 3 Meter
lange Pfähle sowie zwei etwa 1,5 Meter lange, aufrechte Pfähle
mit einem gegabelten Ende. Bauen Sie den Rahmen wie im Bild
gezeigt, indem Sie die Verbindungsstellen mit einem Seil oder
einem wie auch immer gearteten Tauwerk verbinden.

Schritt 2

Sammeln Sie genug lange, gerade Äste, um das Pultdach wie
auf Seite 84 gezeigt zu bauen. Das Dach sollte einen Winkel
zwischen 45 und 60 Grad bilden. Aber keine Sorge, Sie müssen
nicht Ihren Winkelmesser herausholen. Denken Sie einfach an
die Faustregel: Wenn es fast genau ist, ist es gut genug!

Schritt 3

Bedecken Sie nun das Dach mit den Abdichtmaterialien, die Sie auch für einen Pultdachunterstand aus einem umgefallenen Baum verwenden würden (siehe Seite 82). Je gründlicher Sie bei diesem Schritt vorgehen, desto wärmer und trockener werden Sie es haben. Bedecken Sie außerdem jedes Ende des Pultdachunterstandes mit Abdichtmaterial. Wenn Ihr Dachmaterial leicht ist, können Sie es mit einigen weiteren Ästen beschweren für den Fall, dass Wind aufkommt.

Schritt 4

Ein Feuer ist entscheidend für den Erfolg eines Pultdachunterstandes mit offener Vorderseite. Da Sie sich hinlegen werden, sollten Sie sicherstellen, dass das Feuer ebenso groß wie Sie selbst ist, wenn Sie es richtig warm haben wollen. (Siehe Kapitel 4 mit ausführlichen Informationen zum Feuermachen.) Wenn Sie mehrere Pultdachunterstände mit offener Vorderseite bauen, dann platzieren Sie diese so, dass zwei sich gegenüberstehen. So können sich zwei Personen die Wärme eines Feuers teilen. Beide können dabei helfen, das Feuer in der Nacht zu schüren, und natürlich ist diese Lösung auch geselliger.

| Wigwams

Unterstände mit drei Stangen oder Wigwams gehören zu den ältesten Arten von menschengemachten Unterständen. Diese Unterstände, die Sie vielleicht aus Geschichten über die amerikanischen Ureinwohner kennen, sind gut und stabil gebaut – wegen ihrer Größe kann es jedoch sein, dass sie sich nur schwer abdecken und mit Stroh abdichten lassen. Damit sind sie als kurzfristige Unterstände oder für Orte mit schlechtem Wetter weniger geeignet. Allerdings kann ein Unterstand mit drei Stangen eine nützliche Alternative zu den anderen hier beschriebenen Pultdachunterständen sein: Man braucht dazu keinen umgefallenen Baum, und richtig gebaut kann er mehr Wärmedämmung als ein Pultdachunterstand mit offener Vorderseite bieten.

Schritt 1

Finden Sie einen langen, geraden Ast, der etwas größer als Sie selbst ist, sowie zwei kürzere Äste. Die Größe dieser kleineren Äste hängt von Ihrer eigenen Größe ab: Der fertige Unterstand muss gerade so groß sein, dass Sie liegend hineinpassen. Bauen Sie den Rahmen wie in der Abbildung gezeigt, indem Sie die Verbindungsstellen fest mit einem Seil oder irgendeinem anderen verfügbaren Tauwerk zusammenbinden. Es ist am besten, alle drei Stangen oben zusammenzubinden, wenn sie auf dem Boden liegen – richten Sie sie erst danach aus. Damit stellen Sie sicher, dass die Knoten fest bleiben.

Schritt 2

Sammeln Sie genug gerade Äste, um die Wände des Unterstands wie abgebildet aufzubauen. Denken Sie daran, die Äste so eng wie möglich anzuordnen, um die Wärmedämmung zu verstärken und zu verhindern, dass Wasser eindringt.

Schritt 3
Bedecken Sie den Wigwam anschließend mit Laub oder anderen isolierenden Materialien,
die Sie finden können.
Machen Sie die Abdeckung
möglichst dick.

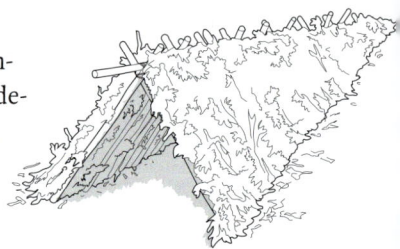

Tauwerk, Knoten und Befestigungsseile

Das Binden von Knoten ist eine der nützlichsten Fertigkeiten,
die Sie für Ihre Aufenthalte in der Wildnis erlernen können.
Vorher brauchen Sie jedoch etwas zum Binden, und die Menge
Seil, die Sie vernünftigerweise mitnehmen können, ist beschränkt. Wenn Sie erfolgreich in der Wildnis leben wollen,
müssen Sie also Ihr eigenes Tauwerk – ein anderes Wort für
Faden, Schnur oder Seil – herstellen können. Zum Glück ist
das viel einfacher, als es klingt – und es kann vielseitiger sein,
als Sie denken. Natürliches Tauwerk kann für Unterstände und
andere Lagerbauprojekte verwendet werden. Man kann damit
auch Bogensehnen, Angelleinen, Schlingen und sogar »Garn«
zum Nähen herstellen. Und das ist eine Fertigkeit, die sich zu
lernen lohnt.

Aus fast jedem Fasermaterial kann ein anständiges Tauwerk
gemacht werden. Wenn diese Seile lang genug sind, können sie
zu ziemlich stabilen Stricken geflochten werden. Zuerst müssen Sie aber Ihre Utensilien sammeln. Bei Ihrer Suche nach ge-
eignetem Tauwerkmaterial sind vier Dinge zu berücksichtigen:

1. Ist das Material *lang* genug? Wenn aus einer Faser ein Seil
wird, ist dieses nachher kürzer als das Ausgangsmaterial.

2. Ist das Material *fest* genug? Sobald die Faser gedreht und geflochten wird, wird sie fester, aber sie sollte schon von Anfang an ziemlich fest sein. Ziehen Sie einmal kräftig daran, um ihre Festigkeit zu prüfen. Drehen Sie die Faser dann und reiben Sie sie zwischen zwei Fingern. Wenn sie nicht reißt, binden Sie einen einfachen Knoten und ziehen Sie ihn fest. Wenn die Faser immer noch nicht reißt, müsste sie gut geeignet sein.

3. Ist das Material *flexibel* genug, sodass man damit arbeiten kann?

4. *Haften* die Fasern aneinander? Wenn die Fasern zu »blank« sind, wird es nicht funktionieren.

Das klingt ziemlich anspruchsvoll, aber tatsächlich sind Naturmaterialien, die diese Anforderungen erfüllen, sehr verbreitet: hohe Gräser, Unkraut wie Brennnesseln (packen Sie die Nessel unten am Stiel, drücken Sie die Finger zusammen und streifen Sie sie über den ganzen Stil – die Blätter lösen sich dann ab, ohne dass es brennt), Seetang, Fasermaterialien von den Stämmen bestimmter Sträucher, selbst das im Haarwechsel abgelöste Haar von Tieren. Die beste Quelle für Tauwerkmaterial finden Sie aber wahrscheinlich im Inneren von toter Baumrinde, insbesondere von Weiden und Linden. Lösen Sie einfach das Fasermaterial an einem Ende der Rinde ab und ziehen Sie es in langen Streifen ab. Trennen Sie diese Streifen dann, bis Sie Stücke in der erforderlichen Dicke haben.

Sie sollten auch daran denken, dass die meisten Naturfasern beim Trocknen schrumpfen, wodurch das Gewebe lockerer wird. Bei einigen Materialien kann es allerdings sein, dass sie sich schwerer verarbeiten lassen, wenn sie ausgetrocknet sind. Ein guter Kompromiss besteht darin, die trockenen Materialien in Wasser einzuweichen, bevor Sie sie verarbeiten. Sie werden dann nämlich viel weniger schrumpfen, als wenn sie aus ihrem natürlichen Zustand trocknen. (Dieser Vorgang wird »Rösten« genannt. Wenn Sie Rindenstücke von jungen Linden, Weiden oder Kastanienbäumen entfernen und sie eine Weile in einem Fluss einweichen, werden die Naturfasern sich von selbst von der Rinde ablösen. Wenn man sie dann trocknen lässt, werden sie weich, biegsam und gebrauchsfähig.)

Wenn Sie einmal Ihr Rohmaterial haben, müssen Sie es zu etwas Nützlichem verarbeiten. Es gibt viele verschiedene Methoden, dies zu tun. Die Methode, die ich Ihnen erklären werde, ist sehr einfach, und es lassen sich damit vielseitige Tauwerke herstellen, die Sie in allen möglichen Situationen verwenden können.

| Wie Sie Ihre eigene gedrehte Schnur herstellen

Gedrehte Schnur ist der Fachbegriff für jede Schnur, die aus ineinandergedrehten Fäden hergestellt wird.

Schritt 1

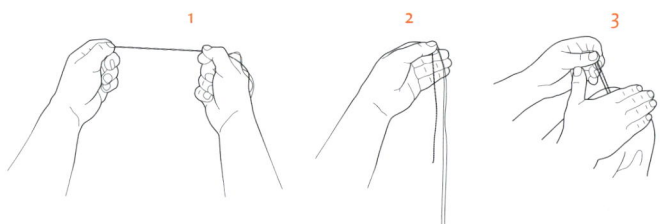

Nehmen Sie einen langen Faden. Drehen Sie ihn wiederholt in eine Richtung, bis er auf natürliche Weise einen Knick bildet.

Schritt 2

Legen Sie den Faden etwa auf einem Drittel seiner Länge zusammen. Machen Sie nicht den Fehler, ihn auf der Hälfte zusammenzulegen, da ansonsten das Endergebnis zu wünschen übrig lässt.

Schritt 3

Nehmen Sie den zusammengelegten Faden zwischen den Zeigefinger und den Daumen einer Hand. Legen Sie den zusammengefassten Faden auf Ihren Schoß und nehmen Sie die Handfläche Ihrer freien Hand, um ihn einmal voll von sich wegzurollen. Bei diesem Schritt versuchen Sie noch nicht, die Fäden zum Überlappen zu bringen – es geht nur darum, jeden Strang einzeln zu drehen.

Schritt 4

Drücken Sie die Hand fest nach unten, um zu verhindern, dass der Strang sich wieder aufdreht. Öffnen Sie die andere Hand. Der Strang sollte sich sauber drehen.

Schritt 5

Drücken Sie den Strang zusammen, wo die Drehung aufhört, und wiederholen Sie den Vorgang, bis Sie vier bis fünf Zentimeter vom kürzesten Ende entfernt sind. Legen Sie nun einen weiteren Fadenstrang auf das kürzeste Ende und fahren Sie wie vorher mit dem Vorgang fort – der neue Faden wird sich automatisch in den bestehenden Strang ein-

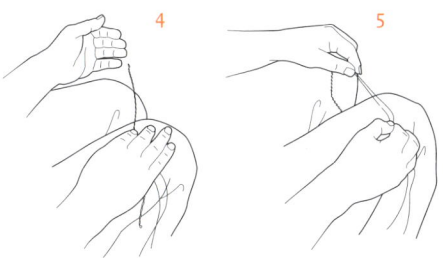

TRAININGSÜBUNGEN

Sie können diesen Vorgang leicht zu Hause üben, ohne ins Freie zu gehen und nach Materialien zu stöbern. Verwenden Sie einfach dünne Schnurstücke (Sie können Schritt 1 auslassen). Sie werden erstaunt sein, wie schnell auf diese Weise aus etwas Schwachem etwas sehr Robustes wird.

drehen. Wenn Sie mit dem Rollen der Schnur fertig sind, verknoten Sie einfach das lose Ende, um zu verhindern, dass sie sich wieder auflöst. Wenn die Schnur zu dick dafür ist, können Sie stattdessen ein zusätzliches Stück Schnur um das Ende knoten.

Ihre fertige Schnur wird wesentlich stärker sein als die ursprünglichen Fäden, aber Sie können sie noch stärker machen, indem Sie sie zusammenlegen und den Vorgang wiederholen. Stellen Sie dann sicher, dass Sie die Schnur dieses Mal in die entgegengesetzte Richtung rollen.

Sie haben also Ihre Schnur hergestellt. Nun müssen Sie wissen, wie man sie verwendet. Im Allgemeinen ist eine Schnur nutzlos, wenn Sie nicht ein paar Knoten in der Hinterhand haben. Es gibt Hunderte verschiedener Knotenarten, und Sie könnten Ihr halbes Leben damit verbringen, sie alle zu lernen. Es bringt Ihnen jedoch mehr, wenn Sie ein paar wenige lernen, und zwar richtig gut, und dann losziehen und sie anwenden!

Wenn Sie die im Folgenden aufgelisteten Knoten lernen, müssten Sie eigentlich immer einen finden, der für die jeweilige Aufgabe geeignet ist. Hier sind sie also – Bears Top-10-Knoten:

| Der Palstek

Das ist wahrscheinlich der nützlichste Knoten, den Sie je erlernen werden. Er wird verwendet, um eine Schlinge am Ende eines Seils zu bilden. Er kann sehr schnell geknüpft werden und er wird nicht aufgehen oder sich lösen. Es gibt eine nützliche Gedächtnisstütze, die Sie verwenden können, um sich daran zu erinnern, wie er geknüpft wird.

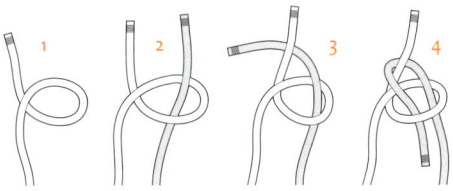

1) Das Kaninchenloch
2) Das Kaninchen kommt heraus
3) Es läuft um den Baum
4) Es geht in sein Loch zurück

Wenn Ihr Leben von einem Palstek abhängt, dann machen Sie am losen Ende des Seils zum Schluss einen halben Schlag. Dadurch wird er hundertprozentig sicher.

| Das Aufschießen einer Leine

Hierbei handelt es sich weniger um einen Knoten als um eine Methode, Ihr Seil zu verstauen, ohne dass es sich völlig verwickelt.

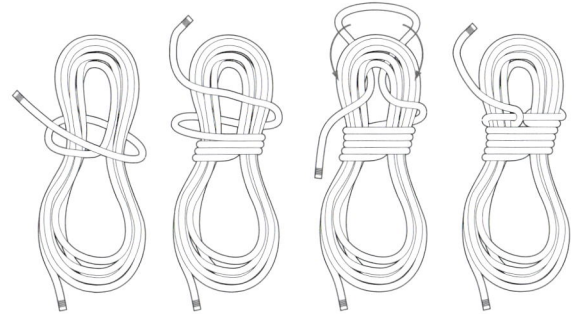

| Der Webeleinstek

Verwenden Sie diesen Knoten, um ein Seil an einem horizontalen Pfahl oder Pfosten anzubringen.

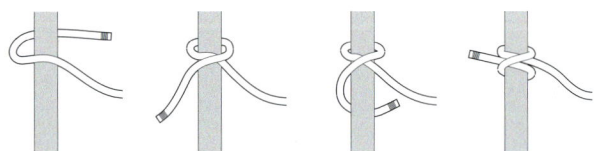

| Der Würgeknoten

Dieser Knoten ist nützlich, um eine Tüte oder einen Sack oben zuzubinden.

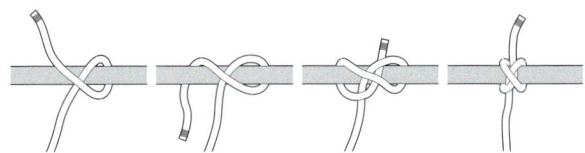

| Der Achtknoten

Dieser Knoten ist leicht zu erlernen und – was entscheidend für einen guten Knoten ist – auch wieder leicht zu lösen. Er ist bei

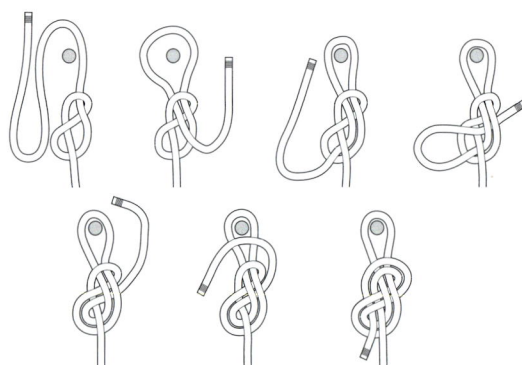

Kletterern und Seeleuten sehr beliebt, aber Sie können darauf wetten, dass Sie auch im Gelände eine Verwendung für ihn finden werden. Er ist vor allem dann sehr nützlich, wenn die letzte Schlinge über einen Pfosten geworfen werden kann.

| Der Jam-Knoten

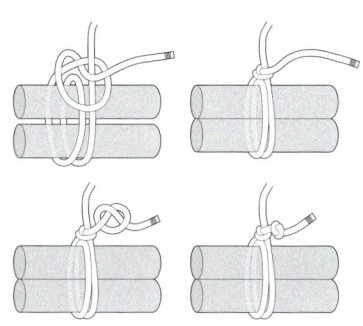

Dieser Knoten ist gut für bauliche Konstruktionen, da man damit zwei Stangen eng zusammenbinden kann. Er ist eine schnellere und einfachere Version des Schlittenknotens, aber sobald Sie ihn festgezogen haben, sollten Sie ein paar halbe Schläge am Ende machen, damit er sich nicht mehr lockern kann.

| Der Schlittenknoten

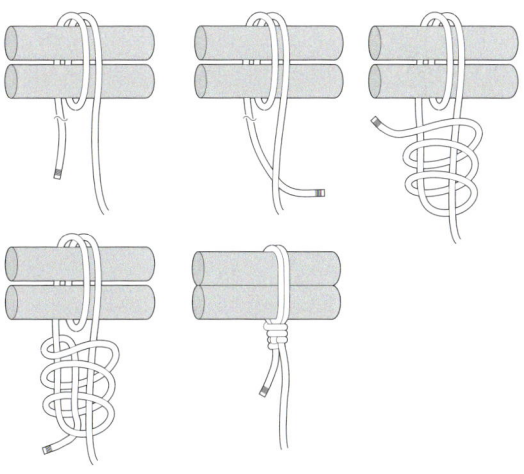

Das ist der ultimative Knoten für alle Konstruktionen. Sie können damit einen Kühlerschlauch in einem Auto befestigen und er wird halten. Allerdings können Sie diesen Knoten nicht mehr auflösen: Sie müssen ihn aufschneiden, wenn Sie ihn nicht mehr verwenden wollen.

| Der Kreuzknoten

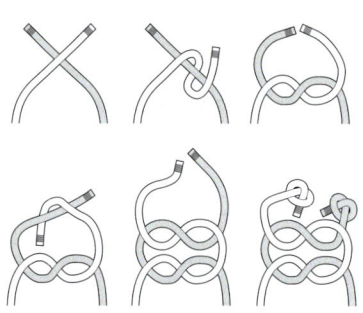

Einer der häufigsten Knoten, der verwendet wird, um zwei Stücke Seil aneinanderzubinden, vorausgesetzt sie haben dieselbe Dicke. Er lässt sich leicht lösen. Machen Sie an jedem Ende einen halben Schlag, damit er richtig fest wird.

| Der Schotstek

Dieser Knoten hat dieselbe Funktion wie der Kreuzknoten, aber er ist für Seile mit unterschiedlicher Dicke geeignet.

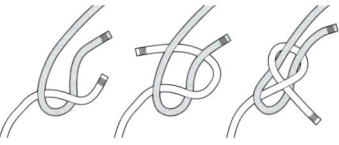

| Der Zimmermannsknoten

Das ist ein guter Knoten, um vorübergehend Holz oder andere Gegenstände zu schleppen, und er ist auch gut für ein allgemeines Befestigungsseil geeignet. Unter

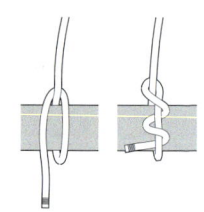

Spannung wird er fester, er löst sich jedoch leicht, wenn das Seil schlaff ist.

Bauprojekte im Camp

Wenn man eine Weile in einem Lager bleibt, lohnt es sich immer, etwas zusätzliche Zeit damit zu verbringen, für Gemütlichkeit zu sorgen. Ich rede hier nicht von einem Fernseher, sondern von wesentlicheren Dingen wie Betten und Waschbecken. Natürlich können Sie nicht die Küchenspüle mitnehmen, wenn Sie draußen im Gelände sind, aber es ist erstaunlich, was Sie mit etwas Einfallsreichtum schaffen können, indem Sie leicht zu findende natürliche Materialien verwenden. Sie werden wahrscheinlich feststellen, dass Sie nicht die Zeit haben, sich um so etwas zu kümmern, wenn Sie bloß einmal übernachten – aber bei längerfristigen, festen Lagern können solche Projekte Ihr Leben sehr viel leichter und bequemer machen. Für Bauprojekte im Camp gibt es keine festen Regeln: Sie werden schnell merken, dass Sie die ganze Zeit improvisieren und sich anpassen müssen – und das macht natürlich am meisten Spaß. Aber für den Anfang finden Sie hier ein paar Ideen.

| Eine Campingliege

Wahrscheinlich haben Sie irgendeine aufblasbare Matratze dabei, und wenn Sie meine Tipps auf Seite 41 f. gelesen haben, wissen Sie, dass es entscheidend ist, etwas zu haben, was den Körper vom Boden abhält. Eine aufblasbare Matratze kann jedoch Wasser aufnehmen – das ist zwar kein großes Problem, wenn sie zusammen mit einem Biwaksack verwendet wird (siehe Seite 42), aber es kann zum Problem werden, wenn Sie einfach unter einer Zeltplane schlafen. Selbst wenn die Lufthohlräume diese Feuchtigkeit von Ihrem Körper abhalten, ist eine nasse Matratze äußerst unpraktisch: Wenn Sie sie zum Verstauen zusammenrollen, kann sie schimmelig und unangenehm werden.

Die Lösung besteht darin, eine improvisierte Campingliege zu bauen. Das ist viel einfacher, als es klingt.

Schritt 1
Finden Sie ein paar kräftige, etwa einen Meter lange Stämme und platzieren Sie diese parallel zueinander am Kopf- und Fußende Ihrer Matratze, jeweils etwa 15 Zentimeter davon entfernt (wenn Sie also eine 2 Meter lange Matratze haben, platzieren Sie die Stämme 2,3 Meter voneinander entfernt).

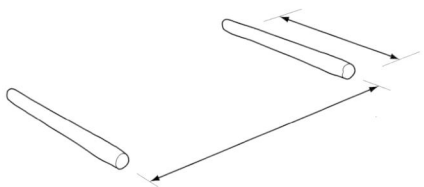

Schritt 2
Suchen Sie nun mehrere lange Äste, die gerade sind und etwa die Dicke Ihres Handgelenks haben, und legen Sie diese auf die Stämme, indem Sie sie sicher mit einem Zimmermannsknoten befestigen (siehe Seite 94 f.), um eine erhöhte Plattform zu schaffen. Alternativ können Sie auch Ihr Messer benutzen, um

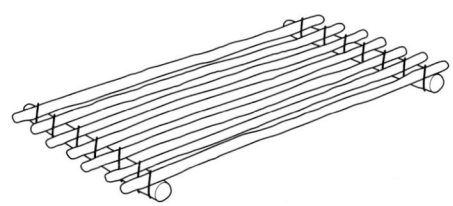

Kerben in die Baumstämme an Kopf- und Fußende zu schneiden, in denen die Stangen fest liegen können. Nun können Sie
Ihre Luftmatratze auf Ihre Holzplattform legen und haben damit einen vom Boden erhöhten Schlafplatz.

| Ein Campingtisch

Ein Campingtisch kann aus offensichtlichen Gründen wirklich viel wert sein. Ein Tisch ist eigentlich nur eine erhöhte Plattform: Wenn er
flach genug ist, reicht auch ein Baumstumpf.
Sind Sie allerdings mehrere Tage im Lager, werden Sie wahrscheinlich feststellen, dass Sie etwas Größeres brauchen, das bequem und von Dauer ist.

Sofern der Boden dafür geeignet ist,
können Sie einen praktischen »Campingtisch«
bauen, indem Sie zwei einander gegenüberliegende
Gräben graben und dann die ausgehobene Erde entlang der
Außenkanten der Gräben aufschütten, um sie als Rückenleh-
nen zu benutzen. Das Stück in der Mitte bildet dann die Plattform beziehungsweise den »Tisch«.

Die folgenden Zeichnungen zeigen eine wirklich gute Methode, einen Holztisch mit Sitzen zu bauen. Machen Sie sich
keine Sorgen, wenn das Holz, das Sie finden, nicht so glatt und
gerade ist wie das Holz, das Sie im Bild sehen (das ist nie der
Fall!) – aber versuchen Sie, es so gerade und ausgewogen wie
möglich hinzubekommen. Zögern Sie nicht, Ihre Schneidwerkzeuge zu verwenden, um die Pfähle auf die richtige
Größe zu kürzen und an den Verbindungsstellen Einkerbun-
gen zu machen. Verwenden Sie einen Schlittenknoten oder
einen Jam-Knoten (siehe Seite 93 f.), um die Pfähle zusammenzubinden.

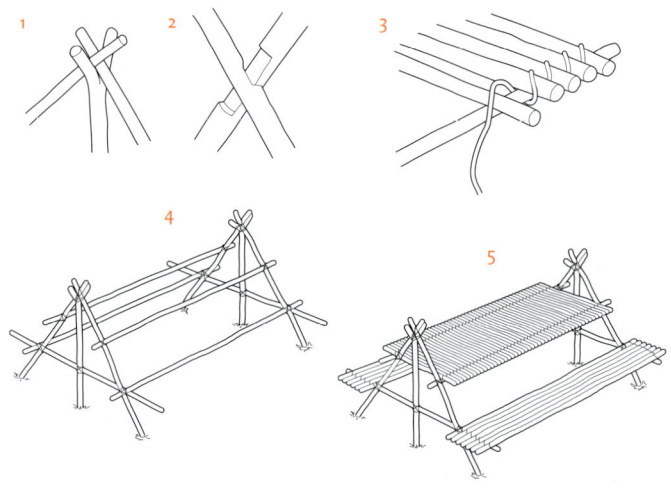

| Campingstühle

Campingstühle können von unschätzbarem Wert sein, insbesondere wenn der Boden durchweicht ist. Mit etwas Übung können Sie einen Campingstuhl in etwa 15 Minuten bauen. Gehen Sie einfach wie in den Abbildungen gezeigt vor. Das Geheimnis ist, drei robuste, gegabelte Äste zu finden, die Sie in die unten abgebildete Form bringen. Schneiden Sie sich, so-

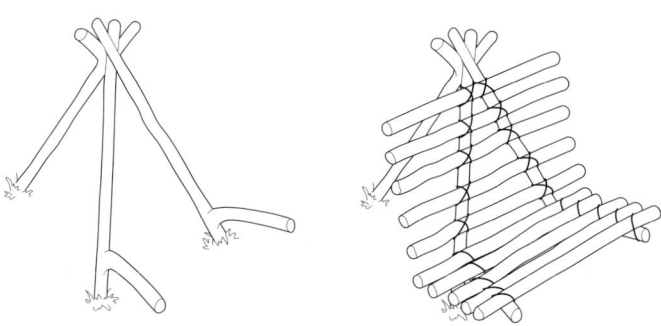

bald Sie den Rahmen gebaut haben, ein paar kürzere Äste zurecht und binden Sie diese an den Rahmen, indem Sie Schlittenknoten oder Jam-Knoten verwenden (siehe Seite 93 f.).

| Campingleuchten

Wir sind so sehr daran gewöhnt, einfach einen Schalter zu drücken, um das Licht anzumachen, dass wir leicht vergessen, wie dunkel es draußen in der Nacht sein kann. Dies trifft besonders im Dschungel zu, wo es bei Sonnenuntergang innerhalb weniger Minuten stockfinster wird, da jedes natürliche Licht in dem dichten Blätterdach des Dschungels verloren geht. Ich wurde schon mehrmals dadurch überrumpelt, dass ich bei Sonnenuntergang nicht ausreichend vorbereitet war. Es ist harte Arbeit, wenn man im Dschungel bei Dunkelheit versucht, sein Lager aufzuschlagen.

Einmal richtete ich in den Bergen Transsilvaniens mein Lager ein, wo es die größte Bärenpopulation in Europa gibt. Nur wenige Stunden später begegnete mir ganz in der Nähe ein riesiger Braunbär. Das erhöhte nur noch meine Entschlossenheit, darauf achtzugeben, dass mein Lager in der folgenden Nacht so sicher war, wie ich es nur bauen konnte. Ich improvisierte rund um meinen kleinen Unterstand herum eine einfache Stolperdrahtgrenze. Wenn diese berührt würde, würden aus meinem Kochgeschirr, das von einem Baum herabhing, lauter Steine herabfallen. Irgendwann in der Nacht war ich sicher, dass ich ein Geräusch gehört hatte, und ging hinaus, um die Drahtgrenze zu überprüfen. Es war jedoch stockdunkel und ich hatte keine Taschenlampe, und als ich den Draht überprüfte, berührte ich ihn versehentlich. Ich erschrak beinahe zu Tode, als die Steine um mich herum niederprasselten und der Lärm die Stille der Nacht durchbrach. Manchmal ist unsere Fantasie unser schlimmster Feind ...

Wenn Sie ein Feuer am Brennen halten, gibt Ihnen das ein wenig Licht – und eine Taschenlampe ist gut für gerichtetes Licht, insbesondere in einem Notfall. Es empfiehlt sich jedoch, ein paar Kerzen mitzunehmen. Kerzen stehen nicht so leicht von selbst. Ein guter Trick ist deshalb, Ihr Messer mit der flachen Seite nach oben in einen Baumstumpf zu stecken. Schmelzen Sie ein paar Wachstropfen auf die Klinge und kleben Sie dann Ihre Kerze darauf fest. (Alternativ können Sie auch geschmolzenes Wachs verwenden, um Ihre Kerze auf jeder glatten Oberfläche festzukleben – sorgen Sie nur dafür, dass kein entflammbares Material in der Nähe ist.)

Aber was, wenn es windig ist? Ich werde Ihnen eine elegante Methode zeigen, wie man aus einer Glasflasche einen Kerzenhalter machen kann, der den Wind abhalten wird. Dazu müssen Sie den Boden einer leeren Glasflasche abschneiden. Das klingt unmöglich? Haben Sie etwas Geduld! Wenn Sie vorsichtig zu Werke gehen, bekommen Sie das selbst im Gelände ohne ausgefallene Ausrüstung hin. Sie brauchen nur ein dünnes Stück Draht, ein Feuer und

BEARS GEHEIME PFADFINDERTIPPS

Werfen Sie keine Kerzenstumpen oder das Wachs, das von ihnen abtropft, weg. Sie können vollends in eine leere Blechdose geschmolzen werden, bei der ein Ende abgeschnitten wurde. Stecken Sie ein kleines Stück Schnur in das geschmolzene Wachs, lassen Sie es fest werden, und fertig ist eine weitere Campingleuchte (und ein potenzieller Lebensretter, wenn Sie keine anderen Lichtquellen mehr haben).

kaltes Wasser. Erhitzen Sie den Draht, bis er glühend heiß ist. Ziehen Sie Handschuhe an, um Ihre Finger zu schützen. Binden Sie den Draht dann an der Stelle um die Flasche, wo Sie schneiden wollen. Tauchen Sie die Flasche ins kalte Wasser – sie sollte nun sauber und leicht brechen. Drücken Sie Ihre Kerze auf den Boden (Sie können auch auf die Methode mit dem geschmolzenen Wachs zurückgreifen, um sie zu befestigen) und platzieren Sie die Flasche dann aufrecht über der Kerze. Simsalabim! Eine windgeschützte Laterne!

| Ein Waschtisch

Wenn Sie mit einer Gruppe bei einer Expedition sind und einer der Teilnehmer eine leichte Schüssel mitgebracht hat, liegt es nahe, einen Waschtisch zu bauen, sodass Sie eine erhöhte Waschschüssel haben. Stellen Sie die drei Pfosten in einer Stativformation auf, indem Sie etwa 30 Zentimeter von der Oberseite entfernt einen Schlittenknoten oder einen Jam-Knoten (siehe Seite 93 f.) machen. Die unteren Enden der Pfosten bilden die Füße, während die oberen Enden als Halterung für Ihre Schüssel dienen. (Ein ausgeklügelterer Camping-Waschtisch für längerfristige, feste Lager wird auf Seite 173 f. vorgestellt.)

> ### IMPROVISIEREN IM GELÄNDE
>
> Wenn Sie keine Schüssel haben, können Sie auch ein Stück Zeltplane über die Halterung eines Stativtisches legen und zur Sicherung ein Stück Schnur darum binden. So haben Sie einen einfachen, improvisierten Camping-Waschtisch.

EINE LAGERFEUERGESCHICHTE
AUS DEM WAHREN LEBEN

Es gibt viele außergewöhnliche Geschichten, in denen unerschrockene Entdecker wie Scott und Amundsen mit den Elementen gekämpft und dabei Durchhaltevermögen und Überlebenswillen gezeigt haben. Oder Geschichten von Kriegsgefangenen, die durch gefährliche Dschungel und über Berge geflüchtet sind. Das können spektakuläre Beispiele für Tapferkeit und Entschlossenheit sein. Allerdings müssen Sie nicht auf einer Expedition in der Antarktis sein, um sich in einer Situation zu befinden, in der es ums Überleben geht. Es kann auf Ihrer Türschwelle passieren. Wenn Sie über ein gewisses Maß an einfachem, logischem Wissen verfügen – zum Beispiel, wie man ein paar Knoten hinbekommt oder bestimmte Materialien verwendet, um Unterstände, Feuer und Seile zu machen –, kann Ihnen das viel Leid ersparen.

Ein Freund von mir war im Bewerbungsverfahren für die Special Forces. Nachdem er die ersten beiden Stufen erfolgreich absolviert hatte, befand er sich schließlich in der SERE-Phase (Survive, Evade, Resist, Escape – Überleben, Ausweichen, Widerstand, Flucht). Diese fand nicht in irgendeinem vereisten Ödland oder in den Dschungeln von Borneo statt, sondern in den Hügeln und Tälern von Nord-Wales.

Mein Freund wurde von dem Jägertrupp verfolgt, dessen Job es war, die SAS-Anwärter zu suchen und gefangen zu nehmen. Dabei stürmte er durch dichten Nadelwald, während ihm Männer und Hunde auf den Fersen waren. Da er durch ein Gebiet mit eng nebeneinander gepflanzten Bäumen rannte, hatte er kaum die Möglichkeit, seine Situation einzuschätzen oder die beste Route auszuwählen. So geschah es, dass er aus einer Baumlinie ausbrach und direkt in einen Teich sprang. Ihm war zwar die Flucht gelungen, aber es war Oktober, und das Wasser war so kalt, dass ihm die Luft wegblieb.

Die Temperatur war an den vorhergehenden vier Abenden deutlich unter den Gefrierpunkt gefallen, und der Wind wehte. Mein Freund begriff recht bald, dass dies schnell zu einer Situation werden könnte, in der es um Leben und Tod ging. Es war ihm nicht möglich, ein Feuer zu machen, da dies den Jägern seinen Aufenthaltsort verraten hätte. Seine einzige Alternative bestand darin, einen Unterstand zu bauen, der ihn vor dem beißendem Wind schützen würde, und zu versuchen, sich ein wenig aufzuwärmen.

Das dichte Blätterwerk der Baumkronen bedeutete, dass es nicht viel Unterholz gab. Er kratzte im Waldboden herum, um zu schätzen, wie tief die Wurzeln der Fichten gingen: etwa 45 Zentimeter. Das war nicht tief genug für ihn, um unter die Erdoberfläche zu kommen. Er musste also nach oben hin bauen, hatte aber kein Seil oder Baumaterialien, mit denen er dies hätte bewerkstelligen können.

Beim Graben war er jedoch auf einige Fichtenwurzeln gestoßen. Die Fichtenwurzel ist eines der besten natürlich vorkommenden Materialien zum Knüpfen von Knoten. In gespaltenem Zustand sind Fichtenwurzeln ideal, um einen temporären Pultdachunterstand zusammenzubauen. Mein Freund fing an, so viele Wurzeln auszugraben, wie er konnte. Er spaltete sie und sammelte dann tote Zweige vom Waldboden. Im Handumdrehen hatte er einen niedrigen Unterstand gebaut. Jetzt musste er nur noch Fichtennadeln und andere Materialien aus dem Wald über der dem Wind zugewandten Seite aufhäufen, und sein Unterstand war fertig. Auf diese Weise konnte er eine Nacht bei Minusgraden, im Dunkeln, durchnässt und bei stürmischem Wind überleben.

Not macht erfinderisch – so lautet ein altes Sprichwort. Anders gesagt, wenn Sie etwas dringend genug brauchen und wenn Sie lange genug und intensiv genug darüber nachdenken, kann Ihnen schließlich eine Lösung für eine Herausforderung einfallen – selbst wenn Sie Materialien und Werkzeuge improvisieren müssen. Sie brauchen in der Wildnis keine meterlangen Nylonschnüre und Zeltplanen – mit etwas gesundem Menschenverstand können Sie nicht nur überleben, sondern es sich auch sehr bequem machen.

Vielleicht geraten Sie nicht in eine Situation, in der es ums Überleben geht, aber im Gelände wird es immer Zeiten geben, in denen Sie improvisieren müssen. Sie werden bald begreifen, dass die Natur Ihr Outdoorshop, Ihr Baumarkt und Ihr Werkzeugschuppen zusammen ist. Und alles, was sie von Ihnen verlangt, ist die Bereitschaft, sich auf sie einzulassen, klug zu denken, zu lächeln und nie aufzugeben! Das ist die Pfadfindermethode.

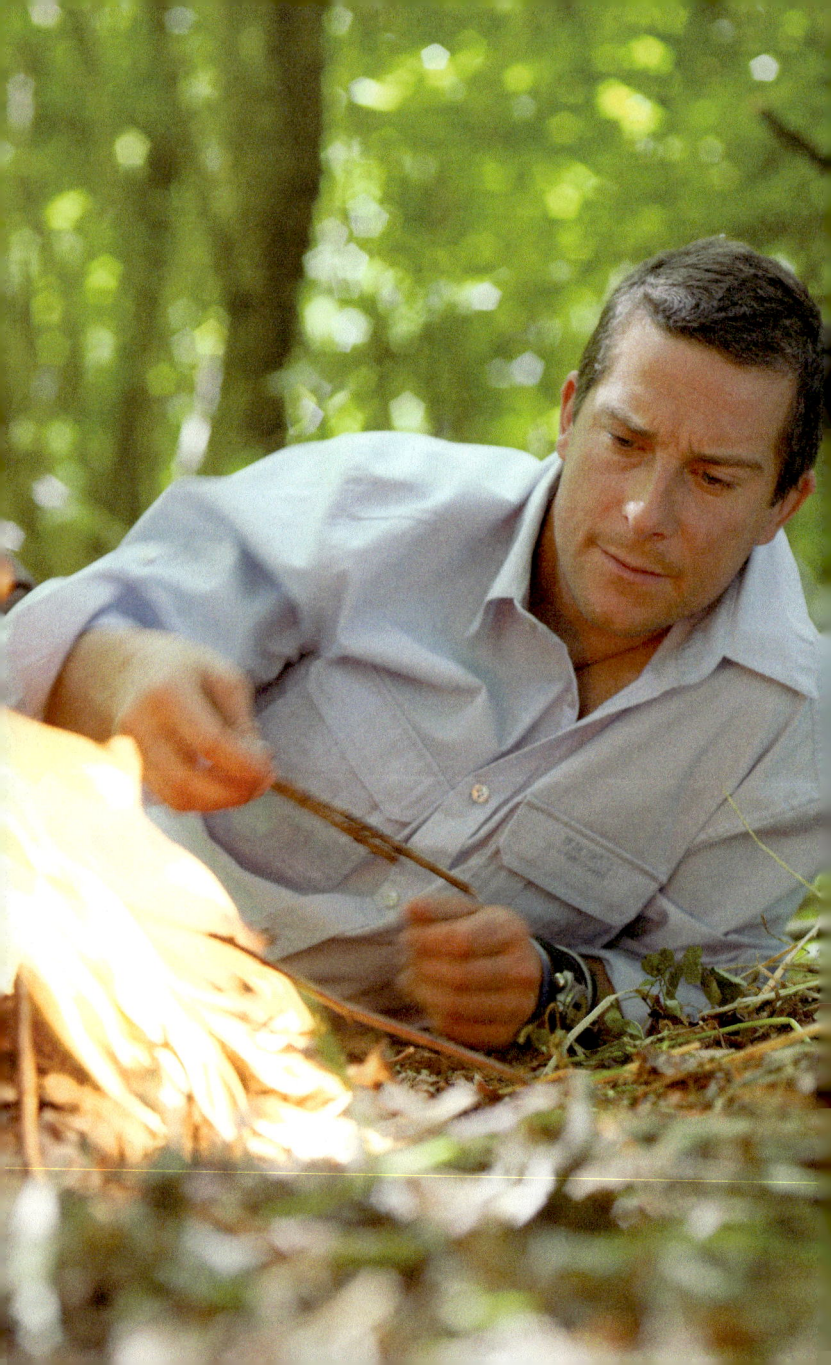

4

DIE KUNST DES FEUERMACHENS

Wie Sie ein Lagerfeuer machen
und am Brennen halten

Das Feuer ist Ihr bester Freund im Gelände. Es liefert Wärme, es kocht Ihr Essen, es gibt Ihnen Licht und – genauso wichtig – es sorgt dafür, dass Sie bei Laune bleiben. Der Mensch war schon immer vom Feuer fasziniert, und von allen Fertigkeiten des Naturburschen scheint keine wichtiger zu sein als die Fähigkeit, Feuer zu machen. Dennoch ist es für viele Leute ein Geheimnis, wie man ein gutes Feuer macht. Wenn Sie und Ihre Freunde erfolgreiche Expeditionen genießen wollen, dann sollten Sie die Kunst des Feuermachens unbedingt beherrschen.

Wir müssen uns drei wichtige Dinge in Erinnerung rufen, bevor wir anfangen, über das Feuermachen zu sprechen:

1. Feuer sollten immer nur in ausgewiesenen Gebieten oder mit der Erlaubnis des Grundbesitzers angezündet werden.
2. Kleine Feuer sind besser als große. Sie bieten viel konzentrierte Hitze, aber lassen sich leicht kontrollieren. Ein Lagerfeuer ist nicht dasselbe wie ein Signalfeuer. Groß ist nicht unbedingt schön.
3. Vergessen Sie nie die drei Vs: Vorbereitung, Vorbereitung und Vorbereitung. Wenn Sie versuchen, übereilt ein Feuer anzuzünden, wird es ausgehen. So einfach ist das!

Die Theorie

Warum brennt ein Holzfeuer? Das mag wie eine einfache Frage klingen, aber wenn Sie einmal im Kalten gesessen und sich mit ein paar schwelenden Holzscheiten abgemüht haben, dann wette ich, dass Sie sich diese Frage schon gestellt haben (oder vielleicht passender: Warum brennt dieses Ding *nicht*?). Nun ja, wenn es ums Feueranzünden geht, ist etwas Wissenschaft sehr nützlich. Die Leute, die sich am besten mit Feuer auskennen, sind Feuerwehrleute, und sie haben ein einfaches Modell geschaffen, das erklärt, was ein Feuer zum Brennen braucht. Es heißt das Verbrennungsdreieck. Das Verbrennungsdreieck erklärt, dass für ein Feuer drei Zutaten nötig sind: Brennstoff, Wärme und Sauerstoff. Wenn Sie eines davon wegnehmen, wird Ihr Feuer ausgehen. Wir sehen uns jede einzelne dieser Zutaten mal etwas genauer an.

Brennstoff

Ohne Brennstoff gibt es kein Feuer. Im Gelände wird Ihre Brennstoffquelle sehr wahrscheinlich Holz sein. Verschiedene Hölzer brennen mit unterschiedlichen Geschwindigkeiten und Temperaturen.

Wärme

Es ist wichtig, zu verstehen, dass Feuer ohne ein Startniveau an Wärme nicht brennen kann. Der Grund dafür ist, dass Wärme festen Brennstoff in Gas verwandelt. Dieses Gas erzeugt in Verbindung mit Sauerstoff eine Flamme.

Sauerstoff

Ein Feuer fängt nicht ohne Sauerstoff an zu brennen. Wenn der Sauerstoff dann verbraucht ist, reduziert sich das Feuer zur Glut. Wenn Sie wieder Sauerstoff zuführen (Sie können zum Beispiel auf die Kohlen blasen oder einen Blasebalg verwenden), wird das Feuer sich wieder entzünden. Daher müssen Sie dafür sorgen, dass in Ihrem Feuer und um Ihr Feuer herum die Luft zirkulieren kann.

Das Wissen um das Verbrennungsdreieck wird sich direkt auf Ihre Fertigkeiten beim Feueranzünden auswirken. Stellen Sie sich einmal vor, wie Sie ein Streichholz an einen Strohhalm halten. Er wird brennen, oder? Und jetzt stellen Sie sich vor, wie Sie ein Streichholz an einen dicken Holzscheit halten. Er wird nicht brennen. Der Grund dafür ist, dass die kleine Streichholzflamme nicht genug Wärme bietet, um die Temperatur des Holzscheits ausreichend zu erhöhen. Sie bietet jedoch genug Wärme für den kleinen Strohhalm.

Was will ich damit sagen? Beginnen Sie beim Anzünden eines Feuers immer mit sehr kleinen Brennstoffstücken. Wenn sie brennen und die Wärme zunimmt, können Sie langsam größere Stücke hinzufügen. Und stellen Sie immer sicher, dass die Luftzirkulation nicht durch ein zu enges Aufeinanderpacken der Brennstoffstücke behindert wird. Ein Feuer zu »überlasten« beziehungsweise zu ersticken ist ein Fehler, den Unerfahrene recht häufig begehen.

Wie Sie ein Feuer anzünden

Nun, da wir die Theorie kennen, können wir sie in die Praxis umsetzen.

| Den Ort vorbereiten

Es gibt ein paar Dinge, die zu beachten sind, wenn Sie den Ort für Ihr Feuer auswählen. Wichtig ist, dass eine Brennstoffquelle in der Nähe ist. Wenn das Wetter gut ist und es nicht viel Wind gibt, können Sie Ihr Feuer fast überall anzünden – wenn Sie aber nicht so viel Glück haben, sollten Sie nach einem natürlichen Unterstand suchen: nach einer Baumgruppe, nach einem Felsvorsprung oder einfach nur nach einem großen Felsen. Sorgen Sie dafür, dass es keine niedrigen überhängenden Zweige oder etwas anderes in der Nähe gibt, das sich entzünden könnte, wenn das Feuer Funken sprüht.

Wenn Sie sich für den Ort entschieden haben, an dem Sie Ihr

Feuer anzünden wollen, müssen Sie den Boden vorbereiten, indem Sie ihn von allem brennbaren Material wie Blättern oder getrocknetem Gras säubern. Wenn der Boden sehr nass ist, sollten Sie ein Fundament von lebendem Holz aufbauen, auf dem Sie die Feuerstelle errichten. Es kann aus einigen kleinen grünen Zweigen bestehen, die eine Länge von etwa 60 Zentimetern haben und wie ein Grillrost nebeneinandergelegt werden. Dieses Fundament hilft dabei, dass die Luft unter dem Feuer zirkulieren kann, und es brennt nicht so schnell durch, sodass es als Ihre Feuerstelle bestehen bleibt. Wenn es sehr windig ist, können Sie eine flache Grube graben, um darin Ihr Feuer zu machen. Die Grube schützt es vor Wind und ist äußerst nützlich beim Anzünden des Feuers. Ich habe bereits umgefallene Baumstämme verwendet, um ein Feuer zu schützen, und sogar kleine, begrenzte Feuer *in* den umgefallenen Baumstämmen selbst gemacht. Aber beachten Sie: Jedes Feuer, das direkt vor einem umgefallenen Baumstamm angezündet wird, muss sorgfältig überwacht und später richtig gelöscht werden. Begießen Sie es mit Wasser von einem in der Nähe befindlichen Bach oder pinkeln Sie darauf.

Denken Sie daran: Wenn Sie ein Feuer anzünden, müssen *Sie* die Kontrolle haben. Zufällig herumliegende Stücke von entflammbarem Material stellen eine Gefahr dar. Stellen Sie also sicher, dass Sie diese entfernen, bevor Sie anfangen.

| Materialien sammeln

Zunder

Zunder ist feines Material, das sich leicht entzündet und eine Flamme erzeugt, die groß genug für kleinere Stücke Anzündholz ist. Zu natürlichem Zunder gehören die oberen Teile von abgestorbenem Unkraut, Birkenrinde, Kiefernzapfen, trockenes Farnkraut oder trockene Gräser – selbst trockene Orangen-

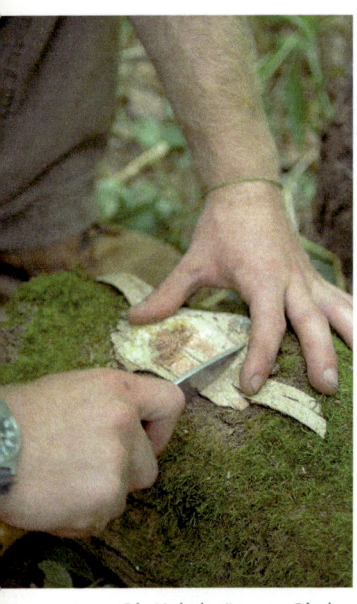

Die Hobelspäne von Rinden sind ein guter Zunder.

schalen oder ein altes, verlassenes Vogelnest. Alles, woran Sie ein Zündholz halten können und wobei Sie sicher sein können, dass es sich entzündet. (Einige Leute empfehlen, trockene Blätter zu verwenden, aber ich finde, dass sie meistens eher schwelen, anstatt Flammen und Wärme zu liefern.)

Einer der besten natürlichen Zündstoffe ist Kiefernharz. Das ist eine Art Saft, der unter der Rinde von Kiefern zu finden ist. Er tritt oft aus beschädigten Bereichen einer Kiefer aus. Wenn heruntergefallene Kiefernzweige herumliegen, schneiden Sie in die knorrigen Bereiche und Sie werden harzdurchtränktes Holz finden. Oder sammeln Sie kleine Mengen Harz aus einigen lebenden Bäumen.

Verwenden Sie nie Paraffin, Benzin oder Methanol, um ein Lagerfeuer zu machen. Diese Stoffe sind gefährlich und Sie brauchen sie nicht.

Das Anzündholz

Wenn Sie Ihren Zunder haben, müssen Sie etwas Anzündholz sammeln. Am besten eignen sich dafür tote Zweige, die noch am Baum hängen, da sie normalerweise trockener als die Zweige auf dem Boden sind. Sie sollten kleine Holzstücke in einer Länge von 30 bis 40 Zentimetern sammeln. Wenn Sie keine kleinen Zweige finden können, verwenden Sie Ihre Schneidwerkzeuge, um größere Holzstücke zusammenzuschneiden.

Zu guten Anzündhölzern gehören Birke, Zeder, Zypresse, Douglasie, Stechpalme, Lärche, Silbertanne und Eibe. Wenn Sie sich selbst beibringen können, einige davon zu erkennen, werden Sie im Vorteil sein. Ein Pfadfindertrick, um gutes Anzündholz zu erkennen, ist, einen Zweig zu zerbrechen: Wenn er wie ein Holzfeuer knackt, ist er trocken und tot – gut zum Anzünden. Wenn er sich jedoch verbiegt oder nur schwach knackt, ist er innen immer noch feucht oder er lebt und ist daher nutzlos.

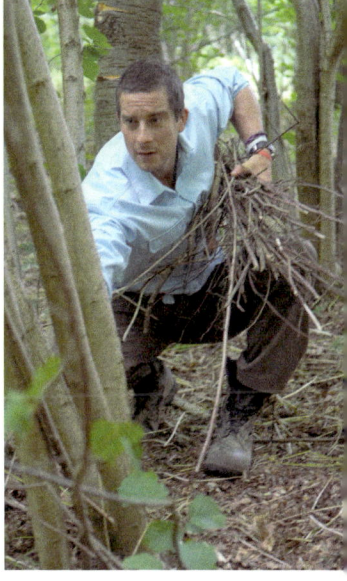

Denken Sie darüber nach, wie viel Holz Sie wahrscheinlich brauchen werden, und nehmen Sie dann die dreifache Menge!

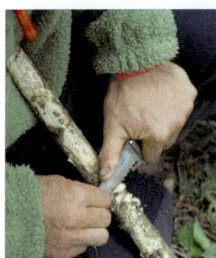 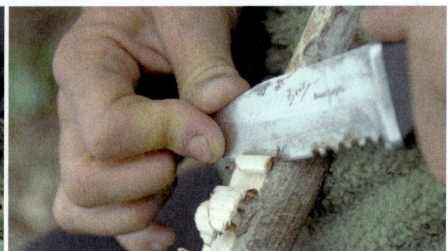

Feathersticks aus dünnen Holzhobelspänen stellen einen ausgezeichneten Zunder dar.

Größerer Brennstoff

Lassen Sie sich nicht dazu verleiten, Ihr Feuer anzuzünden, bevor Sie Ihre größeren, langsamer brennenden Holzscheite gesammelt haben. Spalten Sie diese Scheite in verschiedene Dicken, damit Sie weiterhin immer größeres Holz hinzufügen können. Gespaltene Scheite brennen schneller als runde, und kleinere Stücke brennen schneller als große. Denken Sie darüber nach, welche Art von Feuer Sie wollen – ein lichterloh oder ein eher langsam brennendes –, und bereiten Sie dementsprechend Ihr Holz vor. Am wichtigsten ist, sicherzustellen, dass Sie genug Reserven haben, sodass Sie nicht im falschen Moment (wie um zwei Uhr morgens mitten in einer eiskalten Nacht) Holz sammeln müssen. Und denken Sie daran: Wie viel Holz Sie auch immer für die Nacht zu brauchen meinen ... verdreifachen Sie die Menge. Sie werden froh sein, sich an diesen Tipp erinnert zu haben, wenn der Brennstoffvorrat bei Sonnenaufgang fast vollständig verschwunden ist! Als ich einmal im Winter (bei etwa minus 35 Grad Celsius) in einer Höhle in Sibirien schlief, hatte ich ein Feuer am Brennen und so viel Holz gesammelt, wie es mir für drei Nächte ausreichend erschien. Bei Sonnenaufgang hatte ich problemlos den Vorrat für alle drei Nächte verbrannt!

| Das Feuer anlegen

Es gibt viele verschiedene Möglichkeiten, ein Feuer anzulegen. Bei allen soll das Verbrennungsdreieck aufrechterhalten werden. Ich zeige Ihnen drei gute Methoden: das Tipifeuer, das Sternfeuer und das Überkreuzfeuer.

Tipifeuer

Häufen Sie Ihren Zunder auf und ordnen Sie Ihr Anzündholz in einer Tipiformation darum herum an. Sorgen Sie dafür, dass zwischen dem Holz genug Platz bleibt, sodass die Luft zirkulieren kann. Fügen Sie, sobald das Feuer brennt, Ihr schwereres Holz in derselben Formation hinzu. Wenn Sie einen Kerzenstummel haben, können Sie ihn in der Mitte des Indianerzelts unter Ihrem Zunder platzieren. Er wird eine konstante Flamme erzeugen und dafür sorgen, dass Ihr Feuer verlässlicher brennt.

Sternfeuer

Nehmen Sie vier Holzklötze und platzieren Sie sie in einer Sternformation wie in der Abbildung, sodass sie nur an den Enden brennen können. Schieben Sie jeden Holzklotz nach Bedarf weiter in Richtung Feuer. Da die Wärmequelle in einem Sternfeuer sehr konzentriert ist, ist es sehr nützlich als Feuer zum Kochen für einen kleinen Topf. Ein Sternfeuer ist wunderbar, wenn es nur wenig Holz gibt und Sie mit Ihrer Brennstoffquelle sparsam umgehen müssen. Ein Nachteil ist allerdings, dass es nicht viel Wärme abgibt.

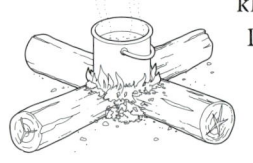

BEARS GEHEIME PFADFINDERTIPPS

Es gibt nichts Nutzloseres als ein nasses Streichholz, aber unterwegs könnte Ihnen dieses Problem durchaus begegnen. Streichhölzer können Sie ausreichend trocknen, indem Sie sie durch Ihr Haar reiben, aber Sie können Sie auch, bevor Sie zur Ihrer Reise aufbrechen, gegen Wasser imprägnieren, indem Sie sie in geschmolzenes Kerzenwachs tauchen. Als junger Pfadfinder habe ich das oft getan und bei mehr als einer Gelegenheit war ich dann im Gelände dankbar dafür. Alternativ könnte ein Feuerzeug sich als Ihr bester Freund erweisen. Vergessen Sie in einem Notfall nicht den Lieblingstrick jedes Schuljungen, die Sonnenstrahlen durch eine Lupe zu bündeln. Die dabei entstehende Wärme genügt, um feinen Zunder anzuzünden. Sie können den gleichen Trick mit jedem Stück Glas ausführen, das über konvexe Seiten verfügt – wie zum Beispiel alte Flaschenböden.

Überkreuzfeuer

Nehmen Sie zwei schwerere Holzklötze und legen Sie sie parallel zueinander hin. Legen Sie den Zunder in die Mitte und legen Sie dann mit dem Anzündholz ein Überkreuzmuster wie in der Abbildung. Sobald das Feuer einmal brennt, können Sie mit diesem Muster fortfahren, indem Sie immer schwerere Holzstücke hinzufügen. Ich mag das Überkreuzfeuer am liebsten. Mit der Zeit werden Sie herausfinden, welches Feuer das richtige für Sie ist. Es ist gut, eine Vorliebe zu haben – das Pfadfinden ist dazu da, individuelle Persönlichkeiten aus uns zu machen.

| Das Feuer anzünden

Wenn Sie Ihr Feuer angelegt und dafür gesorgt haben, dass Sie genug Brennstoff zur Hand haben, können Sie es anzünden. Wenn ein leichter Wind geht, kauern Sie sich vor dem Feuer hin, sodass Ihr Körper als Windschutz dient. Streichen Sie ein Streichholz in Richtung der Unterseite des Zunders, nicht in Richtung der Oberseite.

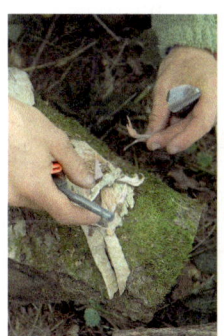 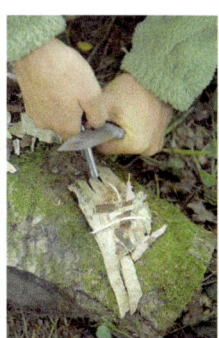 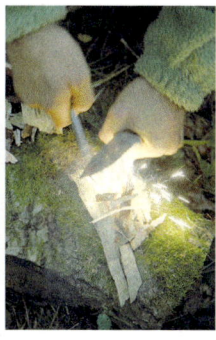

Mit einem Feuerstahl und einer Klinge lässt sich gut ein Feuer anzünden. Und bei dieser Methode kann – anders als beim Feuerzeug – nichts kaputtgehen!

Hinterlassen Sie keine Spuren – wie wichtig es ist, dass Sie Ihr Feuer richtig löschen

Ein brennendes Feuer sollte nie unbeaufsichtigt gelassen werden. Es bedarf nur eines Windstoßes, damit ein Funken auf etwas Entflammbares fliegt, und schon kommt es zur Katastrophe. Daher sollten Sie Ihr Feuer beim Verlassen des Lagers immer löschen.

TRAININGSÜBUNGEN

Idealerweise würde man jedes Feuer anzünden, indem man ganz trockenen Zunder und genau das richtige Anzündholz verwendet. Leider funktioniert es nicht immer so. Es lohnt sich, dass Sie Ihre Feueranzündfertigkeiten unter Verwendung verschiedener Materialien üben, darunter auch solche, die nicht ganz trocken sind. Wenn Sie Ihre Fertigkeiten verbessern können, bevor Sie ins Gelände gehen, werden Sie es viel leichter haben. Außerdem kann es lebensrettend sein, wenn Sie wissen, wie man schnell ein Feuer mit den gerade verfügbaren Materialien herbeizaubert.

Ich musste mich einmal geschlagen geben, als ich inmitten des ecuadorianischen Dschungels war und es zwei volle Tage schüttete – und zwar wolkenbruchartig. Alles an mir war klatschnass und der Regen war so stark, dass man kaum ein Gespräch führen konnte. Ich versuchte es immer wieder, mit gutem Zunder, Streichhölzern und sogar einem Feuerzeug. Es kommt aber die Zeit, zu der man seinen Plan ändern muss. Diese Nacht habe ich zusammengekauert am Fuß eines Baumes verbracht und (ziemlich erfolglos) versucht, mich mit dicken Grasbündeln warm zu halten, die ich in meine Hose und mein Hemd gestopft habe.

Treten Sie das Feuer aus, wenn Sie das Camp zeitweilig verlassen. Seien Sie sehr sorgfältig, um sicherzustellen, dass es wirklich aus ist. Wenn Sie das Camp jedoch dauerhaft verlassen, ist Wasser das beste Mittel zum Feuerlöschen. Wenn es in der Nähe einen Bach gibt, sollten sämtliche großen Holzscheite, die noch schwelen,

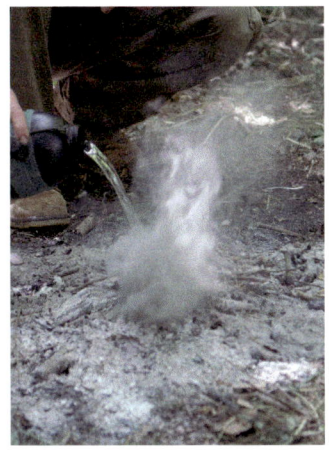

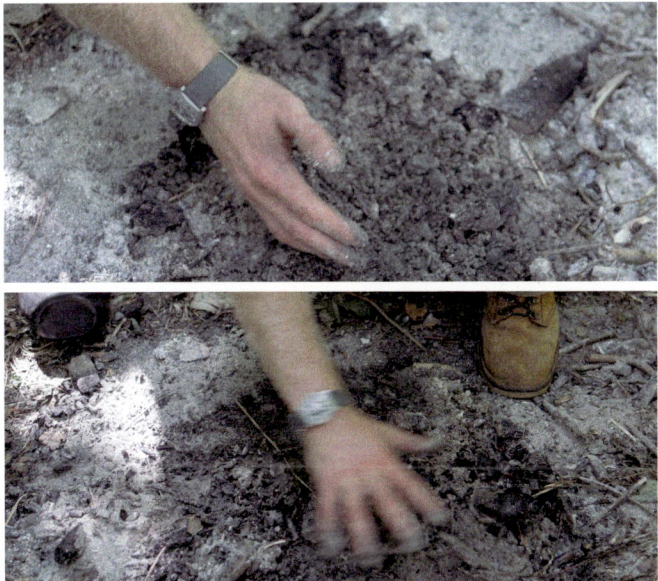

Es ist ungemein wichtig, dass Sie Ihr Feuer richtig löschen. Ich befand mich einmal inmitten eines unkontrollierten Waldbrandes – das ist kein Spaß.

hineingeworfen werden. Wenn nicht, verwenden Sie einen Eimer oder irgendein Behältnis, das Sie zur Hand haben, um die Feuerstelle von allen Seiten zu wässern. Sie sollten jegliche Glut austreten und wässern. Wässern Sie dann auch die Erde um das Feuer herum, sodass übrige Glut sich nicht ausbreiten kann.

Wenn es kein Wasser gibt, müssen Sie dem Feuer den Sauerstoff nehmen (erinnern Sie sich an das Verbrennungsdreieck?). Das können Sie tun, indem Sie es mit Sand, Kieseln oder lockerer Erde bedecken. Häufen Sie das Abdeckmaterial hoch auf, sodass die Feuerstelle *vollständig* bedeckt ist.

Welche Methode Sie auch wählen: Verlassen Sie das Camp nicht, bevor Sie absolut sicher sind, dass das Feuer gelöscht ist. Es braucht nicht viel, damit im Wald oder in der trockenen Grassavanne ein Lauffeuer ausbricht – oder damit überhaupt irgendwo etwas brennt. Besonders vorsichtig müssen Sie sein, wenn Sie in einer Gegend mit vielen Kiefern sind oder überall, wo der Boden eine Torfunterschicht hat. In solchen Gegenden können sich Feuer leicht unterirdisch ausbreiten und bis zu einem Jahr danach plötzlich an einer anderen Stelle auftauchen.

Und schließlich sollten Sie es sich zum Prinzip machen, die Mittel, um Ihr Feuer zu löschen, jederzeit zur Hand zu haben. Selbst ein perfekt angelegtes Feuer kann unberechenbar werden, wenn es eine plötzliche Windböe gibt, besonders bei sehr trockenem Wetter. Respektieren Sie Ihr Feuer. Es ist eine elementare Kraft und kann sehr, sehr mächtig sein. Einmal musste ich in Alabama während eines Programms, bei dem es ums Überleben bei einem Waldbrand ging, durch ein Waldfeuer rennen. Der Typ, den ich führte, trug Kontaktlinsen – sie schmolzen in seinen Augen! Und dieses Feuer war noch Kinderkram. Unterschätzen Sie nicht die Macht eines Lauffeuers.

EINE LAGERFEUERGESCHICHTE
AUS DEM WAHREN LEBEN

Das Feuer kann unser Freund sein, aber wenn man bei Operationen mit der Armee draußen im Freien ist, kann es auch zu einem Feind werden, da es einen Gegner auf die Anwesenheit des Soldaten aufmerksam machen kann. Wenn die Jungs aus dem Gelände kommen, wird die Möglichkeit, ein heißes Getränk und warmes Essen zu haben, jedoch immer von allen sehr geschätzt – natürlich erst nachdem die Ausrüstung aufgeräumt, die Waffe gereinigt und der ganze Verwaltungskram erledigt ist!

Einer meiner guten Freunde beim Special Air Service hatte einmal die Aufgabe, an einem Einsatz mit einer ausländischen Gruppe von Soldaten teilzunehmen, und er wurde schließlich zum Zeugen des längsten Feueranzündversuchs in der Geschichte der Menschheit! Eine Patrouille war bereits mehrere Tage unterwegs gewesen. Da sie eine größere Menge militärische Ausrüstung tragen mussten, hatten sie nur ein Minimum an Lebensmitteln dabei. Unter solchen Umständen wird jeder Luxus von der Liste gestrichen, und Essen fällt oft in diese Kategorie.

Zurück im Basislager machten Sie sich schnell daran, ein Feuer anzuzünden, um etwas zu kochen. Da sie so begierig waren, etwas Warmes in den Magen zu bekommen, vergaßen sie die Grundlagen des Feuermachens: Vorbereitung, Vorbereitung und nochmals Vorbereitung. Sie waren der Meinung, die Physik überlisten und direkt von feinem Graszunder zu riesigen Holzscheiten übergehen zu können. Das war ihr erster Fehler! Es war unglaublich mühsam, und sie versuchten es immer wieder. Der Zunder ging ihnen aus und sie begannen sogar, Flusen aus ihren Bauchnabeln zu ziehen, um das Feuer am Brennen zu halten, nachdem das Gras zu Ende war. Schließlich konnte mein Freund es nicht mehr mit ansehen und griff ein, um ihnen zu helfen. Manchmal muss man aus seinen eigenen Fehlern lernen, aber ein kluger Mensch lernt aus den Fehlern anderer.

Wenn diese Kerle die Prinzipien des Feuers verstanden hätten, hätten sie im Nu warmes Essen gehabt. Wie bei allen Fertigkeiten, die man zum Überleben braucht, sollten wir sie gut lernen, immer wieder üben und perfektionieren, bevor wir sie brauchen. Das ist der Schlüssel zu gutem Pfadfinden. Denken Sie das nächste Mal, wenn Sie im Camp sind und die Aufgabe haben, das Feuer fürs Abendessen zu machen, an die drei Vs des Feuermachens: Dann wird es schnell und mühelos brennen und Sie werden jedermanns neuer bester Freund sein.

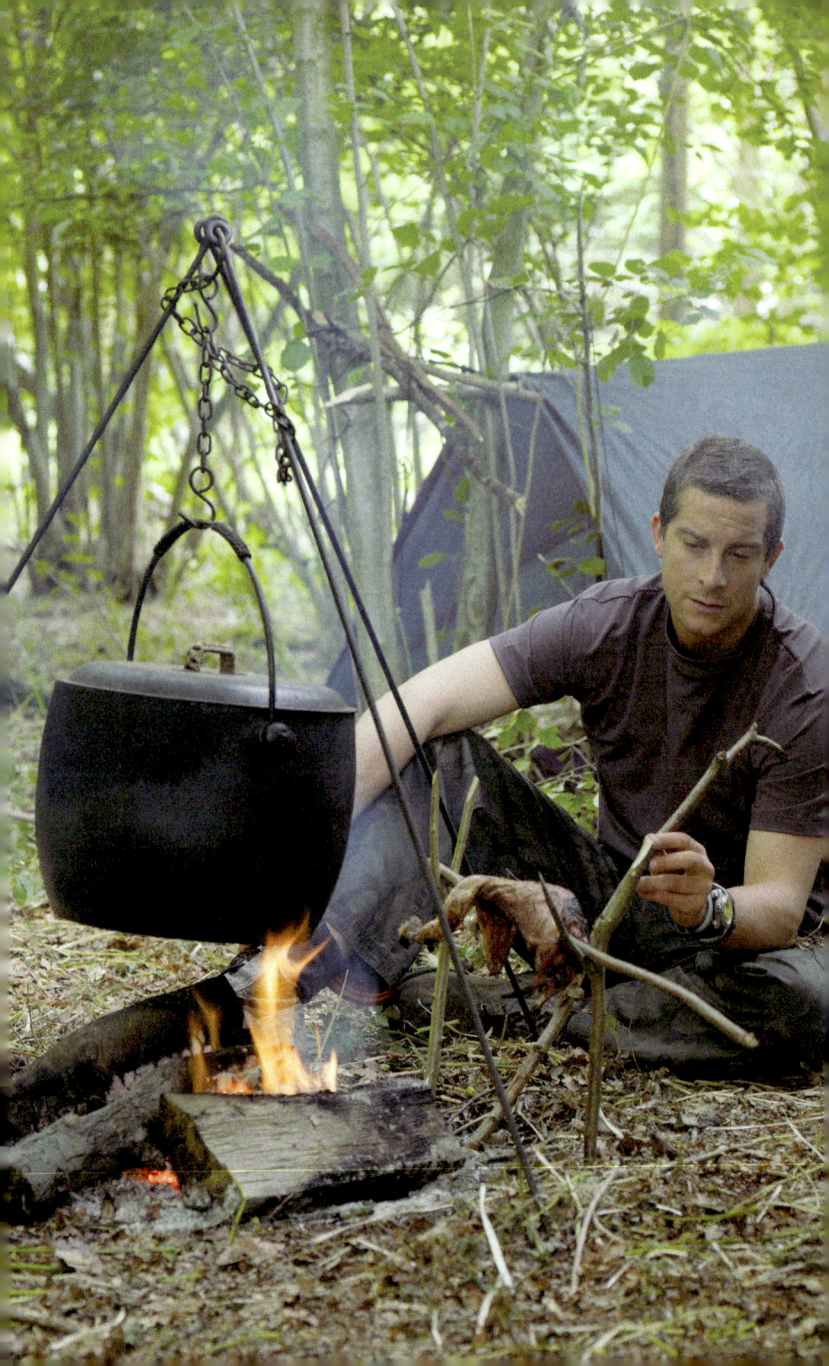

5

KOCHEN IM CAMP

Wie Sie Ihr Essen am besten lagern und zubereiten

Es heißt, dass eine Armee auf ihrem Magen marschiert, und das stimmt tatsächlich. Ohne Nahrung im Magen geht irgendwann nichts mehr. Sie und ich brauchen Essen, wie Autos Benzin brauchen. Und wie Autos brauchen wir umso mehr davon, je weiter und schneller wir uns fortbewegen. Ein Auto mit einem schweren Dachgepäckständer verbraucht das Benzin schneller, ebenso wie jemand mit einem schweren Rucksack schneller seine Kalorien verbraucht. Zu Hause kommen Sie vielleicht stundenlang mit einer Schüssel Cornflakes und einer Tasse Tee aus, aber wenn Sie sich draußen im Freien anstrengen, reicht Ihnen das nicht sehr lange.

Wenn Sie einen bestimmten Zeitraum im Gelände verbringen, ist es entscheidend, dass Sie verstehen, welche Nahrung Ihren Körper mit der lebensnotwendigen Energie versorgt, die er braucht. Und wenn Sie Ihre Zeit im Gelände *genießen* wollen, müssen Sie im Camp gut kochen können. Anständiges Essen hebt außerordentlich die Moral. Wenn Sie Tag für Tag dasselbe essen, kann Ihnen das ganz schön die Laune verderben (da können Sie jeden Soldaten fragen, der gezwungenermaßen eine Zeit lang mit Armeerationen überleben musste). Hingegen kann etwas Erfindungsreichtum am Lagerfeuer Ihren Tag ganz schön verbessern.

Wie Ihr Körper Nahrung nutzt

Ihr Körper wandelt das Essen, das Sie zu sich nehmen, in drei Hauptnährstoffe um: Proteine, Kohlenhydrate und Fett. Diese werden dann aufgespalten, um Energie und Abfallstoffe zu erzeugen. Diese beiden Prozesse heißen Stoffwechsel.

Am besten stellen wir uns vor, dass der Stoffwechsel zwei Dinge tut: Er erhält unsere Körpertemperatur aufrecht und sorgt für die Energie, die unser Körper braucht, um seine lebensnotwendigen Funktionen zu erfüllen. Aktive Muskeln verstoffwechseln Nahrung schneller als inaktive. Deshalb müssen Sportler und Sportlerinnen mehr Nahrung zu sich nehmen als, sagen wir, Leute, die in einem Büro arbeiten. Ihre Stoffwechselrate ist höher. Und wenn Sie kilometerweit mit einem schweren Rucksack gehen oder im Freien leben, wo die Temperatur in der Regel niedriger ist, wird auch Ihre Stoffwechselrate ziemlich hoch sein.

Die Proteine, Kohlenhydrate und das Fett, aus dem unsere Körper ihre Energie gewinnen, sind in verschiedenen Nahrungsmitteln zu unterschiedlichen Anteilen enthalten, ebenso andere Bestandteile wie Vitamine und Salz. Wenn Sie grundsätzlich verstehen, was diese verschiedenen Nahrungsmittelgruppen tun, dann begreifen Sie auch besser, wie ein ausgewogener Speiseplan aussieht.

| Fett

Wir alle wissen, dass zu fettiges Essen schlecht für uns sein kann. Fett liefert allerdings fast doppelt so viel Energie wie Kohlenhydrate oder Proteine. Ihr Körper braucht es auch, um bestimmte fettlösliche Vitamine (insbesondere Karotin, Vitamin A, D, E und K) aufzunehmen. Aber – und das ist ein großes Aber – es gibt gute und schlechte Fette. Es ist wichtig, diesen Unterschied zu kennen und zu verstehen.

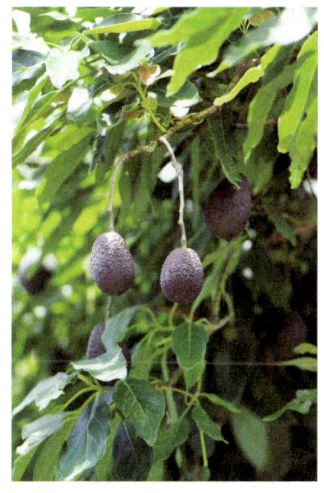

Avocados direkt vom Baum – fantastisch!

Gesättigte Fettsäuren sind im Großen und Ganzen diejenigen, die man meiden sollte. Sie erhöhen Ihren Blutcholesterinspiegel und können zu einer Herzerkrankung führen. Gesättigte Fettsäuren sind hauptsächlich in tierischen Produkten wie Fleisch, Milchprodukten und Eiern zu finden. Einfach und mehrfach ungesättigte Fettsäuren senken hingegen Ihr Gesamtcholesterin und sind in Nahrungsmitteln wie Nüssen, Avocados, Lachs und Olivenöl zu finden. Nehmen wir zum Beispiel eine Avocado (mein absolutes Lieblingsessen!). Sie sind ziemlich in Verruf, weil sie als Dickmacher gelten. Das Fett in einer Avocado ist jedoch richtig gut für Sie. Solche Fette senken tatsächlich nicht nur unser Gesamtcholesterin, sondern sind auch wichtig für die Funktion unseres Immunsystems. Sie schmieren die Gelenke und liefern uns die Grundstoffe für gesundes Haar, gesunde Fingernägel und gesunde Haut. Sie sollten also Ihre Fette kennen und daran denken, dass gute Fette Sie gesund halten, während schlechte Fette Sie dick machen. Eine gute Faustregel ist, dass Fette, die bei Zimmertemperatur fest und weiß werden, schlecht sind, während Fette, die flüssig bleiben, gut sind. Wenn Sie nicht körperlich aktiv sind, sollte Fett nicht mehr als ein Sechstel Ihrer Nahrungsaufnahme ausmachen, aber wenn Sie sich anstrengen, kann es ein Drittel sein.

| Kohlenhydrate

Hier gibt es zwei Kategorien: einfach und komplex. Einfache Kohlenhydrate sind auch als Zucker bekannt. Sie liefern Energie, aber das hält nicht lange vor. Energie aus Zucker zu gewinnen ist ein wenig so, als würden Sie Ihr Haus heizen, indem Sie Zeitungspapier verbrennen: Sie brauchen jede Menge davon, da es so schnell brennt. Es ist besser, einen Brennstoff zu verwenden, der seine Hitze langsam abgibt. Hier zeigt sich die Bedeutung der komplexen Kohlenhydrate.

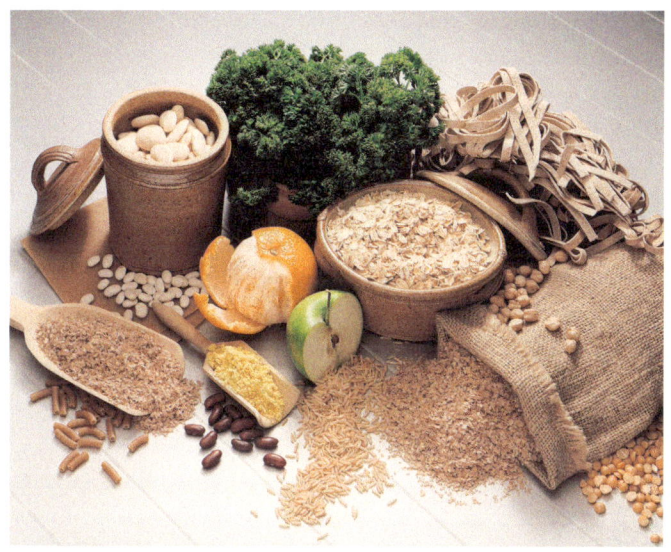

Die richtige Kombination von gesunden Nahrungsmitteln sorgt dafür, dass Sie länger aktiv bleiben.

Komplexe Kohlenhydrate sind in Nahrungsmitteln wie Vollkornbrot, Vollkornnudeln und -reis, Vollkorngetreide, Wurzelgemüse, Hülsenfrüchten, Nüssen und vor allem Haferflocken zu finden. Sie sind leicht verdaulich und liefern eine schnelle, länger anhaltende Energiequelle.

Etwa die Hälfte unserer täglichen Nahrungsaufnahme sollte aus komplexen Kohlenhydraten bestehen. Ich verwende Haferflocken in fast allem: Sie gelten als krebsverhütend und cholesterinsenkend und sind voll mit lebensnotwendigen Mineralstoffen und Vitaminen. Außerdem liefern sie eine lang anhaltende, sich langsam freisetzende Energie, die die Höhen und Tiefen einfacher Kohlenhydrate und Zucker (wie sie in weißen Nudeln und Weißbrot enthalten sind) vermeidet.

| Protein

Der Körper braucht Protein für gesunde Zellen und Muskeln. Protein liefert auch Energie in etwa den gleichen Mengen wie Kohlenhydrate. Zu den traditionellen proteinreichen Nahrungsmitteln gehören Fleisch, Geflügel, Fisch, Eier und Milch. Im Hinblick auf Ihre Gesundheit sind Sie allerdings besser beraten, wenn Sie Ihre Proteine aus natürlichen Vollwertkostquellen wie Hülsenfrüchten, Nüssen und sogar wieder den guten alten Haferflocken decken. In der westlichen Welt lässt man uns im Allgemeinen glauben, wir bräuchten viel mehr Protein, als es wirklich der Fall ist. Tatsächlich ist es besser für Sie, wenn Sie mehr Obst und Gemüse und gute Vollwertkost-Kohlenhydrate essen. Fügen Sie zu Ihren Eintöpfen großzügig Nüsse und Hülsenfrüchte hinzu. Dann haben Sie schon mehr als genug Protein.

| Vitamine

Vitamine sind Verbindungen, die in winzigen Mengen für den Stoffwechsel und die allgemeine gute Gesundheit nötig sind. Die fettlöslichen Vitamine, die auf Seite 125 erwähnt werden, können vom Körper gespeichert werden und müssen daher nicht täglich gegessen werden. Die acht B-Vitamine und das Vitamin C sind jedoch wasserlöslich. Sie sollten daher täglich aus natürlichen Vollwertkostquellen wie grünem Gemüse und guten Früchten aufgenommen werden.

BEARS GEHEIME PFADFINDERTIPPS

Wenn Sie sich Sorgen über einen Vitaminmangel machen, denken Sie daran, dass grünes Gras die Vitamine A, B und C enthält – und es schmeckt eigentlich gar nicht so schlecht ...

| Salz

Zu viel Salz ist sehr schädlich für Sie; zu wenig und Sie können sterben. Salz ist ein Elektrolyt, also ein Mineralstoff, der wasserlöslich ist und elektrischen Strom leiten kann. Reines Wasser leitet im Unterschied zu Salzwasser keinen Strom. Ihr Körper braucht winzige elektrische Ladungen für alle möglichen Zwecke, darunter auch das Weiterleiten von Botschaften über Ihre Nerven und die Kontrolle des Herzschlags. Alles in allem ist Salz ziemlich wichtig.

Wenn Sie draußen im Gelände sind, schwitzen Sie. Ihr Schweiß enthält eine hohe Konzentration von unentbehrlichem Salz, und insbesondere in einem warmen Klima müssen Sie darauf achten, keinen Salzmangel zu bekommen. Sie können das ganz einfach feststellen: Krämpfe, Schwindel und Übelkeit sind die üblichen Symptome – und sie alle lassen sich gut behandeln. Wenn es sehr heiß ist und Sie stark schwitzen, Sie viel Wasser trinken und ungesalzene Naturkost essen, sollten Sie vielleicht eine Prise Salz zu Ihrem Hauptgericht hinzufügen, ein paar gesalzene Nüsse naschen oder gelegentlich auf einen Rehydrationsbeutel zurückgreifen.

Denken Sie jedoch daran, dass Sie im Großen und Ganzen viel Salz aus den Nahrungsmitteln aufnehmen, die Sie essen. Ich war in den heißesten Wüsten der Welt unterwegs und weiß, dass ich nur gut hydriert bleiben und gesunde, natürliche Voll-

BEARS GEHEIME PFADFINDERTIPPS

Prüfen Sie den Geschmack Ihres Schweißes, wenn Sie besorgt sind, dass Sie Salz verlieren könnten. Wenn er – wie Tränen – salzig schmeckt, ist es okay. Wenn nicht, müssen Sie das Salz über Ihre Nahrung ersetzen.

wertkost mit einer täglichen Handvoll Nüsse essen muss, damit es mir gut geht. Wenn die Hitze nicht gerade extrem ist, esse ich immer ungesalzene Nüsse. Denken Sie daran: Zu *viel* Salz in Ihrem Körper erhöht grundsätzlich die Blutdichte. Das bedeutet, dass Ihr Herz ungleich schwerer arbeiten muss, um das ganze Blut durch den Körper zu pumpen. Viel Salz ist deshalb gleichbedeutend mit hohem Blutdruck und einem schwächeren Herzen.

Gerade Pfadfinder wollen ein langes, gesundes Leben führen, und das fängt damit an, dass man täglich darauf achtet, welche Nahrung man seinem Körper zuführt. Seien Sie clever. Jeder kann fett oder krank werden, Pfadfinder halten aber weder das eine noch das andere für erstrebenswert. Setzen Sie sich selbst hohe Standards und achten Sie auf Ihren Körper. Er ist Ihr Werkzeug fürs Überleben, für Spaß und Abenteuer.

Der Nutzen von Wärme

Sie können mit kaltem Essen überleben. Beim Militär haben wir tatsächlich lange Zeiträume am Stück mit einer sogenannten »harten Routine« verbracht: Wir durften nur minimale Geräusche machen, kein Feuer anzünden, nicht kochen, nicht rauchen (wenn man Raucher war) und mussten uns immer zum sofortigen Aufbruch bereithalten. Eine heiße Mahlzeit am Abend wird Sie jedoch aufwärmen und für viel bessere Laune sorgen als kalte Rationen. Pfadfinder sein ist nicht das Gleiche wie beim Militär sein. Wenn Sie jedoch in der Wildnis zurechtkommen wollen und gut in einem Team zusammenarbeiten möchten, um außergewöhnliche Leistungen zu vollbringen, was den Dienst, die Ausdauer und das Abenteuer angeht, dann wird ein warmes Essen Ihnen diese Aufgabe sehr erleichtern.

Das Kochen macht nicht nur die meisten Nahrungsmittel schmackhafter, es zerstört auch gefährliche Bakterien und Toxine. Wenn Sie also gut *und* sicher essen wollen, müssen Sie wissen, wie Sie Ihr Essen am besten zubereiten.

Kochen ist nichts anderes als die Anwendung konstanter und richtiger Wärme. Bevor wir uns also die verschiedenen Methoden des Kochens im Gelände ansehen, müssen wir darüber nachdenken, wo diese Wärme herkommen wird. Ohne die Annehmlichkeiten Ihrer eigenen Küche haben Sie zwei Dinge zur Auswahl: einen Campingkocher oder ein richtiges Feuer.

| Campingkocher

Campingkocher – die Dinger, die man auf der ganzen Welt auf Campingplätzen verwendet – werden normalerweise mit Gas oder Flüssigbrennstoff betrieben. Sie können im Gelände enorm nützlich sein. Sie werden sich vielleicht an einem Ort wiederfinden, an dem es kein Holz gibt oder wo Sie kein offenes Feuer machen dürfen. Vielleicht ist es kalt und Sie wollen Ihre Körpertemperatur schnell mit einem heißen Getränk erhöhen, oder Sie brauchen einfach etwas heißes Wasser für Ihre Campingnahrung (siehe Seite 143 ff.). Vielleicht sind die

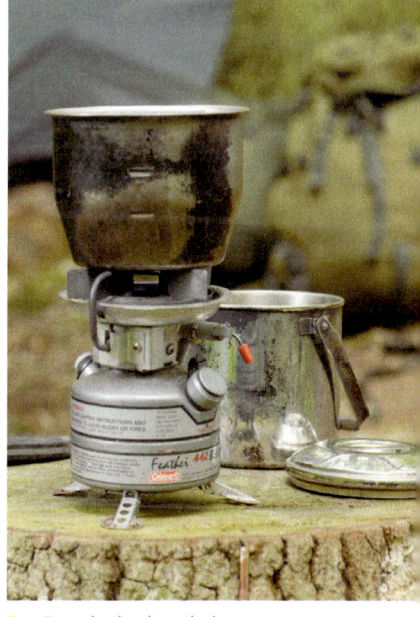

Der Campingkocher: Ihr bester Freund, wenn Sie ein wärmendes Getränk brauchen.

Wetterverhältnisse besonders schlecht, was das Feuermachen natürlich erschwert. Campingkocher sind etwas, das ich definitiv als sinnvollen Luxus betrachte.

Sie haben jedoch auch Nachteile. Es kann sein, dass der Brennstoff schwer zu tragen ist: Wenn Sie für längere Zeiträume draußen im Gelände sind, wird Ihr Brennstoffvorrat schnell zur Neige gehen. Es ist schwierig, für eine größere Anzahl von Personen auf einem kleinen Campingkocher zu kochen oder Essen zuzubereiten, das länger als eine halbe Stunde braucht. Zudem sind die Zubereitungsmethoden, die Sie auf einem Campingkocher sinnvollerweise anwenden können, begrenzt.

Haken Sie die Campingkocher dennoch nicht ab: Sie können richtig wertvolle Ausrüstungsgegenstände sein, aber sie eignen sich am besten für die Verwendung zu bestimmten Zeiten und an bestimmten Orten. Sie werden sich sehr viel kompetenter im Gelände bewegen, wenn Sie wissen, wie man ein wirkungsvolles Feuer zum Kochen macht.

| Feuer zum Kochen

Im vorigen Kapitel gab es ausführliche Informationen über die Theorie des Feuers, das Verbrennungsdreieck und darüber, wie man erfolgreich ein Lagerfeuer anzündet. Zum Kochen ist das Überkreuzfeuer (siehe Seite 115) wahrscheinlich die beste Wahl, da es schnell zu einer heißen und einheitlichen Form herunterbrennt.

Man sollte immer über glühenden Kohlen, nie über Flammen kochen, da diese Ihr Essen und Ihre Kochutensilien mit Ruß bedecken und das Äußere Ihrer Pfanne versengen. Sobald Ihr Feuer zu glühenden Kohlen heruntergebrannt ist, können Sie es aufrechterhalten, indem Sie kleine Holzscheite nachlegen – nehmen Sie aber nie so viel, dass große Flammen entstehen.

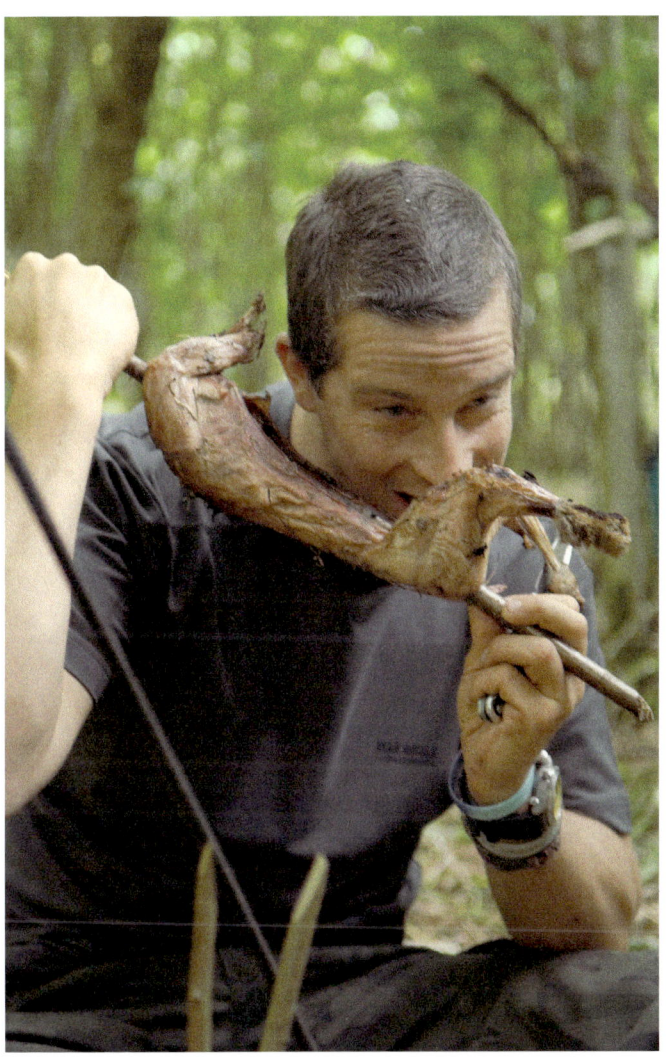

Grillen ist eine der schnellsten Methoden, Ihre Nahrung zu kochen und essfertig zuzubereiten.

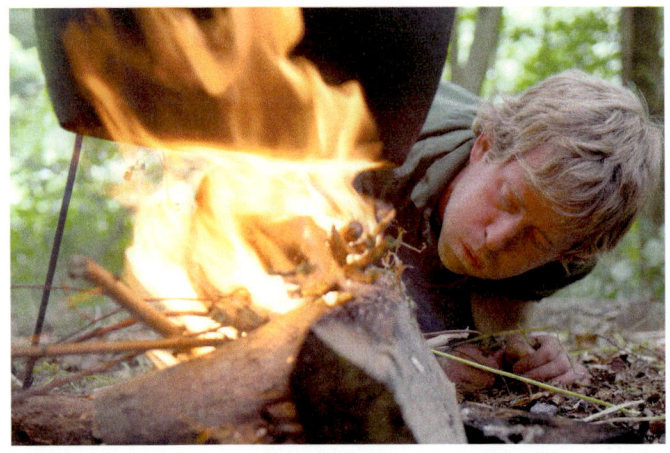

Jedes Feuer braucht Nahrung. Kümmern Sie sich darum, solange es klein ist, und es wird für Sie da sein, wenn es groß ist.

Zubereitungsmethoden

Mit etwas Know-how können Sie die meisten Methoden, die Sie wohl auch in einer normalen Küche anwenden würden, nachahmen – schließlich haben die Leute schon viel länger in der freien Natur gekocht als mit allen modernen Annehmlichkeiten.

BEARS GEHEIME PFADFINDERTIPPS

Es ist eine seltsame physikalische Tatsache, dass Wasser umso länger braucht, um eine ausreichende Hitze zur Abtötung von Parasiten und Bakterien zu erreichen, je höher man sich befindet. Sollten Sie sich in einer sehr großen Höhe befinden, versuchen Sie nicht, Wasser zu kochen, wenn es nicht unbedingt nötig ist – es dauert zu lange und verbraucht wertvollen Brennstoff.

| Mit Wasser kochen

Mit Wasser zu kochen, ist wahrscheinlich die üblichste Methode des Lagerfeuerkochens. Und es ist auch die effizienteste Variante, da es die meisten Vitamine und Mineralstoffe bewahrt. Wenn Sie Fleisch essen müssen, verhindert das Kochen, dass es all seine energiereichen Fette und andere Nährstoffe verliert. Achten Sie jedoch darauf, Ihr Essen nicht zu lange zu kochen, da dies zum Verlust der essenziellen Nährstoffe führt. Gemüse profitiert definitiv, wenn es nur ganz kurz gekocht wird, da so die Nährstoffe erhalten bleiben.

IMPROVISIEREN IM GELÄNDE

Wenn kein geeigneter Topf vorhanden ist, kann man auch in einem ausgehöhlten Holzscheit – oder jeder anderen Mulde – Wasser kochen, indem man erhitzte Steine hineinfallen lässt. Diese Technik habe ich kürzlich in einer Höhle in der Türkei verwendet, wo ich die antiken Verstecke der Christen erkundete. Dort entkamen die Gläubigen der Verfolgung durch die Römer. Sie lebten in zahlreichen uneinnehmbaren Tunneln und Höhlen, die sie in die Seite vertikaler Klippen gehauen hatten. Diese Höhlen waren fast noch gar nicht erkundet worden, und man konnte die Löcher im Boden sehen, in denen gekocht wurde. Eines davon war perfekt geeignet, um es mit Wasser zu füllen und die Krebse darin zu kochen, die ich zuvor im Fluss gefangen hatte. Dazu musste ich nur ein Feuer machen (natürlich außerhalb der Höhle), ein paar große Steine darauf erhitzen und sie nach drinnen tragen (damals trug ich Handschuhe). Dann ließ ich die heißen Steine in die kleinen, mit Wasser gefüllten Gruben fallen und die Krebse waren schnell durchgekocht. Und ich kann Ihnen versichern, dass ich nicht der Erste war, der genau das in diesen Höhlen getan hat.

Die meisten Nahrungsmittel können gekocht werden, aber Sie werden es wahrscheinlich bei Nudeln und Reis (natürlich die Vollkornversionen) und bei Gemüse am nützlichsten finden. Sie brauchen einen Behälter sowie eine Vorrichtung, um ihn über dem Feuer aufzuhängen 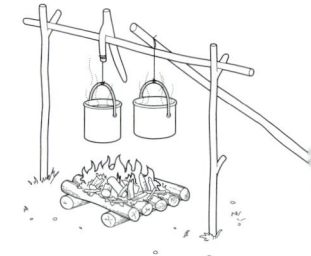 (die meisten Campingtöpfe würden beschädigt werden, wenn Sie sie direkt auf die Kohlen Ihres Lagerfeuers stellen). Sie können einen einfachen Rahmen über Ihrem Feuer bauen und Ihre Töpfe wie in der Abbildung darüberhängen lassen.

Sie können das Wasser auch in einem Gefäß aus Birkenrinde über einem Feuer zum Kochen bringen. Allerdings sollte das Feuer in diesem Fall sehr klein sein.

| Pochieren

Beim Pochieren kocht man, indem man das Essen in einer kleinen Menge Wasser sieden lässt – es liegt irgendwo zwischen Kochen und Dünsten. Das ist eine gute Kochmethode, wenn das Wasser knapp ist oder wenn Sie Gemüse einfach etwas weicher machen wollen. Es eignet sich auch gut für Eier und Fisch.

Lassen Sie etwas Wasser auf dem Boden einer Pfanne sieden, fügen Sie das Essen hinzu und rühren Sie es ein paar Minuten lang immer wieder um. Pochieren Sie Fisch, bis er durchgekocht ist und sich in groben Stücken lösen lässt.

| Schmoren

Schmoren bedeutet, dass man das Essen lange in Wasser kocht, das zunächst zum Kochen gebracht wurde und das man dann unter dem Siedepunkt köcheln lässt. Das kann eine Methode sein, bei der das Essen

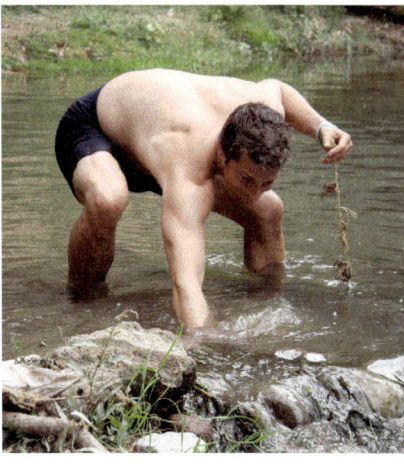

Krebsjagd in den türkischen Bergen. Wenn Sie wissen, wonach Sie suchen müssen, kann die Natur Ihnen Gourmetgerichte bieten.

sehr schmackhaft und nährstoffreich bleibt, insbesondere für Wurzelgemüse, zu dem Sie eine beliebige Anzahl von Gewürzen und Aromen hinzufügen können. Lassen Sie sich von Ihrer Fantasie leiten. Pfadfinder sollten leidenschaftliche Innovatoren sein – insbesondere beim Kochen! Schmoren ist auch eine gute Methode, um Früchte zu kochen, auch wenn die meisten geschmorten Früchte braunen Zucker brauchen (oder, was noch besser und gesünder ist: Honig), damit sie schmackhaft werden.

Schmoren führt zu großartigen Ergebnissen, aber da es lang andauerndes und langsames Kochen erfordert, ist eine sorgfältige Überwachung des Feuers entscheidend, und es eignet sich keineswegs für alle Campingkocher. Achten Sie darauf, dass Sie Ihren Eintopf köcheln und nicht kochen lassen. Sonst kann es sein, dass er am Ende verkocht und unappetitlich ist.

| Braten

Braten – Kochen in einer Pfanne mit einer Schicht von natürlichem Öl – klingt zunächst wie die einfachste Methode der
Essenszubereitung im Gelände. Tatsächlich kann es aber über
einem Lagerfeuer ziemlich kompliziert sein, da es nicht einfach ist, eine konstante Temperatur über einem Bereich zu halten, der groß genug ist. Aus diesem Grund eignet sich Braten
mehr für Kochen mit dem Campingkocher. Selbst dann kann
es schwierig sein, mit dieser Methode genug Essen für mehr
als nur ein paar wenige Personen zuzubereiten. Es ist auch die
ungesündeste Option – sparen Sie sich das Braten also für
Leckerbissen wie ein sonntägliches Speck-und-Tomaten-Sand-
wich (meine Güte, von denen habe ich draußen in der Wildnis
ein paar gute gegessen!).

| Backen

Niemand erwartet, dass Sie im Gelände Biskuitkuchen zau-
bern, aber Backen – Essenszubereitung unter Anwendung von
trockener Hitze in einem Ofen – kann im Gelände eine sehr
effektive und effiziente Sache sein.

Zunächst brauchen Sie natürlich einen Ofen. Es gibt verschiedene clevere Methoden, einen solchen im Gelände zu
bauen. Die einfachste besteht darin, ein Stück Alufolie zu verwenden. Wickeln Sie eine Kartoffel in die Folie und legen Sie
sie in die Glut eines Feuers, und sie wird bald gar sein. Alternativ könnten Sie versuchen, einen der folgenden improvisierten
Öfen zu bauen. Denken Sie aber an die Beschränkungen von
Campingöfen: Sie können die Temperatur nicht einfach regulieren, und Sie können nur aus Erfahrung wissen, wie lange Ihr
Essen wahrscheinlich kochen muss.

Der Beduinenofen

Das ist eine der ältesten Arten von Campingöfen. Man kann ihn zum Kochen von allem Möglichen verwenden: von etwas Gemüse bis hin zu ganzen Tieren.

Graben Sie ein Loch in den Boden, das einen halben bis einen Meter tief und so breit ist, wie Sie es brauchen, je nachdem welches Essen Sie zubereiten. Legen Sie den Boden und die Wände des Lochs mit Steinen aus. Zünden Sie ein gutes Feuer an, bedecken Sie dann das Loch mit zwei großen, flachen Steinen. Achten Sie darauf, oben eine Lücke zu lassen, damit die Luft zirkuliert und das Feuer nicht ausgeht (vergessen Sie nicht das Verbrennungsdreieck).

Entfernen Sie die flachen Steine, wenn sie sehr heiß geworden sind (verwenden Sie Handschuhe!), fegen Sie die Asche weg und legen Sie den Boden des Ofens über den kleinen Grundsteinen mit Blättern oder Gras aus. Stellen Sie dabei sicher, 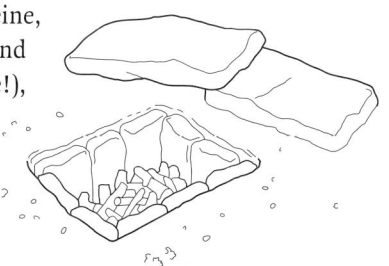 dass Sie nichts verwenden, was einen besonders starken oder unangenehmen Geschmack hat, da alles, was Sie kochen, sonst diesen Geschmack annehmen wird.

Jetzt ist es Zeit, das Essen hinzuzufügen. Wenn Sie ein Stück Fleisch backen, an dem noch die Schwarte ist, nähen Sie es zu, sodass die Schwarte das Fleisch schützt. Sonst legen Sie Ihr Essen einfach in den Ofen und bedecken Sie die Oberseite mit den flachen Steinen. Wenn Sie Gemüse backen, gießen Sie gelegentlich etwas kochendes Wasser in den Ofen, um die Luft feucht zu halten. Ein solcher großer Ofen kann bis zu 24 Stunden heiß bleiben.

Der Maori-Hangi

Der Hangi ist ein Erdofen und ähnelt dem Beduinenofen – eine sehr beliebte Methode der Essenzubereitung im Gelände. Das Essen wird in Blätter eingewickelt, dann auf heiße Steine in einer Grube gelegt und mit Sand und Erde bedeckt. Man muss keinen Deckel aus Steinen hinzufügen. Das Essen wird in seiner eigenen Feuchtigkeit gedünstet und kommt sehr zart aus dem Ofen.

Der Ofen aus zwei Steinen

Das ist eine ausgezeichnete Methode, um dünne Scheiben Fleisch und Fladenbrote zu backen. Suchen Sie zwei große, flache Steine und legen Sie diese übereinander, indem Sie ein paar kleinere Steine dazwischenlegen, sodass die großen einander nicht berühren. Machen Sie um die Steine herum ein großes Feuer, sodass sie sehr heiß werden. Schieben Sie dann Ihr Essen zwischen die Steine und lassen Sie es durchkochen.

Der Kochtopfofen

Wenn Sie zwei robuste Kochtöpfe haben, können Sie diese verwenden, um schnell einen sehr heißen Ofen zu improvisieren. Stellen Sie den ersten Topf in die Glut eines Feuers und legen Sie dann das Essen hinein. Bedecken Sie ihn mit dem zweiten Topf, in dem sich eine Schaufel glühend heißer Glut befindet. Ihr Essen wird so von allen Seiten erhitzt und sollte schnell garen.

Unter einem Lagerfeuer

Eine Art Ofen kann auch improvisiert werden, indem man einfach ein Loch unter einem normalen Lagerfeuer gräbt, das Essen in das Loch legt und es dann mit Erde, Glut und Feuer bedeckt. Essen, das auf diese Weise gebacken wird, kann viele Stunden brauchen, aber insbesondere Fleisch wird äußerst zart. (Vielleicht sollten Sie Ihr Essen in eine dünne Alufolie einwickeln, sofern vorhanden, oder in irgendein Tuch, um den Schmutz fernzuhalten.)

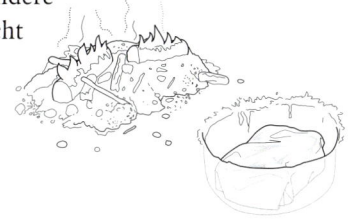

| Grillen

Grillen bedeutet, dass Sie Ihr Essen über direkter Hitze garen. Denken Sie an Barbecue. Es ist eine gute Methode, um kleinere Stücke Fleisch, Fisch und Geflügel sowie einige Gemüse wie Tomaten und Pilze zuzubereiten und natürlich Brot zu toasten. Das Grillen erfordert etwas mehr Aufmerksamkeit, da Sie Ihr Essen immer wieder umdrehen müssen, aber es geht schneller als die meisten anderen Methoden.

Es gibt zwei Alternativen: Die erste ist, das Essen aufzuspießen (ein langer, grüner, nicht harziger Stecken, den Sie mit Ihrem Messer geschärft haben, reicht dafür aus) und es über das Feuer zu halten. Stellen Sie sicher, dass Ihr Spieß lang genug ist, sodass Sie nicht zu nah ans Feuer gehen müssen – schließlich wollen Sie nur das Essen grillen und nicht sich selbst. Stattdessen können Sie auch ein Grillgitter improvisieren, indem Sie lange, gerade Zweige verwenden – nehmen Sie grüne anstatt tote Zweige, da sie weniger leicht brennen. Stellen Sie sicher, dass Ihre Zweige angemessen dick sind, sodass Ihr Essen zu dem Zeitpunkt, da sie durchbrennen, bereits gar ist. Platzieren Sie einige gleich große Holzscheite auf beiden

Seiten des Feuers und legen Sie dann die Zweige darüber. Halten Sie Ihr Essen im rechten Winkel zu den Zweigen, dann wird es sicher sehr schnell fertig sein.

Kochutensilien, Töpfe und Pfannen

Die Anzahl und die Art der Töpfe und Pfannen, die Sie auf eine Expedition mitnehmen, hängt davon ab, um was für eine Reise es sich handelt. Wenn Sie in einem festen Camp sind, das mit einem Fahrzeug erreichbar ist, liegt Ihnen die Welt zu Füßen. Sie können dann eine große Auswahl an Kesseln, Krügen, Töpfen und Bratpfannen mitnehmen, denn Sie wissen ja, dass Sie sie nicht auf dem Rücken tragen müssen. Nützlich ist auch ein Wanigan. Dabei handelt es sich um eine wasserdichte Truhe, die ursprünglich für Kanuten gedacht war, in der sich Teller, Tassen, Töpfe, Pfannen, Gewürze und Trockennahrungsrationen aufbewahren lassen.

Abgesehen davon kann man gute Mahlzeiten mit erstaunlich wenigen Töpfen zubereiten, aber es ist wichtig, dass Sie jeden Ausrüstungsgegenstand, den Sie mitnehmen, sauber und in gutem Zustand halten. Hygiene ist von großer Bedeutung, insbesondere im Hinblick auf Essen. Sie müssen also

IMPROVISIEREN IM GELÄNDE

Wenn Sie keine Seife haben, ist feuchte Holzasche ein sehr gutes Reinigungsmittel. Geben Sie einfach ein wenig in Ihre Pfanne und nehmen Sie ein Stück Stoff, um die Essensreste von den Seiten zu scheuern. (Die Scheuermitteleigenschaften von Holzasche sind schon lange bekannt – die amerikanischen Ureinwohner haben sie zum Zähneputzen verwendet! Das sollte man sich merken.)

sicherstellen, dass Ihre Kochgeräte nicht zu einer Gefahrenquelle werden.

Füllen Sie einen Topf, sobald er geleert wurde, mit kaltem Wasser und lassen Sie ihn auf oder neben dem Feuer einweichen. Auf diese Weise können Speisereste nicht hart werden und sich am Topf festsetzen. Spülen Sie den Topf gut mit Seife und heißem Wasser: Die Seife löst das Fett, und das heiße Wasser tötet sämtliche Krankheitserreger ab, die von dem warmen Essen vielleicht angezogen wurden. (Es empfiehlt sich, einen Topf Wasser zum Spülen aufzusetzen, *bevor* Sie anfangen zu essen. Sonst müssen Sie vielleicht lange warten.) Trocknen Sie alles sorgfältig ab, um Rost zu vermeiden.

Nahrungsmittel für unterwegs und fürs Camp

Was Sie essen werden, hängt ganz davon ab, was Sie tragen können. Wenn Sie von einem Camp ins andere ziehen, machen Ihnen schwere Nahrungsmittel und schwere Kochutensilien zu schaffen. In einem festen Camp, in das Sie mit einem Fahrzeug gelangen, haben Sie hingegen viel mehr Spielraum.

| Nahrungsmittel für unterwegs

Nahrungsmittel für unterwegs müssen leicht zu transportieren und dauerhaft haltbar sein. In der Praxis bedeutet das, dass sie meistens getrocknet oder gefriergetrocknet sind. Sie können alle Arten von Trockennahrung für unterwegs oder Pakete mit Armeerationen kaufen, denen einfach nur kochendes Wasser zugeführt werden muss. Hier sind drei simple Rezepte, die Sie immer auf Lager haben sollten. Für jedes einzelne können Sie getrocknete Zutaten verwenden.

Haferbrei

Haferbrei schmeckt nicht nur gut, sondern ist auch eine der besten Quellen für sich langsam freisetzende Energie, die Sie im Gelände nutzen können. Fügen Sie einer Einheit Haferflocken drei Einheiten Wasser und etwas Honig hinzu. Rühren Sie die Mischung über einem Feuer, bis der Haferbrei sämig wird. Honig kann man leicht in einer kleinen Plastikflasche mitnehmen, und es lassen sich damit alle Arten von Nahrungsmitteln hervorragend süßen – von Früchten bis zu Gemüsepfannen.

Brot

Es gibt Hunderte von Brotrezepten, aber die als Nahrungsmittel für unterwegs geeigneten sind diejenigen, für die man keine Hefe braucht. Das folgende kann man sich leicht merken – das Motto lautet: 3-2-1. Nehmen Sie drei Handvoll Vollkornmehl, zwei Handvoll Milchpulver und eine Prise Treibmittel wie Weinstein oder Natron. Mischen Sie die Zutaten mit etwas Salz und fügen Sie genug Wasser hinzu, um einen weichen Teig zu kneten. Legen Sie den Teig in einem dünnen Kreis aus. Sie können dieses Brot in einer heißen, trockenen Bratpfanne backen, indem Sie den Teig umdrehen, sodass er auf beiden Seiten bäckt. Oder Sie können ihn in einem improvisierten Campingofen (siehe Seite 139 ff.) backen. Alternativ können Sie ihn direkt auf die Asche eines verlöschenden Feuers legen. In diesem Fall machen Sie ein Brot, das üblicherweise Aschenkuchen genannt wird. Perfekt!

Pfannkuchen

Sie können Pfannkuchenteig als Fertigmischung kaufen, was weniger gesund ist, oder Sie machen Ihren eigenen Teig, indem Sie Vollkornmehl, Milchpulver, Trockenei und Wasser verwenden. Kümmern Sie sich nicht allzu sehr um die jeweiligen Anteile – es ist schließlich kein Wettbewerb! Nehmen Sie eine Tasse Mehl und jeweils ein paar Teelöffel Milchpulver und Trockenei. Rühren Sie genug Wasser hinein, um eine cremige Konsistenz zu erreichen, geben Sie dann etwas Öl in eine Bratpfanne und gießen Sie genug Teig hinein, um den Boden zu bedecken. Drehen Sie den Pfannkuchen um, wenn eine Seite gebacken ist, geben Sie dann braunen Zucker oder Honig darauf und – soweit in Ihrem Gewürzkasten vorhanden – etwas Zimt. Das schmeckt sicher köstlich.

Nahrungsmittel für unterwegs können fade sein, aber Sie können sie etwas würziger machen, wenn Sie einen Gewürzkasten für unterwegs mitnehmen. Das ist im Grunde die geländegeeignete Miniversion Ihres Gewürzregals, das Sie von zu Hause kennen – ein kleiner, wasserdichter Kasten, der Plastikbehälter mit beispielsweise Salz, Pfeffer, Curry, Zimt und so weiter enthält. Zwei Plastikflaschen, die eine mit Olivenöl, die andere mit Honig gefüllt, werden Ihnen aus mancher kulinarischen Verlegenheit helfen. Denken Sie immer daran, Plastik anstelle von Glas zu verwenden, sodass die Behälter nicht brechen.

| Nahrungsmittel fürs Camp

Wenn Sie irgendwo, wo Sie Vorräte mit einem Fahrzeug anliefern können, ein festes Basislager für längere Zeit aufschlagen, haben Sie eine viel größere Auswahl im Hinblick darauf, welche Nahrungsmittel Sie mitbringen können. Frisches Fleisch und Gemüse sind gesünder, aber Sie müssen sich der Tatsache bewusst sein, dass die Haltbarkeit von frischen Nahrungsmitteln beschränkt ist. Sie sollten Nahrungsmittel, die verderblicher sind, zuerst essen und die haltbareren für später aufheben. Sie können jedoch etwas tun, um zu verhindern, dass Ihre Nahrungsmittel fürs Camp zu schnell verderben.

Ihre Nahrung muss möglichst sauber, kühl, trocken und luftig aufbewahrt werden. In einem festen Lager wird sich Ihre Speisekammer sehr wahrscheinlich in einem eigenen Zelt befinden. Zelte können sehr warm werden. Sie müssen also Ihr Bestes tun, um es kühl zu halten.

- Stellen Sie Ihr Zelt dort auf, wo es möglichst viel Schatten hat.
- Wenn Sie es nicht vermeiden können, Ihr Zelt im direkten Sonnenlicht aufzustellen, sollten Sie die verderblichsten Nahrungsmittel entsprechend dem Sonnenstand im Lauf des Tages im Zelt umstellen. Stellen Sie, bevor Sie zu Bett gehen, die Nahrungsmittel auf die westlichste Seite des Zeltes, damit sie nicht eventuell im frühmorgendlichen Sonnenlicht stehen.
- Öffnen Sie die Fensterklappen Ihres Vorratszelts, sodass ein Luftzug entstehen kann. Dadurch wird die Lufttemperatur im Innern wesentlich sinken.

Lebensmittel wie Milch und Butter können sehr schnell verderben, wenn sie nicht richtig gekühlt werden. Es ist klar, dass Sie im Gelände keine elektrischen Kühlschränke haben – ich zeige Ihnen zwei Methoden, wie Sie Nahrungsmittel auch ohne so ein unförmiges weißes Monster kühl halten können.

Kühlen in einem Bach

Fließendes Wasser ist immer kühl. Flaschen können leicht in einem nahen Bach gelagert werden, sofern sie wasserdicht sind. Früher hat man Butter in die Blätter einer Pflanze namens Pestwurz gewickelt und in einen Bach gelegt, heute wird man eher einen luftdicht abgeschlossenen Behälter wie eine Tupperbox verwenden. Es gibt keinen Grund, warum Sie Fleisch und Fisch nicht auf dieselbe Weise kühlen sollten – achten Sie nur darauf, verschiedene Nahrungsmittel in verschiedenen Boxen zu verstauen. Halten Sie insbesondere rohes Fleisch fern von Nahrungsmitteln, die

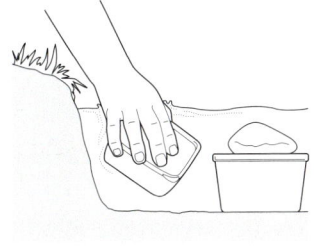

Sie nicht kochen. Wenn Sie eine Tupperbox verwenden, legen Sie entweder einen Stein darauf oder binden Sie ein Stück Schnur um die Box und befestigen Sie diese dann an einem Stein. Jede der beiden Methoden wird dafür sorgen, dass die Box nicht von der Strömung weggerissen wird.

Heukisten

Das ist eine tolle Methode, um Nahrungsmittel zu kühlen, wenn es keinen Bach in der Nähe gibt. Legen Sie Ihre Nahrungsmittel in eine versiegelte Kiste. Achten Sie wieder darauf, rohes Fleisch und Fisch getrennt zu halten. Graben Sie ein Loch in den Boden, das größer als die Kiste ist. Stellen Sie die Kiste in das Loch, und stopfen Sie dann die Lücken mit Heu, getrocknetem Gras oder sogar Zeitungspapier. Das Stopfmaterial wird die Kiste isolieren und kühlen.

| Ungebetene Gäste

Wenn Sie im Gelände sind, müssen Sie sich dauernd bewusst sein, dass nicht nur die Menschen in Ihrem Camp hungrig sein könnten. Ameisen, Fliegen und sogar größere Tiere werden vom Geruch Ihres Vorratszeltes angelockt. Sobald sie einmal zugeschlagen haben, sind sie im besten Fall lästig und im schlimmsten Fall eine echte Bedrohung für die Hygiene und Sicherheit Ihres Camps.

Unterschiedliche Umgebungen führen zu unterschiedlichen

Bedrohungen. Wenn Sie sich beispielsweise in einem Bärengebiet befinden – das ist nicht unwahrscheinlich, wenn Sie mal in Kanada wandern gehen –, sollten Sie nie frische oder stark riechende Nahrungsmittel im Umkreis von 100 Metern lagern. Und selbst dann sollten Sie Ihr Essen in einer versiegelten Plastiktasche ziemlich weit oben in einem Baum aufbewahren, wenn Sie nicht möchten, dass es von einem heißhungrigen Grizzlybären geklaut wird. Bären sind schon in Zelte eingebrochen, in denen Essen aufbewahrt wurde. In solchen Gebieten sollten Sie also *nie* in dem Zelt schlafen, in dem Sie auch Ihre Nahrungsmittel aufbewahren. Ich habe einen Freund, der sich in seinem Zelt mit einem Apfel in der Hosentasche schlafen gelegt hatte und aufwachte, als ein Bär wie verrückt an seinen Hosen riss in dem Versuch, die Frucht zu ergattern! Er hatte großes Glück, dass er überlebte.

Selbst wenn Sie nicht im Bärengebiet sind, wirkt Essensgeruch als Lockmittel für unerwünschte Tiere. Aus diesem Grund sollten Sie immer Folgendes beachten:

- ➲ Wenn Sie Fleisch dabeihaben, bedecken Sie es mit einem feinen Netzgeflecht. Stellen Sie sicher, dass zwischen dem Fleisch und dem Netzgeflecht ein Abstand ist, sodass die Fliegen nicht darauf landen können. Fliegen fressen, indem sie eine Mischung von Verdauungssäften erbrechen, die das Futter auflösen – dann saugen sie alles wieder auf. Nicht gerade das, was mit Ihrem Abendessen passieren soll, oder? Fliegen können auch Krankheiten wie Cholera, Typhus und Dysenterie übertragen. Wenn die Tiere auf Ihrem Fleisch landen, kann es von Fliegeneiern und Maden befallen werden. Sie können Netze kaufen, mit denen sich dies leichter verhindern lässt, aber Sie können auch improvisieren, indem Sie ein Stück Moskitonetz verwenden.

- Obst und Gemüse, das in Plastiktüten aufbewahrt wird, schwitzt und verdirbt schneller. Bewahren Sie es offen an einem kühlen, luftigen Platz auf, prüfen Sie regelmäßig, ob etwas davon verdorben aussieht – das ist ein Magnet für Krabbelgetier –, und entsorgen Sie das Verdorbene sorgfältig.

- Halten Sie den Boden Ihres Campvorratslagers stets sauber. Wenn es einen Zelttuchboden hat, dann fegen Sie ihn regelmäßig. Wenn nicht, dann rechen oder schrubben Sie die Erde weg. Die winzigste Krume kann eine Legion Ameisen anlocken.

- Entsorgen Sie Ihren Abfall sorgfältig. Für Sie sieht es vielleicht wie Müll aus, aber für Insekten und andere Tiere ist es wie die Einladung zu einer kostenlosen Mahlzeit. Verbrennen Sie den Müll entweder oder bewahren Sie ihn in versiegelten Taschen in größerer Entfernung von den Vorräten auf. Entsorgen Sie ihn auf verantwortungsvolle Weise. Wenn Sie ein Pfadfinder sind und Gutes bewirken wollen, dann gehört es zu Ihrer Aufgabe, auf unsere Erde zu achten und sie nicht zuzumüllen.

Wasser

Sie können viel länger ohne Nahrung leben, als Sie denken – tatsächlich bis zu mehreren Wochen, aber ohne Wasser sind Sie mausetot. Unser Körper besteht zu 70 Prozent aus Wasser und es ist für fast alle unsere Körperfunktionen notwendig.

Unter normalen Umständen scheiden wir täglich über drei Liter Wasser aus – zwei Liter über unsere Nieren und einen Liter als Schweiß über unsere Haut. Hitze, Kälte, körperliche Bewegung und Höhe – all das werden Sie im Gelände wahrscheinlich erleben –, führen dazu, dass unser Körper sogar noch mehr Wasser ausscheidet, und dieses Wasser muss ersetzt werden.

Ohne Wasser verdickt unser Blut und kann seine lebensnotwendige Funktion, Sauerstoff zu unseren Muskeln zu transportieren, nicht mehr richtig erfüllen. Wenn wir dehydrieren, spüren wir bestimmte Symptome: natürlich Durst, aber auch Übelkeit, Schwindel und Kraftlosigkeit. Unser Urin wird dunkel und übelriechend, unsere Haut wird weniger elastisch und wir werden müde. Was auch immer Sie tun: Ignorieren Sie nicht diese Anzeichen. Wenn Ihr Körper Ihnen sagt, dass Sie Wasser brauchen, dann sind Sie bereits dehydriert. Um hydriert zu bleiben, ist es entscheidend, dass Sie trinken, *bevor* es notwendig ist. Wenn Sie nur 15 Prozent Ihrer Körperflüssigkeit verlieren, sterben Sie. Aber selbst wenn Sie nur einen Bruchteil dieser Menge verlieren, nehmen Ihre Leistungskraft sowie Ihre Handlungs- und Denkfähigkeit stark ab. Pfadfinder können es sich nicht leisten, diesen entscheidenden Vorsprung zu verlieren. In der Regel lernen Sie die Lektion nur einmal, dass man sich nicht ernsthaft dehydrieren lassen sollte. Sie enden nämlich in einem hoffnungslosen und entkräfteten Zustand.

Ich erinnere mich sehr gut daran, was einem anderen Rekruten passierte, der mit mir an der Simulationsgrundausbildung bei der französischen Fremdenlegion teilnahm. Wir waren in der Westsahara in dem alten Legionsfort an einem weiteren glühend heißen Wüstentag mit mörderischer Arbeit und brutalem Training. Der Rekrut hatte bei einem langen nächtlichen Marsch einen Handschuh verloren. Seine Strafe bestand darin, dass er seine komplette – und ich meine wirklich seine *komplette* – Ausrüstung und Kleidung den ganzen folgenden Tag über tragen musste. Das bedeutete: zwei dicke Wollpullover über zwei Hemden über zwei T-Shirts, zwei Hüte, Handschuhe, zwei Paar Hosen, eine Jacke, seinen Rucksack, drei Paar

Socken (zwei davon als Handschuhe über seinen anderen Handschuhen) und Thermounterwäsche. Natürlich hatte er bald mehr geschwitzt, als er trinken konnte, und brach zusammen. Er sah wie ein Gespenst aus und musste zwei Tage lang an einer Tropfinfusion im Bett liegen, während er sich erholte.

Das ist ein Extrembeispiel, aber trotz seiner großen Fitness und seines Durchhaltevermögens dauerte es nicht lange, bis er umfiel. Welche Aktivitäten Sie auch immer unternehmen, Sie müssen hydriert bleiben. Seien Sie nicht derjenige, den es erwischt. Und bloß weil Sie nicht in der Sahara sind, bedeutet das noch lange nicht, dass Sie nicht trinken müssen. Sie können fast ebenso viel Flüssigkeit in einem kalten Klima verlieren wie in einem heißen, wobei die zusätzliche Gefahr besteht, dass die Leute meinen, sie müssten wegen der Kälte nicht viel Wasser trinken. Da irren sie sich gewaltig. In einer kalten Umgebung pinkeln Sie mehr, da Ihr Körper überschüssige Flüssigkeit ausscheidet, um keine Energie zu verschwenden, indem er sie warm hält.

Wie bereits erwähnt lautet die goldene Regel, zu trinken, *bevor* Sie Durst haben. Und lassen Sie sich nicht dazu verleiten, Ihren Flüssigkeitsbedarf mit Limonaden oder angeblichen »Energy«-Drinks zu decken. Im Großen und Ganzen sind diese voll mit schlechten Zuckern, die Sie nur wieder durstig und zudem dick machen! Ich nenne sie leere Kalorien. Decken Sie Ihren Flüssigkeitsbedarf mit Wasser und genießen Sie die anderen Getränke in angemessener Weise – als gelegentliches Vergnügen, wenn Sie um ein Lagerfeuer herum sitzen.

Natürlich müssen Sie, um hydriert zu bleiben, erst einmal Wasser finden und, was ebenso wichtig ist: Sie müssen es trinkbar machen.

| Wasser finden

Die naheliegendste Wasserquelle sind Flüsse und Seen. Wenn Sie diese in der Nähe haben, dann ist Wasser kein Problem, *solange Sie es klären* (siehe Seite 154 ff.). Bei entsprechendem Wetter können Sie Regenwasser sammeln. Solange es in ein sauberes Gefäß geht, wird es im Allgemeinen ohne vorherige Reinigung trinkbar sein.

Was aber, wenn Sie nicht von einer vollen Regenwolke profitieren können? Die gute Nachricht ist, dass es Wasser selbst in den trockensten Umgebungen gibt – Sie müssen nur wissen, wie Sie rankommen. Wenn Sie darüber nachdenken, ergibt das auch Sinn: Alle Lebensformen, darunter auch die Pflanzen, brauchen Wasser zum Leben. Wenn Sie also Vegetation sehen, gibt es auch irgendwo Wasser. Es gibt zwei Methoden, es zu sammeln.

Eine oberirdische Sonnendestillationsanlage

Eine Sonnendestillationsanlage beruht auf dem Prinzip der Kondensation. Wenn Sie zu Hause eine Dusche haben, dann schlägt sich der warme Wasserdampf auf einem kalten Fenster oder Spiegel nieder und wird wieder zu Wasser. Sonnendestillationsanlagen tun dasselbe – mit dem Unterschied, dass das Fenster eine Plastiktüte und der Duschkopf eine Pflanze ist.

Um eine Sonnendestillationsanlage herzustellen, brauchen Sie ein paar grüne, ungiftige Pflanzen. Füllen Sie eine durchsichtige Plastiktüte etwa zu drei Vierteln mit den Pflanzen und binden Sie die Tüten dann oben fest zusammen. Legen Sie die Tüte in direktes Sonnenlicht. Da die Pflanze Photosynthese betreibt (der Prozess, bei dem Kohlendioxid in Sauerstoff und Wasser verwandelt wird), werden die Blätter Wasserdampf abgeben. Wenn der Wasserdampf die Plastiktüte trifft, wird er wieder zu flüssigem Wasser, das Sie dann sammeln können. Errichten Sie mehrere dieser Destillationsanlagen, da man aus einer einzigen nicht viel Wasser gewinnen kann.

Eine unterirdische Sonnendestillationsanlage

Auch eine unterirdische Destillationsanlage verwendet das Prinzip der Kondensation und ist eine gute Methode, Wasser aus dem Boden zu ziehen, von dem Sie wissen, dass er Feuchtigkeit enthält.

Graben Sie ein Loch, das etwa einen Meter Durchmesser hat und 60 Zentimeter tief ist. Stellen Sie ein sauberes Gefäß auf den Boden des Lochs, nachdem Sie zuerst eine Mulde geformt haben, damit es aufrecht steht. Wenn Sie ein Stück Schlauch haben, dann legen Sie das eine Ende in das Gefäß und das andere Ende außerhalb des Lochs auf den Boden, sodass Sie das gesammelte Wasser trinken können, ohne die Destillationsanlage zu stören.

Legen Sie ein Stück Plastikplane über das Loch. Decken Sie deren Rand mit Steinen, Erde oder Sand ab, damit sie am Platz bleibt. Legen Sie nun einen Stein in die Mitte des Plastiks. Das Plastik sollte sich etwa 40 Zentimeter unter dem Bodenniveau befinden und der Stein sollte direkt über dem Gefäß sein. Die Feuchtigkeit aus der Erde wird auf der Unterseite der Plastikplane kondensieren und direkt in Ihr Gefäß tropfen. Auch hier werden Sie wieder mehr Wasser gewinnen, wenn Sie mehrere Destillationsanlagen nutzen.

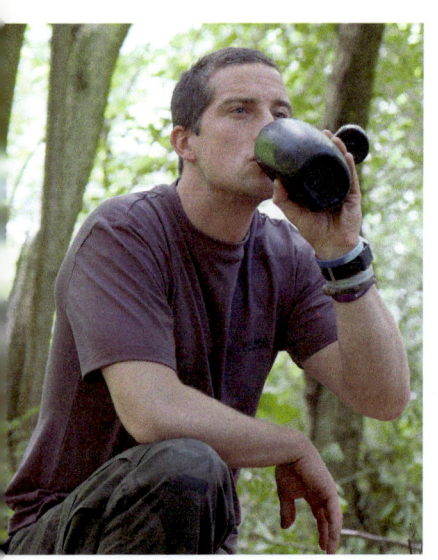

Trinken Sie regelmäßig – bevor Sie Durst bekommen –, um Dehydration zu vermeiden.

| Wasser klären

Bevor wir darüber reden, *wie* man Wasser klärt, wollen wir uns ansehen, *warum* das so wichtig ist. Wasser kann klar, sauber und köstlich aussehen – das bedeutet aber nicht, dass nicht ein paar extrem fiese Dinge darin enthalten sind. Durch Wasser übertragene Krankheiten wie Cholera und Typhus können tödlich sein; Dysenterie wird durch schlimmen Durchfall, blutigen Stuhlgang und hohes Fieber charakterisiert und kann zu extremer Dehydration führen; Saugwürmer sind eine Art parasitärer Würmer, die in stehendem, verschmutztem Wasser zu finden sind – sie leben als Parasiten in Ihrer Blutbahn und machen Sie krank. Diese Krankheiten sind einige der bösartigsten, die Sie sich im Gelände einfangen können. Ich habe in der Wildnis mehrmals darunter leiden müssen, dass ich ungereinigtes Wasser getrunken habe – der Grund dafür war eine Mischung aus Pech und manchmal ganz einfachem Fehlverhalten. Wie fit und stark Sie auch immer sein mögen, wenn Sie von Dysenterie befallen werden, werden Sie ziemlich nutzlos und zu einer Last für Ihre Umgebung.

Einer meiner besten Freunde wanderte in den walisischen Bergen, wo er für das Auswahlverfahren bei den Special Forces trainierte. Ohne sich etwas dabei zu denken, trank er aus einem klaren Bergbach. Er wusste nicht, dass 100 Meter weiter oben auf dem Berg ein totes Schaf lag. Er zog sich eine fürchterliche Krankheit zu, die zur Folge hatte, dass er nicht mehr an dem Auswahlverfahren teilnehmen konnte und zwei Jahre lang unter chronischer Müdigkeit litt. Denken Sie immer daran, dass eine schlechte Entscheidung nicht ohne Folgen bleibt. Lernen Sie also aus den Fehlern anderer und bleiben Sie gesund, damit Sie weiterhin ein erfolgreicher Pfadfinder sein können.

Zum Glück ist es einfach, Wasser zu klären. Sie können Wasserreinigungstabletten kaufen, die es schnell trinkbar machen. Sie bestehen aus Chlor oder Jod. Beide bewirken, dass das Wasser etwas komisch schmeckt, aber dem können Sie wiederum mit neutralisierenden Tabletten entgegenwirken.

Alternativ können Sie Wasser auch durch Abkochen klären. Auf Höhe des Meeresspiegels reicht es, das Wasser eine Minute lang abzukochen. Kochen Sie es eine Minute zusätzlich für jeden 300-Meter-Schritt, den Sie sich über dem Meeresspiegel befinden. (Wenn Sie nicht sicher sind, in welcher Höhe Sie sich befinden, reichen auf jeden Fall zehn Minuten.)

| Wasser filtern

Wenn Ihr Wasser trüb, schlammig, abgestanden oder überriechend ist, dann müssen Sie es filtern, bevor Sie es klären. Ein improvisierter Wasserfilter lässt sich leicht herstellen, indem Sie einen Stoffbeutel und etwas Schnur verwenden. Binden Sie das gesäumte Ende des Stoffbeutels fest mit der Schnur zusammen. Befüllen Sie ihn dann schichtweise mit Filtermaterialien, wobei Sie mit dem feinsten Material beginnen. Füllen Sie zuerst feinen Sand ein, fügen Sie ein paar kleine Steine hinzu und legen Sie dann ein paar große Steine obendrauf. Wenn Sie noch Holzkohlestücke von Ihrem Feuer ergänzen, werden diese einige Giftstoffe und schlechte Gerüche aus dem Wasser aufnehmen. Machen Sie ein paar kleine Löcher in das offene Ende und befestigen Sie ein Stück Schnur daran, sodass Sie den Stoffbeutel an einem Ast aufhängen können.

Gießen Sie Ihr trübes Wasser in den Beutel und lassen Sie es in ein sauberes Gefäß tropfen. *Denken Sie daran, dass Sie gefiltertes Wasser immer noch klären müssen, bevor Sie es trinken.*

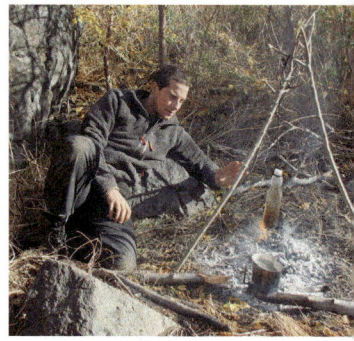

In einem Notfall können Sie Wasser in einer Plastikflasche kochen. Es klingt seltsam, aber es funktioniert, da das Wasser verhindert, dass das Plastik schmilzt.

| Wasser tragen

Es gibt verschiedene Methoden, Wasser im Gelände zu transportieren. Jede hat ihre Vor- und Nachteile.

Wasserflaschen

Flaschen sind praktisch, leicht verfügbar und sehr nützlich (sowohl um Wasser zu transportieren als auch für andere Aufgaben). Wenn Sie jedoch Ihr Wasser in einer Flasche mitnehmen wollen – und das trifft auf die meisten Leute zu –, müssen Sie einen simplen biologischen Vorgang kennen. Der Körper kann pro Stunde nur etwa einen halben Liter Wasser aufnehmen. Wenn Sie es schneller trinken, werden Sie den Überschuss einfach auspinkeln. Das ist nicht nur eine Verschwendung wertvoller Ressourcen, es kann Sie auch in einer falschen Sicherheit wiegen. Sie kommen nämlich leicht zu der falschen Annahme, dass Sie gut mit Wasser versorgt sein müssen, weil Sie einen ganzen Liter getrunken haben, und wenn Sie mehr Wasser trinken, als Ihr Körper aufnehmen kann, sieht Ihr Urin verräterisch klar aus.

Das Problem bei Flaschen ist, dass sie Sie dazu verleiten, zu
schnell zu trinken. Es ist ein Theater, anzuhalten, den Rucksack abzunehmen und die Wasserflasche zu finden – daher
werden Sie wahrscheinlich eher selten große Mengen hastig
hinuntertrinken, sondern versuchen,
regelmäßig kleine Schlucke zu nehmen. Wenn Sie zu schnell zu viel trinken, wird Ihnen das nicht gut tun.
Wenn Sie also Wasser in einer Flasche
mitnehmen, achten Sie darauf, Ihre
Flüssigkeitsaufnahme zu regulieren.

Trinkrucksäcke

Ein Trinkrucksack hat einen Beutel für
die Flüssigkeit und einen Plastik-
schlauch, der über Ihre Schulter führt.
Sie können also kleine Schlucke nehmen, wann immer Sie wollen, ohne
dass Sie erst umständlich Ihr Gepäck
ablegen und Ihre Flasche finden müssen. Es klingt wie eine Randbemer-
kung, aber seit dem Aufkommen der
Trinkrucksäcke hat sich die Häufigkeit

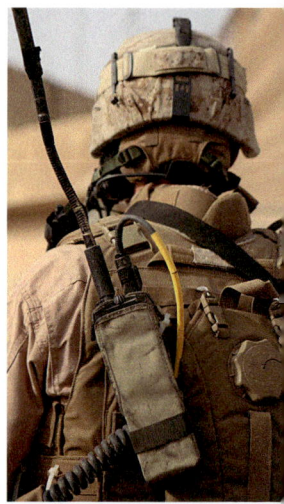

Trinkrucksäcke haben die
Häufigkeit der Dehydra-
tion in der Armee deutlich
verringert.

von Hitzekollapsen beim Militär drastisch reduziert – kein Wasser mehr aus dem Rucksack zu trinken, weil Sie gerade unter Beschuss sind, ist extrem gefährlich.

Der einzige Nachteil eines Trinkrucksacks besteht darin, dass er regelmäßig mit einem milden Desinfektionsmittel gereinigt werden muss. Sonst können sich in abgestandenem Wasser, das im Inneren geblieben ist, Bakterien bilden.

Notrationen

Wenn Sie in der Wildnis leben, müssen Sie darauf vorbereitet sein, dass Ihnen das Essen ausgeht. Wenn das passiert, werden Sie froh sein, dass Sie ein paar Notrationen gehamstert haben. Diese müssen sehr viel sich langsam freisetzende Energie enthalten. Im Lauf der Jahre haben Pfadfinder und Experten für Geländeeinsätze zwei Wundernahrungsmittel namens Pemmikan (Mischung aus Dörrfleisch und Fett) und Pinole (geröstetes Maismehl) entwickelt. Sie sind fast unbegrenzt haltbar – sicher mehrere Jahre –, sie haben eine hohe Energiekonzentration im Verhältnis zu ihrem Gewicht, sie lassen sich leicht zubereiten, und sie müssen nicht gekocht werden, bevor man sie isst. Sie können von beidem über längere Zeiträume hinweg leben.

Pemmikan

Richtig gemacht, liefert der Pemmikan fast alle Nährstoffe, die Sie brauchen, abgesehen von Vitamin C. Während des Zweiten Burenkrieges bekamen die britischen Soldaten eine Notration von 112 Gramm Pemmikan und 112 Gramm Schokolade oder Zucker. Diese Rationen wurden an den Gürteln der Soldaten in kleinen Eisendosen befestigt – daher kommt der Begriff »eiserne Rationen«. Von einem Soldaten wurde erwartet, dass er mit diesen eisernen Rationen 36 Stunden marschierte.

Um Pemmikan zu machen, brauchen Sie geriebenes Trockenfleisch und Rindertalg in jeweils gleicher Menge. Mahlen Sie das Trockenfleisch zu Pulver, schmelzen Sie dann den Talg und mischen Sie beides, sodass Sie die Konsistenz von Wurstbrät bekommen. Bewahren Sie es in einem wasserdichten Gefäß auf.

Ich habe ein paar Freunde, die an den Südpol gereist sind, um Captain Scotts schicksalhafte Expedition nachzuahmen. Sie lebten wie er, indem sie Pemmikan aßen. Es schmeckt abscheulich und ist keine gesunde Ernährung für längere Zeit, aber es lässt sich nicht leugnen, dass es einen guten Ruf als lange haltbares, kalorienreiches und hochenergetisches Lebensmittel hat. Verwenden Sie es aber nur, wenn Sie keine andere Wahl haben, Sie werden mich sonst hassen!

Pinole

Pinole schmeckt sehr viel besser, ist gesünder als Pemmikan und wird zubereitet, indem man Maiskörner trocknet. Sie können dazu einen Ofen nutzen oder, wenn Sie draußen im Gelände sind, auch die Asche Ihres Feuers. Die braunen Körner können so gegessen werden, wie sie sind, oder zu Pulver gemahlen werden. Eine Handvoll Pinole-Pulver in einer Tasse kaltem Wasser macht mehrere Stunden satt. (Sie können auch eine Pinole-Version aus den getrockneten Samen der meisten Gräser machen, aber die sind nicht so nahrhaft wie Mais.)

Heutzutage können Sie Lebensmittel kaufen, um sich den Aufwand zu sparen, der mit der Zubereitung von Pemmikan und Pinole verbunden ist. Besorgen Sie sich Bio-Müsliriegel, die Ihnen die Pinole ersetzen, und Studentenfutter anstelle der Pemmikan-Rationen beziehungsweise als eiserne Rationen.

Nun sind Sie startklar! Sie wissen, wie Sie gesund und hydriert bleiben und – noch wichtiger – wie Sie es auch im Gelände bleiben. Dann mal los!

EINE LAGERFEUERGESCHICHTE
AUS DEM WAHREN LEBEN

Jahrhundertelang war Essen die Ursache für Aufstände, Unruhen und Meutereien in der ganzen Welt. Und doch ist es etwas, über das wir uns nur selten Gedanken machen, solange wir nicht hungrig sind. Wenn die Rationen weniger werden, fällt die Leistung schnell ab, das Energieniveau leidet und mit der Moral geht es rapide bergab. Daher ist es sehr wichtig, dass die Einteilung der Rationen bei jedem Ausflug ins Gelände gut im Voraus geplant wird, sei es nun für eine kleine Gruppe von Freunden, die zusammen zelten gehen, oder für ein großes Pfadfindertreffen. Sorgen Sie für anständiges Essen, halten Sie die Truppe bei Laune und der Rest ergibt sich von selbst.

Wir haben in diesem Kapitel behandelt, wie viel mehr Energie unser Körper braucht, wenn wir uns anstrengen. Einer meiner Freunde fand das bei einem ganz besonders zermürbenden Einsatz heraus. Special-Forces-Soldaten müssen extrem große Mengen von Spezialausrüstung, Munition und Vorräten in ihrem Rucksack tragen, um ihre Mission zu erfüllen, und oft werden die Vorräte nicht erneuert. Also wogen sie jedes Gramm Essen und Ausrüstung, um sicherzustellen, dass jeder Soldat genug hatte und dass alles gerecht zwischen ihnen aufgeteilt wurde.

Die Menge an Ausrüstung und Munition, die zu tragen war, hatte für meinen Freund leider zur Folge, dass er auf irgendetwas verzichten musste. Es stand nur das Essen zur Wahl. Nicht alles, aber ein Teil davon. Die Rationen wurden festgelegt und er plante für jeden Tag, was er seiner Meinung nach zum Überleben brauchte. Dabei gönnte er sich jeden dritten Tag einen Schokoriegel als kleinen Leckerbissen, hielt den Rest aber auf dem absoluten Minimum, sodass er seinen Rucksack auf den Rücken bekam und immer noch effektiv operieren konnte. Auf diesem Ausflug gab es jedenfalls kein Cordon bleu ...

Die Patrouille startete und die ersten paar Tage waren gar nicht so übel. Es wurde jedoch bald offensichtlich, dass mein Freund die Menge an Essen, die er brauchte, unterschätzt hatte. Am Ende eines jeden Tages fühlte er sich schwächer und er merkte, dass seine geistigen Kräfte zunehmend schwanden. Da er fürchtete, seine Patrouillenmitglieder und sich selbst zu enttäuschen, entschloss er sich, die Rationen des nächsten Tages anzubrechen. Er sagte sich, dass er ja immer noch seine Schokoriegel als letzte Reserve hätte, wenn es ganz schlimm werden würde.

Die Tage vergingen und die Patrouille marschierte weiter – der Hunger wurde immer quälender und er machte sich immer mehr über die Ration des nächsten Tages her, bis er schließlich das Essen aß, das für die nächsten beiden Tage bestimmt war. Die Lage war ernst, und auch wenn er die voraussichtliche Dauer der Mission kannte, gab es immer noch die Möglichkeit, dass die Tour auf Befehl verlängert wurde oder dass sich die Abholung verzögerte. Er hoffte einfach, dass er durchhalten würde, aber er wusste, dass es nicht einfach werden würde. Schließlich musste er nachgeben und die Schokolade, die er als Leckerbissen zurückgelegt hatte, war nun zur Notration geworden. Es gab nämlich keine richtigen Rationen mehr.

Er hatte insofern Glück, als es nur eine Übungsmission war. Die Patrouille kam wie erwartet ans Ziel und es gab keine Verzögerungen, wie es sonst (sowohl bei einer militärischen Operation als auch bei einer Wanderung) oft der Fall ist. Die Patrouille wurde nach dem erfolgreichen Ende der Mission ausgeflogen. Als er im Hubschrauber saß, teilte mein Freund mit einem Kollegen ein Zuckertütchen – das war die übrige Ration für diesen Tag!

Die Moral der Geschichte: Planen Sie, und zwar gut. Unterschätzen Sie nie die Menge an Nahrungsmitteln, die Sie brauchen – und kalkulieren Sie stets etwas großzügiger. Wenn Sie am Ende des Tages zu viel haben, können Sie immer noch etwas abgeben – oder noch besser, Sie können es essen. Bevor es hart auf hart kommt, denken Sie an meinen Freund – seit diesem Ereignis hat er immer genug Zusatzrationen dabei! Diese Lektion hat er gelernt, auf die unsanfte Tour.

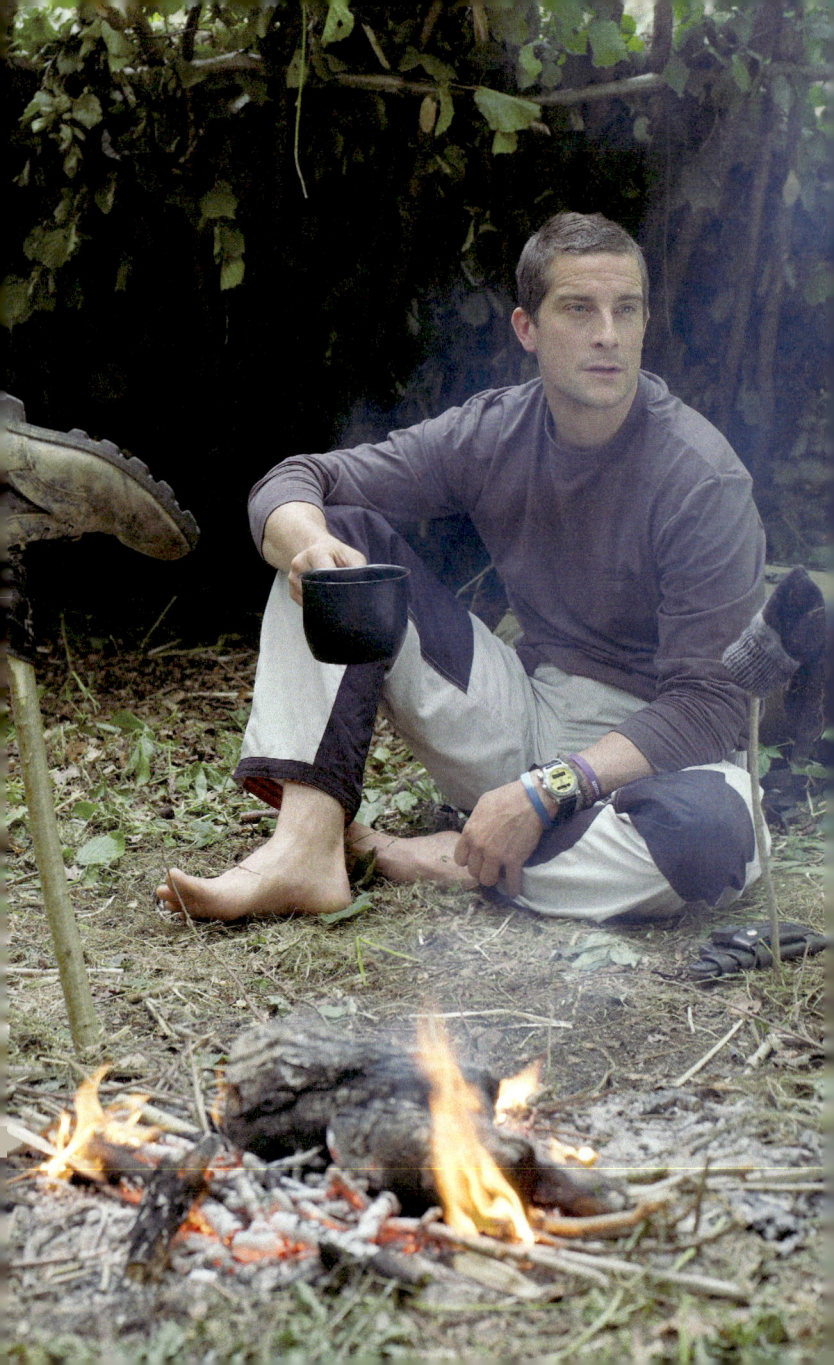

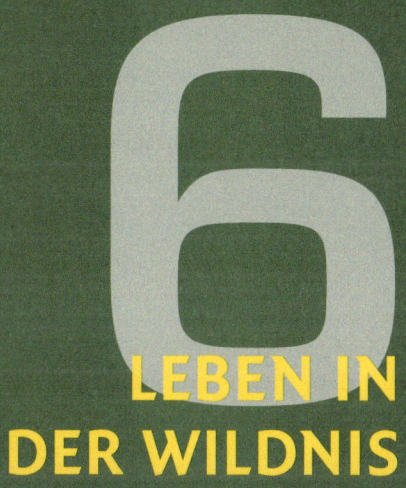

6

LEBEN IN DER WILDNIS

Die besten Methoden und Techniken zum Leben in der freien Natur

Viele Leute denken, dass das Leben in der freien Natur in gewisser Hinsicht weniger zivilisiert sei als das Leben zu Hause. Das stimmt aber nicht – zumindest sollte es nicht so sein. Von Annehmlichkeiten wie Leitungswasser und Getränken vom Fass wegzukommen, ist unglaublich befreiend, heißt aber nicht, dass man die Vorteile dieser Annehmlichkeiten vergessen sollte. Wenn Sie mit anderen Leuten im Gelände leben, bedeutet das nicht, dass Sie sich von der Gesellschaft entfernt haben. Es bedeutet nur, dass Sie einer anderen Art von Gesellschaft beigetreten sind und die Wildnis nun Ihre Spielwiese ist.

Alle Gesellschaften haben Regeln – Methoden, um sicherzustellen, dass der Einzelne sich zum Wohle aller um sich oder die Gruppe kümmert. In diesem Kapitel werden wir uns Methoden ansehen, mit denen Sie sicherstellen können, dass Ihre Zeit im Gelände so glücklich, gesund und produktiv ist, wie sie sein sollte.

Körperpflege

Das Wort »Hygiene« kommt von Hygieia, der griechischen Göttin der Gesundheit. Das sollte man sich durchaus vergegenwärtigen. Gute Hygiene ist nicht nur ein Luxus: Sie ist wesentlich für gute Gesundheit. Wenn Sie in einem festen Camp leben, kann es negative Folgen für alle haben, wenn eine Person krank wird. Und da Sie möglicherweise in unmittelbarer Nähe zu anderen Leuten leben, können sich Krankheiten schnell ausbreiten, und zwar mit katastrophalen Folgen. Sie können jeden Soldaten fragen, der schon einmal bei heißem Klima von dem gefürchteten Brechdurchfall umgehauen wurde. Sobald es eine Person erwischt hat, kann es auch den Rest des Camps erwischen. Dann haben Sie eine ziemlich schlimme Zeit.

Es ist ein allgemein verbreitetes Missverständnis, dass das Leben in der Wildnis per se unhygienisch sei. Mitunter ist es dort vielleicht etwas matschiger, als es sonst der Fall ist (als Kind wollte ich immer im Matsch spielen – und ehrlich gesagt will ich das heute noch), aber matschig ist nicht dasselbe wie unhygienisch. Tatsächlich ist das Leben in der Wildnis keineswegs unhygienischer als das Leben zu Hause, aber es stellt Sie vor verschiedene hygienische Herausforderungen. Um im Gelände gesund zu bleiben, sollten Sie Ihre Hygieneroutine in drei Abschnitte aufteilen: Körper, Füße und Zähne.

| Ihr Körper

Feuchtigkeit ist im Hinblick auf Ihre Gesundheit nicht förderlich. Die Teile Ihres Körpers, die der Feuchtigkeit ausgesetzt sind – Ihre Achselhöhlen, Ihr Unterleib, Ihre Füße und Ihr Haar –, sind anfällig für Infektionen und Ungezieferbefall. Sie sollten, soweit möglich, diese Bereiche jeden Tag gründlich waschen. Achten Sie darauf, Schmutz unter Ihren Fingernägeln zu entfernen, wo viele schädliche Bakterien lauern können. Wenn Sie ein Problem haben, Wasser zum Waschen zu finden, sollten Sie möglichst viele Kleider ablegen und frische Luft an Ihre Haut lassen, damit alle feuchten Bereiche getrocknet werden. Wenn Sie dies im Sonnenschein tun können, umso besser. Sonnenlicht hat hervorragende antibakterielle Eigen-

---

IMPROVISIEREN IM GELÄNDE

Die weiße Asche Ihres Feuers können Sie als Seifenersatz verwenden, ebenso wie Sand und Lehmerde. Mischen Sie weiße Asche mit geschmolzenem Tierfett, um ein Stück Seife fürs Gelände zu improvisieren.

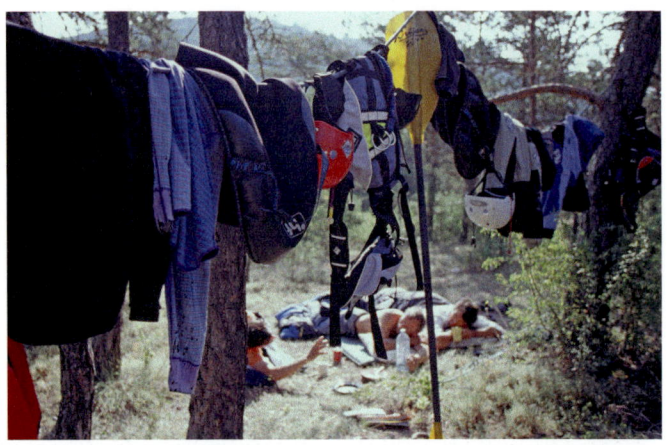

Trocknen Sie verschwitzte oder nasse Kleidung möglichst oft aus. Denken Sie daran, dass die Sonne auch Bakterien abtötet.

schaffen – aber achten Sie darauf, dass Sie keinen Sonnenbrand bekommen!

Beim Wandern saugt Ihre Kleidung Schweiß auf und kann feucht werden. Feuchte Kleidung kann ebenso unhygienisch wie feuchte Haut sein. Versuchen Sie also, wann immer es passend ist, sie zu trocknen – wenn möglich wieder in direktem Sonnenlicht. Dasselbe gilt für Schlafsäcke, Leintücher und Decken. Sie sollten im Lauf des Tages möglichst ausgiebig gelüftet werden. Versuchen Sie bei gutem Wetter, morgens eine Stunde lang Ihren Schlafsack über das Dach Ihres Zeltes zu drapieren. (Gehen Sie aber nicht weg, während er dort hängt. Sonst könnten Sie bei Ihrer Rückkehr feststellen, dass er vom Wind weggeweht wurde und in einem Bach liegt – ich habe das schon erlebt.)

| Ihre Füße

Mit wunden Füßen werden Sie nirgendwohin gehen – zumindest nicht auf angenehme Weise. Sie können nicht verhindern, dass Sie Schweißfüße bekommen, und beim Wandern lassen sich auch oft nasse Stiefel nicht verhindern. Wenn Sie die richtige Ausrüstung haben und wissen, wie Sie sie pflegen müssen (siehe Kapitel 1), ist das sehr hilfreich. Sie sollten aber Ihre Füße in regelmäßigen Abständen waschen und – ganz wichtig – trocknen, um zu vermeiden, dass sie rissig und wund werden und sich infizieren.

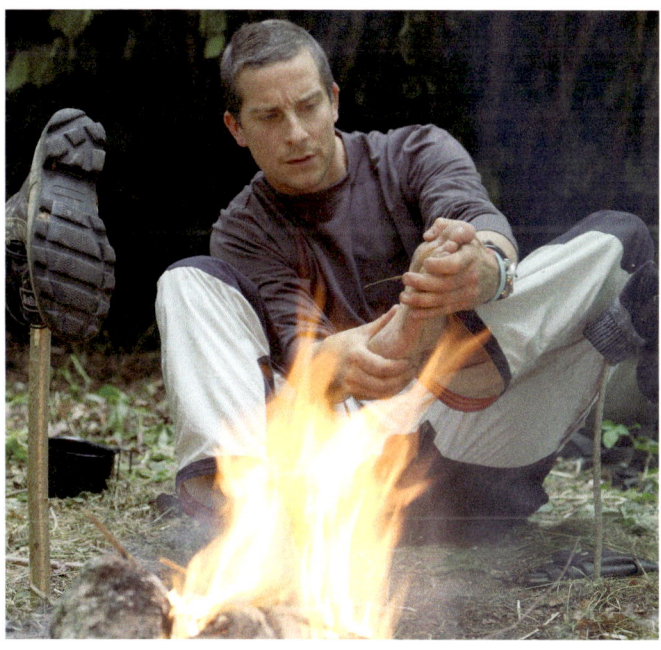

Wenn Sie Ihre Füße trocken halten, wird dies dabei helfen, Blasen – den Fluch jedes Wanderers – zu vermeiden.

Blasen sind der Fluch jedes begeisterten Wanderers. Gut passende Stiefel tragen sehr zu ihrer Vermeidung bei. Wenn Sie darin ein Paar dünne Innensocken tragen, wird dies die Feuchtigkeit von Ihren Füßen aufsaugen und die Reibung an der Haut vermindern. Beides hilft dabei, Blasen zu vermeiden.

Wenn Sie aber spüren, dass sich eine Blase bildet – der verräterische »heiße Punkt« –, dann bleiben Sie stehen, ziehen Sie Ihre Stiefel und Socken aus und trocknen und belüften Sie dann Ihre Füße. Wenn Sie eine Blase bekommen haben, lassen Sie sich nicht dazu verleiten, sie zum Platzen zu bringen. Mit der Flüssigkeit in der Blase polstert Ihr Körper die wunde Stelle ab. Wenn Sie sie zum Platzen bringen, wird sich die Stelle eher infizieren. Wenn sie auf natürliche Weise platzt, behandeln Sie sie wie jede andere Wunde (siehe Seite 290 ff.).

TRAININGSÜBUNGEN

Manchmal lassen sich Blasen nicht vermeiden. Sie können aber die Widerstandsfähigkeit Ihrer Füße dagegen trainieren, indem Sie Ihre Haut robuster machen. Versuchen Sie, Ihre Füße mit Brennspiritus einzureiben, bevor Sie mit Ihrer Wanderung starten. Natürlich können Sie das immer tun, nicht nur dann, wenn Sie im Gelände sind. Während meines Militärdienstes habe ich das oft gemacht, um meine Füße gegen Blasen abzuhärten.

IMPROVISIEREN IM GELÄNDE

Wenn Sie draußen im Gelände spüren, dass Sie eine Blase bekommen, können Sie sie manchmal aufhalten, indem Sie ein Stück kühles Moos in die Innenseite Ihrer Socke legen. Stellen Sie nur sicher, dass es nicht den Druck auf die wunde Stelle erhöht.

Denken Sie daran, dass Füße gern atmen. Tragen Sie im Camp, wann immer es möglich ist, Flip-Flops oder Sandalen. Das ist viel gesünder, als wenn Sie Ihre Füße in Ledersärge einschließen.

| Ihre Zähne

Vergessen Sie nicht Ihre Zahnbürste, wenn Sie einen Ausflug ins Gelände machen! Wenn Sie dann aber doch feststellen, dass Sie sie vergessen haben, können Sie improvisieren. Suchen Sie einen robusten Zweig, beispielsweise von einem Haselnussstrauch oder einer Erle, und kauen Sie auf dem Ende herum, sodass sich die Fasern teilen und bürstenähnlich werden. Verwenden Sie diese »Bürste« dann, um Ihre Zähne und Ihr Zahnfleisch zu putzen. Achten Sie darauf, nur geklärtes Wasser zu verwenden (siehe Seite 154 ff.).

Eine Schachtel Zahnseide wiegt fast nichts – insbesondere dann, wenn Sie die Zahnseide aus dem Plastikbehälter herausnehmen –, aber wenn Sie sie täglich benutzen, kann das viel ausmachen. Mein Zahnarzt behauptet sogar, es sei wichtiger als das Bürsten – nehmen Sie sich das zu Herzen. Leute, die mit mir geklettert sind, haben mich immer damit aufgezogen, dass ich auf halber Höhe des Berges endlos meine Zähne mit Zahnseide gereinigt habe, aber das sind diejenigen, die lauter Füllungen im Mund haben.

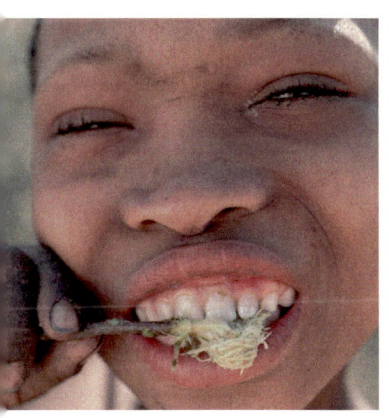

Die Natur kann die meisten Dinge liefern, die es in der Drogerie gibt.

Gruppenhygiene

Jeder ist individuell für seine persönliche Körperpflege verantwortlich, aber in einem festen Camp müssen sich alle um die
Gruppenhygiene kümmern.

| Abfall

Wenn Sie ein Lager aufschlagen, müssen Sie einen Bereich für
den Müll festlegen. Davon gibt es drei Sorten: Küchenfett, biologisch abbaubarer Müll und nicht biologisch abbaubarer
Müll.

Küchenfett

Fettiges Wasser zieht Fliegen und andere Insekten an. Auf fol-
gende Weise können Sie sehr schnell eine gute Fettfalle bauen:
Graben Sie eine Grube und suchen Sie dann lange, gerade
Zweige, die Sie in einem Überkreuzmuster zusammenflechten
(siehe Abbildung). Weben Sie etwas langes
Gras oder breite Blätter in den Rahmen aus
Holz und legen Sie diesen dann über die
Grube. Als Nächstes gießen Sie fettiges
Wasser darauf – die Blätter werden das Fett
auffangen. Sie können sie dann verbrennen
und ersetzen, während das Wasser abfließt.

Biologisch abbaubarer Müll

Dieser besteht vorwiegend aus Obst- und Gemüseschalen sowie festem Kochfett. Die gute Nachricht ist, dass Sie biologisch abbaubaren Müll leicht entsorgen und gleichzeitig der
Umwelt einen Gefallen tun können. Graben Sie eine Abfall-
grube – so tief, dass sie kein Ungeziefer anlockt, und in ausrei-
chender Entfernung vom Camp – und schütten Sie Ihren biolo-

gisch abbaubaren Müll hinein. Bedecken Sie die Grube beim Verlassen des Camps mit Erde. Die Essensreste werden auf natürliche Weise kompostieren und Sie haben dem Boden etwas zurückgegeben. (An einem öffentlichen Campingplatz ist dies unter Umständen nicht möglich. Tüten Sie diesen Müll dann ein und nehmen Sie ihn mit, wenn Sie gehen.)

Nicht biologisch abbaubarer Müll

Im Allgemeinen handelt es sich dabei um alles Menschengemachte, und diese Dinge müssen Sie mitnehmen, wenn Sie das Camp verlassen. Bei Blechdosen sollten der Deckel und der Boden entfernt werden, damit sie leicht zusammengedrückt werden können. Am besten verbrennen Sie die letzten Essensreste, um zu vermeiden, dass Insekten, Mäuse und Ratten angezogen werden. Taschenlampenbatterien sollten Sie natürlich auf keinen Fall ins Feuer werfen. Nehmen Sie sie aus dem Camp mit und entsorgen Sie sie korrekt.

Denken Sie daran: Sie haben den Lagerplatz nur geliehen. Stellen Sie sich vor, dass Sie der Nächste sind, der ihn nutzen möchte. Sie sollten ihn so sauber verlassen, wie Sie ihn vorgefunden haben.

| Waschgelegenheiten

Wenn es einen ausreichend großen Bach in der Nähe gibt, dann haben Sie die eigene Badewanne und das Waschbecken der Natur in einem – stellen Sie nur sicher, dass Sie biologisch abbaubare Seife verwenden. Wenn Sie keine haben, müssen Sie improvisieren (siehe Seite 167).

Der Camping-Waschtisch

In einem festen Camp kann es sich lohnen, einen Waschtisch aufzubauen. Auf Seite 101 haben Sie gelesen, wie man ein sim-

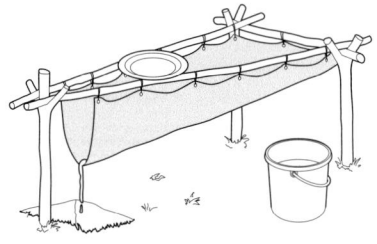

ples Modell baut, aber für längerfristige, feste Camps ist die folgende Methode hygienischer, weil bei ihr das Wasser in eine Sickergrube abfließen kann.

Sie brauchen sechs jeweils etwa einen Meter lange Holzstäbe, von denen drei gegabelte Enden haben sollten, eine Schüssel, ein Stück Zeltplane und etwas Seil. Bauen Sie einen Rahmen für den Waschtisch – wie in der Abbildung gezeigt –, sodass die Zeltplane gefaltet und entlang des Rahmens festgebunden werden kann, um einen Abflusstrichter zu bilden. Graben Sie dort, wo das Wasser abfließt, ein Loch, sodass Sie an dieser Stelle keinen völlig durchnässten Boden bekommen. Die Schüssel können Sie relativ einfach mithilfe eines Seils am Rahmen befestigen.

Die Camping-Dusche
Es gibt verschiedene Methoden, um eine Dusche für ein festes Camp zu improvisieren. Binden Sie ein Seil an den Griff einer Gießkanne und schlingen Sie das Seil so über den Ast eines Baumes, dass damit die Gießkanne gehoben und gesenkt werden kann. Binden Sie ein anderes Seil so an den Ausguss der Gießkanne, dass sie gekippt werden kann und das Wasser ausgegossen wird (siehe Abbildung rechts). Alternativ können Sie auch ein kleines Loch in einen Eimer machen. Befestigen Sie dann einen Schlauch mit ei-

nem Gießkannenaufsatz an einem Ende und stecken Sie das andere Ende in das Loch. Füllen Sie den Eimer mit Wasser und hängen Sie ihn an einem Ast auf. Die Dusche kann »an- und ausgestellt« werden, indem man den Schlauch in den Eimer zurücklegt (siehe Abbildung links).

Sanitäre Anlagen im Gelände

In der amerikanischen Armee wird den Soldaten beigebracht, dass es fünf Hauptwege gibt, über die Infektionen übertragen werden: Finger, Fliegen, Nahrungsmittel, Flüssigkeiten und Exkremente. Mit Fingern, Fliegen, Nahrungsmitteln und Flüssigkeiten haben wir uns bereits beschäftigt. Es bleiben also noch die Exkremente.

Eines weiß ich mit Sicherheit: Jeder, selbst die Königin von England, muss aufs Klo. Wenn Sie unterwegs sind, sollten Sie einfach ein kleines Loch graben, dem Ruf der Natur folgen und es dann zudecken. Das ist auch eine vernünftige Methode in einem vorübergehenden Camp mit einer überschaubaren Anzahl an Menschen. In einem längerfristigen, festen Camp, in dem es viele Leute gibt, die viele Fäkalien produzieren, sind gute sanitäre Anlagen entscheidend. Fäkalien sind der Hauptweg, über den Darmkrankheiten verursachende Bakterien übertragen werden. Daher müssen Sie einen richtigen Umgang damit sicherstellen. Das bedeutet, dass Sie Ihre eigene Latrine graben. Tatsächlich sollte das eine der ersten Aufgaben sein, über die Sie nachdenken. Beim Bau einer Camp-Latrine sind drei Dinge zu beachten: der Ort, der Bau und die Pflege.

| Der Ort

Egal, wie gut Ihre sanitären Anlagen im Camp auch sein mögen, Sie können sich der Tatsache nicht entziehen, dass von der Latrine immer ein gewisser Geruch ausgehen wird. Daher sollten Sie sie in deutlichem Abstand zum Wohnbereich Ihres festen Camps bauen, und zwar auf der windabgewandten Seite, sodass der Wind den Geruch nicht zu Ihnen zurückweht. Wenn Sie an einem Abhang campieren, sollte die Latrine unter dem Camp gebaut werden, sodass das Abwasser nicht zu ihm zurückfließt. Und sie sollte ein gutes Stück von jeder Wasserquelle entfernt sein. Bauen Sie Ihre Latrine wenn möglich dort, wo die Nutzer eine gewisse Privatsphäre haben. Und es ist immer besser, sie im Schatten zu installieren, sodass das direkte Sonnenlicht den Gestank nicht noch schlimmer macht.

| Der Bau

Eine Camp-Latrine sollte aus einer »nassen« und einer »trockenen« Grube bestehen: eine für Urin und eine für Fäkalien.

Die nasse Grube

Die nasse Grube sollte etwa 50 Zentimeter breit und 50 Zentimeter tief sein. Legen Sie den Boden mit Steinen aus, sodass Sie eine Abflussgrube anstelle einer stinkenden, matschigen Grube bekommen. Die Jungs können einfach dastehen und zielen – Mädels, ihr müsst leider in die Hocke gehen.

Die trockene Grube

Ihre trockene Grube sollte etwa 90 Zentimeter lang, 30 Zentimeter breit und 60 Zentimeter tief sein. Stellen Sie beim Graben Ihres Loches sicher, dass Sie die ausgehobene Erde auf einer Seite der Grube aufhäufen. Wenn Sie Ihr Geschäft erledigt haben, können Sie dann ein kleines Häufchen Erde darüberschaufeln, damit es nicht mehr so übel riecht (und aussieht).

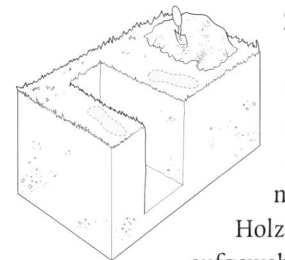

Zum Schutz Ihrer Privatsphäre können Sie mit vier Pfählen und einer Zeltplane Trennwände um Ihre Latrine herum errichten. Die Klappe an der Vorderseite sollte locker sein, um als Türe zu dienen, aber unten sollten Sie ein Stück Holz befestigen, damit sie bei Wind nicht aufgeweht wird.

Man kann auch Latrinensitze bauen. Sie müssen dafür aber ein ziemliches Vertrauen in Ihr Geschick beim Arbeiten mit Holz haben, da Sie ganz sicher nicht erleben wollen, wie so ein Ding unter Ihnen zusammenbricht! Da ist es schon besser, sich einfach nur mit gespreizten Beinen hinzustellen und in die Hocke zu gehen, was übrigens auch gut für die Oberschenkelmuskulatur ist.

| Die Pflege

Bei der nassen Grube brauchen Sie nichts zu tun. Die trockene Grube braucht hingegen eine angemessene Wartung. Es ist wichtig, nach jeder Benutzung eine Schaufel der ausgehobenen Erde in die Grube zu schütten. Im Gelände sollten Sie nur biologisch abbaubares Klopapier benutzen und dieses besser im Ihrem Zelt anstatt bei der Latrine aufbewahren, um zu verhindern, dass es nass wird.

Es mag verlockend sein, antibakterielle Produkte in die Latrine zu kippen. Tun Sie es nicht! Dadurch werden die nützlichen Bakterien im Boden getötet und es wird verhindert, dass die Latrine auf natürliche Weise kompostiert. Wenn die Latrine etwa bis zu 15 Zentimeter unter Bodenniveau gefüllt ist, decken Sie sie mit dem Rest der ausgehobenen Erde ab und bauen Sie eine neue Latrine.

Vergessen Sie nicht, nach der Benutzung der Latrine Ihre Hände zu waschen (denken Sie daran, dass Finger einen der fünf Übertragungswege von Infektionen darstellen). Beim Militär wird oft ein Desinfektionsgel auf Alkoholbasis verwendet: Sie reiben einfach Ihre Hände damit ein und lassen es trocknen. Es ist leicht verfügbar und ein sehr nützliches und hygienisches Produkt.

Unterwegs sauber bleiben

Manchmal ist es einfach nicht praktisch, Latrinen zu graben und aufwendige Waschgelegenheiten zu bauen. Wenn Sie kein festes Lager aufschlagen oder nur einmal übernachten müssen, werden Ihre Hygienevorkehrungen weniger umfangreich sein. Das heißt allerdings nicht, dass sie vernachlässigt werden sollten.

Wenn Sie in der Nähe eines Baches sind, ist es einfacher, sich sauber zu halten, als wenn Sie nur über einen beschränkten Wasservorrat verfügen. Es ist allerdings verblüffend, wie viel Schmutz Sie entfernen können, indem Sie nur einen kleinen Teil Ihres Wasservorrats verwenden. Schneiden Sie, bevor Sie losziehen, den Boden einer Plastik-Milchflasche ab. Diese wiegt fast nichts in Ihrem Gepäck, kann aber als ein sehr nützliches – wenn auch kleines – tragbares Waschbecken dienen. Ein Stück Stoff – oder besser noch ein kleiner Schwamm (auch dieser wiegt fast nichts) –, und Sie haben gute Voraussetzungen, um sich leicht waschen zu können und Ihren Wasservorrat effizient zu nutzen.

Ich habe bereits empfohlen, in einem festen Camp alkoholhaltiges Desinfektionsgel zur Reinigung der Hände zu verwenden. Unterwegs gibt es sogar noch mehr Anwendungsmöglichkeiten: Man kann damit all jene Körperregionen desinfizieren, in denen sich Bakterien sammeln können, insbesondere die Achselhöhlen, den Unterleib und die Füße. Ein paar Tropfen Alkohol-Desinfektionsgel auf Wattebauschen ist eine hervorragende Methode, um sich dort sauber zu halten, wo Wasser knapp ist und Waschgelegenheiten beschränkt sind. Feuchte Wischtücher oder Babypflegetücher sind eine andere gute Alternative, da sie ohne Wasser verwendbar sind und zur Entsorgung verbrannt werden können.

Sanitäre Anlagen für unterwegs sind viel weniger aufwendig als sanitäre Anlagen in festen Camps, aber sie funktionieren nach dem gleichen Prinzip. Nehmen Sie einen kleinen Spaten mit und graben Sie ein Loch, wenn Sie mal müssen. Stellen Sie sicher, dass es gut abgedeckt wird, wenn Sie fertig sind. Toilettenpapier, das Sie vergraben, sollte biologisch abbaubar sein. Und vergessen Sie nicht die fünf Übertragungswege für Infektionen – waschen Sie Ihre Hände, um unangenehme Darminfektionen zu vermeiden (auch hier ist Desinfektionsgel wieder von unschätzbarem Wert).

Camp-Routine und Teamarbeit

Ob Sie nun in einem festen Camp mit vielen Leuten sind oder ob Sie es nur mit wenigen Personen zu tun haben: Teamarbeit ist entscheidend. Ich habe viel Zeit in meinem Leben mit kleinen Teams in rauen Umgebungen verbracht. Dabei habe ich gelernt, bei der Auswahl der Leute, die ich mitnehme, darauf zu achten, dass Freundlichkeit zu ihren herausragenden Eigenschaften gehört. Niemand will längere Zeit mit einer selbstsüchtigen Person zusammen sein. Humor ist wichtig, ebenso Bescheidenheit, aber nichts ist mehr wert, als wenn Sie eine Person sind, die ihrem Kumpel nach dem Aufbrühen die erste Tasse Tee gibt oder einen Imbiss teilt oder jemandem beim Zeltaufbau hilft. Freundlichkeit ist eine großartige Pfadfindereigenschaft. Schätzen und fördern Sie sie. Denken Sie daran: In einem Team gibt es kein Ich.

Wenn Ihre Gruppe größer ist, lässt sich Cliquenbildung nicht vermeiden. Das liegt in der menschlichen Natur und Sie können daran nichts ändern. Sie können allerdings versuchen, freundlich, großzügig, lustig und bescheiden zu sein. Dann werden Sie feststellen, dass jeder Ihr Freund sein will und dass die Moral bei den Leuten, die mit Ihnen zusammen sind, hoch ist. Wie jeder Militärbefehlshaber weiß, ist die Moral Ihrer Truppe einer der wichtigsten Faktoren für den Erfolg einer Aktion. Wenn Sie zulassen, dass die Moral nachlässt, ist die Schlacht fast verloren. Die Royal Marines sprechen oft von »Frohsinn unter widrigen Umständen«, und das ist in der Tat eine großartige Eigenschaft, die man in einer Gruppe zeigen kann.

Bei der Aufrechterhaltung der Moral im Camp ist es auch wichtig, sicherzustellen, dass jedes Mitglied des Camps eine Rolle hat, dass jeder eine Aufgabe übernimmt und stolz darauf ist. Den Leuten gefällt es, wenn ihnen eine Aufgabe übertragen wird, da sie sich dadurch bestätigt fühlen. Jeder sollte seinen eigenen Verantwortungsbereich haben. Das ist eine einfache Methode, um die Standards hoch zu halten und sicherzustellen, dass jeder seinen Teil beiträgt. Ich erinnere mich, dass ein Militärbefehlshaber schrieb: »Moral ist, wenn ein Soldat denkt, dass seine Armee die beste der Welt ist, sein Regiment das beste in der Armee, seine Kompanie die beste im Regiment, sein Trupp der beste in der Kompanie und dass er selbst verdammt noch mal der beste Soldat in der Truppe ist.« Diese Art von Stolz ist gut. Wenn Sie für die Leute einen hohen Standard setzen, werden sie ihm gerecht werden wollen.

| Führung

Wenn Sie die Führung übernehmen, denken Sie daran, dass es bei guter Führung darum geht, ein Beispiel zu geben. Erwarten Sie nie von anderen, dass sie das tun, was Sie selbst nicht zu tun bereit sind. Zur Führungsaufgabe gehört es, noch einen Kilometer zusätzlich zu gehen, um sicherzustellen, dass die Ihnen anvertrauten Personen sicher und gut versorgt sind. Denken Sie daran, dass die Bedürfnisse der Leute über das Physische hinausgehen. Achten Sie also auf die Emotionen und Empfindlichkeiten Ihrer Mitmenschen. Eine gute Methode ist immer, sich in die Lage der anderen zu versetzen.

Wenn Sie das Kommando übernehmen, werden Sie häufig der Letzte sein, der zu Bett geht, und der Erste, der aufsteht, und derjenige, der am härtesten arbeitet – aber die Leute werden das merken, darauf reagieren und Ihrem Beispiel folgen. Führung ist keine Entschuldigung, um andere die harte Arbeit machen zu lassen! Gute Führungspersönlichkeiten geben Ihnen vor allem das Gefühl, etwas Besonderes und wichtig zu sein. Gehen Sie im Tempo der Langsamsten und ermutigen Sie viel mehr, als dass Sie kritisieren. Denken Sie daran, öffentlich zu loben und unter vier Augen zu kritisieren. Sorgen Sie dafür, dass es Spaß macht, mit Ihnen zusammen zu sein, und ermöglichen Sie es den Leuten, etwas zu bewirken. Führungspersönlichkeiten ermutigen andere dazu, großartig zu sein.

| Der Camp-Arbeitsplan

Im Gelände muss jeder seinen Teil beitragen – das heißt sowohl die Arbeit als auch das Vergnügen teilen –, sonst können Ressentiments und Frustrationen entstehen. »Müßiggang ist aller Laster Anfang« ist ein wahres Sprichwort. Die beste Methode, um sicherzustellen, dass dies nicht passiert, besteht darin, einen Camp-Arbeitsplan zu machen.

Die Mitglieder eines Camps sollten in Gruppen aufgeteilt werden. Die Größe jeder Gruppe wird davon abhängen, wie viele Leute Sie insgesamt sind. Wenn die Gruppe zu klein ist, werden die Aufgaben entsprechend schwieriger ausfallen. Bei einer zu großen Gruppe wird es wiederum für die Arbeitsscheueren leichter, sich wegzustehlen, sobald sie ein paar Kleinigkeiten erledigt haben. Eine Zahl zwischen fünf und acht Gruppenmitgliedern ist gut, um diese beiden Probleme zu vermeiden. Jede Gruppe sollte aus Leuten unterschiedlichen Alters mit verschiedenen Persönlichkeiten und Erfahrungen im Gelände bestehen. Das ermöglicht es den Leuten, mit solchen Personen zu tun zu haben, die sie sonst nicht kennenlernen würden.

Wenn ein Lager einmal aufgeschlagen ist, bestehen die Hauptaufgaben in der Essenszubereitung, im Wasserholen und Holzsammeln, auch wenn dies natürlich entsprechend den unterschiedlichen Erfordernissen, die sich aus dem Standort Ihres Camps ergeben, immer anders sein wird. Der Arbeitsplan sollte immer aufgestellt werden, sobald das Camp steht, damit jeder direkt weiß, was wann von ihm verlangt wird.

| Die Camp-Routine

Camp-Routine, das klingt vielleicht langweilig, aber in bestimmten Situationen ist dieser Aspekt sehr wichtig. Ich kann Ihnen nicht vorgeben, wie eine Camp-Routine aufgestellt werden sollte, da es davon abhängt, in welcher Art von Camp Sie sich befinden. Es gibt aber ein paar Dinge, die Sie beachten sollten, wenn Sie festlegen, wie Ihr Tag im Camp aufgeteilt wird.

Es ist wichtig, Zeit für die wesentlichen Aufgaben einzuplanen, die in einem Camp erledigt werden müssen. Allerdings ist es ebenso wichtig, dass es viel Zeit sowohl für Gruppenaktivitäten als auch für persönliche Ruhepausen gibt, denn dann sind die Leute eher wieder motiviert, Zeit für die Gruppe aufzubringen. Ich finde es gut, wenn man nach dem Frühstück eine Stunde damit verbringt, die täglich nötigen Arbeiten für das Camp zu verrichten.

Etwas zu beißen

Die Essenszubereitung für ein Camp voller hungriger Leute ist die größte Aufgabe des Tages. Welche Gruppe auch immer für den »Küchendienst« eingeteilt ist – sie sollte früh mit den Vorbereitungen beginnen, wenn sie vermeiden will, dass es später Magenknurren und Gemecker gibt.

Der Abwasch

Niemand macht ihn gern, aber wie wir bereits gesehen haben, ist der Abwasch wesentlich für die Camp-Hygiene: Wenn man schmutzige Teller und Pfannen im Camp herumliegen lässt, lockt man im Nu Fliegen und andere ungebetene Gäste an. Weisen Sie den Abwasch entweder per Arbeitsplan einer Gruppe zu oder sorgen Sie dafür, dass jeder seine eigenen Teller und sein Besteck reinigt. Wer für die Essenszubereitung zuständig ist, sollte Töpfe mit heißem Wasser über das Feuer stellen, sobald die Kochtöpfe weggenommen sind, damit heißes Wasser für den Abwasch bereit ist, wenn es gebraucht wird.

Die Inspektion

In der Armee müssen neue Rekruten jederzeit auf eine Inspektion ihrer Ausrüstung vorbereitet sein. Das hat einen guten Grund: In einer Gefechtssituation müssen Truppen auf alles gefasst sein. Mit gereinigten Waffen und einer richtig aufgeräumten Ausrüstung sind sie bereit für die Herausforderungen ihrer feindlichen Umgebung. Ebenso wichtig ist, dass Ordnung und Sauberkeit die Wahrscheinlichkeit von Problemen aufgrund schlechter Hygiene verringern.

Für Ihre Zeit im Gelände können Sie sich viel davon abgucken, wie es bei der Armee zugeht. Es sollte zu Ihrer täglichen Routine gehören, dass Sie Ihr Zelt und Ihre Bettwäsche lüften sowie Ihre Ausrüstung ordnen. Wir haben gesehen, dass die Feuchtigkeit, die durch das Schwitzen im Bett entsteht, zu schlechter Hygiene führen kann. Sie können nicht verhindern, dass Sie im Bett schwitzen. Daher sollten Sie versuchen, Ihre Bettwäsche täglich zum Trocknen aufzuhängen, und außerdem sicherstellen, dass das Innere des Zelts sauber und Ihr Rucksack ordentlich gepackt ist. Eine Morgeninspektion ist eine gute Methode, um zu gewährleisten, dass der Gesundheit und dem Wohlbefinden der Gruppe nicht geschadet wird, indem jemand die Grundregeln missachtet. Sie können leicht dafür sorgen, dass das Spaß macht: Setzen Sie eine Belohnung für das ordentlichste Zelt oder den saubersten Pfadfinder aus.

| Teamarbeit trainieren

Das militärische Training konzentriert sich stark auf Teamarbeit, und der Grund dafür ist klar. Auf dem Schlachtfeld, wenn jeder sich nicht nur auf seine eigenen Fähigkeiten zum Überleben verlassen können muss, sondern auch auf die Fähigkeiten der Leute in seiner Umgebung, nimmt die Bedeutung der Teamarbeit zu. Auch in Situationen, in denen es ums Überleben geht, ist Teamarbeit entscheidend.

Im Gebirge wurde mir schon das Leben gerettet, und ich habe wiederum dabei geholfen, andere zu retten. Meiner Meinung nach läuft Teamarbeit auf ein paar einfache Dinge hinaus: ein Freund zu sein, wenn es darauf ankommt, ehrlich zu sein und seine Verletzlichkeit mit anderen zu teilen. Keiner von uns ist eine Insel – wir alle brauchen einander von Zeit zu Zeit, und das zu zeigen, ist ideal, um starke Bindungen aufzubauen. Jeder hilft gerne und jeder reagiert, wenn er sich gebraucht fühlt. Ein Team, in dem die Leute offen und ehrlich sein können, ohne Angst haben zu müssen, dass jemand über sie lacht, ist etwas Großartiges. Zu solchen Teams habe ich oft im Gebirge sowie in kleinen Special-Forces-Patrouillen gehört, und das ist genau das, was mich in solche Umgebungen zieht. Es geht nicht um die Gefahr, das Adrenalin oder die Angst. Es geht darum, jene Momente mit Leuten zu teilen, die einem nahestehen. Das ist der Zauber. Raue Orte schaffen starke Bindungen, und wo es Bindungen gibt, da ist auch Kraft.

Teamarbeit fällt den Leuten nicht immer leicht, besonders dann nicht, wenn sie etwas schüchtern sind, aber jeder profitiert davon, wenn sie gut funktioniert. Daher müssen Sie sie manchmal trainieren. Teambildungsübungen müssen allerdings nicht anstrengend sein. Betrachten Sie sie als Spiel. Teamsport ist eine gute Methode, um ein gemeinsames Verantwortungsgefühl aufzubauen, das im Gelände entscheidend ist. Es gibt aber auch andere Spiele, die Ihnen dabei helfen, geländegeeignete Fähigkeiten wie Erste Hilfe, Navigation und Feuermachen zu üben. Hier sind drei Beispiele:

Flugzeugabsturz

Teilen Sie sich in vier Gruppen mit jeweils etwa fünf Leuten auf. Tun Sie so, als wäre ein Mitglied der Gruppe ein Fallschirmspringer, der gerade einem Flugzeugabsturz entkommen ist. Leisten Sie Erste Hilfe für Verbrennungen und einen gebrochenen Knöchel. Machen Sie ein kleines Feuer und kochen Sie etwas Wasser ab, damit der Patient etwas zu trinken hat. Bauen Sie einen Unterstand, um den Patienten vor den gerade herrschenden Wetterbedingungen zu schützen.

Pioniere

Teilen Sie sich in Gruppen auf. Jede Gruppe muss sich vorstellen, dass sie sich tief im Feindesgebiet befindet. Sie müssen einen geeigneten, gut geschützten Standort wählen, um ein Feuer anzulegen und Essen zu kochen. Die Zeit, die dafür zur Verfügung steht, ist jedoch begrenzt. Gegen Ende der erlaubten Zeit ist ein Geräusch zu hören. Die feindlichen Soldaten sind im Anmarsch. Jede Gruppe muss schnell ihre Zelte abbrechen und darf dabei keine Spuren hinterlassen. Wenn die Zelte abgebrochen sind, suchen die Gruppen die Gegend ab, um möglicherweise herauszufinden, wo die anderen waren.

Triage

Das ist eine gute Teamübung. Zudem hilft sie Ihnen dabei, die lebensnotwendigen Fähigkeiten für eine einfache Triage zu üben (siehe Seite 280). Zwei aus Ihrem Team verstecken sich und tun dann so, als ob sie bestimmte Verletzungen hätten.

Der Rest des Teams muss sie finden, die Schwere der Verletzungen bewerten und Erste Hilfe leisten, damit alle »überleben«.

EINE LAGERFEUERGESCHICHTE
AUS DEM WAHREN LEBEN

Nie werde ich meine allererste Trainingsübung in der Armee vergessen. Ich war ein junger, unerfahrener Rekrut, der in einer eiskalten, nassen Winternacht in der Salisbury Plain, einer riesigen Hochebene in Südengland, umherwanderte. Unsere Patrouille hatte sich verirrt. Als unser Enthusiasmus wie die Haut unserer nassen Hände zusammenschrumpfte, hatten wir die Nase voll. Es war Zeit, dass wir uns etwas ausruhten. Wir hatten eine ganze Weile nicht geschlafen, unsere Füße waren wund und unsere Laune am Boden. Kommt Ihnen das bekannt vor? Ich dachte mir, dass es zwecklos sei, in einen Schlafsack zu kriechen, ich war total durchnässt und es würde nur noch eine Stunde bis zur Morgendämmerung dauern – also rollte ich mich im Regen auf meiner Isomatte zusammen, legte meine Waffe neben mich und deckte mich mit meinem Poncho zu.

Der Rekrut, mit dem ich mich zusammengetan hatte, meinte jedoch, die Wahrscheinlichkeit, dass der »Feind« uns in diesem nasskalten, dunklen Wald fände, sei äußerst gering. Entgegen den Anweisungen, die man uns gegeben hatte, zog er sich aus, legte seine Stiefel ab und kroch mit dem Kopf zuerst in seinen Schlafsack in dem Versuch, sich aufzuwärmen und das Elend der letzten 24 Stunden zu verdrängen.

Dann geschah natürlich das Unvermeidliche: Wir wurden überfallen. Gerade als ich eingedöst war, brach die Hölle los. Das Führungspersonal, das den Feind spielte, überrannte unser Camp. Blendgranaten gingen los, Platzpatronen wurden von allen Seiten abgefeuert, überall war Geschrei und Chaos. Ich nahm meine Waffe und meinen Rucksack, raffte den Poncho zusammen und rannte los, um bloß dem Überfall zu entkommen. Als ich mich umdrehte, sah ich diesen armen Rekruten, wie er ohne Stiefel umherrannte. Sein Kopf steckte immer noch im Schlafsack. Er glich einem riesigen, grünen, in Panik geratenen Wurm, als er verzweifelt versuchte, sich zu befreien. Es war ein toller Anblick, und ich habe mich oft daran erinnert, wenn es kalt und nass war und ich versucht habe, meine Ausrüstung so ordentlich aufzuräumen, dass ich den Ort notfalls fluchtartig verlassen könnte.

Diese Fertigkeiten erlangt man erst mit der Zeit, durch Erfahrung und Übung. Der beste Anlass, sie zu erlernen, war für mich die Vermeidung der Alternative – dieser arme Rekrut musste zur Strafe die ganze folgende Woche Wache schieben.

Es gibt aus einem einzigen Grund nicht viele Geschichten über mangelnde Disziplin, schlechte Hygiene und Routine im Special Air Service: Die Leute bestehen erst gar nicht das Auswahlverfahren, wenn sie diese negativen Angewohnheiten an den Tag legen. Als Colonel David Stirling den SAS gründete, hatte er ein einfaches Ethos, nach dem er und seine Männer lebten und arbeiteten: Selbstdisziplin, das unaufhörliche Streben nach herausragenden Leistungen, Bescheidenheit und Humor. Das sind gute Prinzipien, nach denen sich jeder richten sollte, insbesondere aber Pfadfinder und diejenigen, die in der freien Natur leben.

Es ist egal, ob Sie ein Pfadfinder oder ein Soldat sind – gute persönliche Führung ist wichtig. Niemand will mit dem Typ teilen, der ins Zelt kommt und erst einmal den Inhalt seines Rucksacks auf dem Boden verteilt. Ein guter Pfadfinder hat seine Ausrüstung immer gepackt. Wenn ich in meinen Rucksack greife, weiß ich genau, wo meine Taschenlampe ist. Warum? Weil jeder gute Soldat das militärische Motto »ein Platz für alles und alles an seinem Platz« kennt. So sind Sie immer zum Aufbruch bereit und können sicher sein, dass keine unverzichtbaren Teile der Ausrüstung zurückgelassen werden, wenn Sie Ihren Standort fluchtartig verlassen müssen. Und als Pfadfinder werden Sie bestimmt nicht alle Mann aufwecken, wenn Sie um ein Uhr morgens kurz aufs Klo müssen und Ihre Taschenlampe oder Ihre Schuhe nicht finden können.

Ein guter Pfadfinder sollte sich immer fragen, ob noch irgendetwas fehlt oder getan werden muss. Ist genug Holz für das abendliche Lagerfeuer da? Braucht der Koch Hilfe beim Kartoffelschälen? Sind alle Töpfe und Pfannen vom Abendessen sauber? Fragen Sie, was zu tun ist – warten Sie nicht darauf, gefragt zu werden. Dann wird niemand Lagerfeuergeschichten über Sie verbreiten und Sie werden feststellen, dass Sie immer wieder eingeladen werden, da Sie sich einen Namen als Teamplayer gemacht haben – jemand, mit dem die anderen Jungs gern ein Zelt und ein Abenteuer teilen.

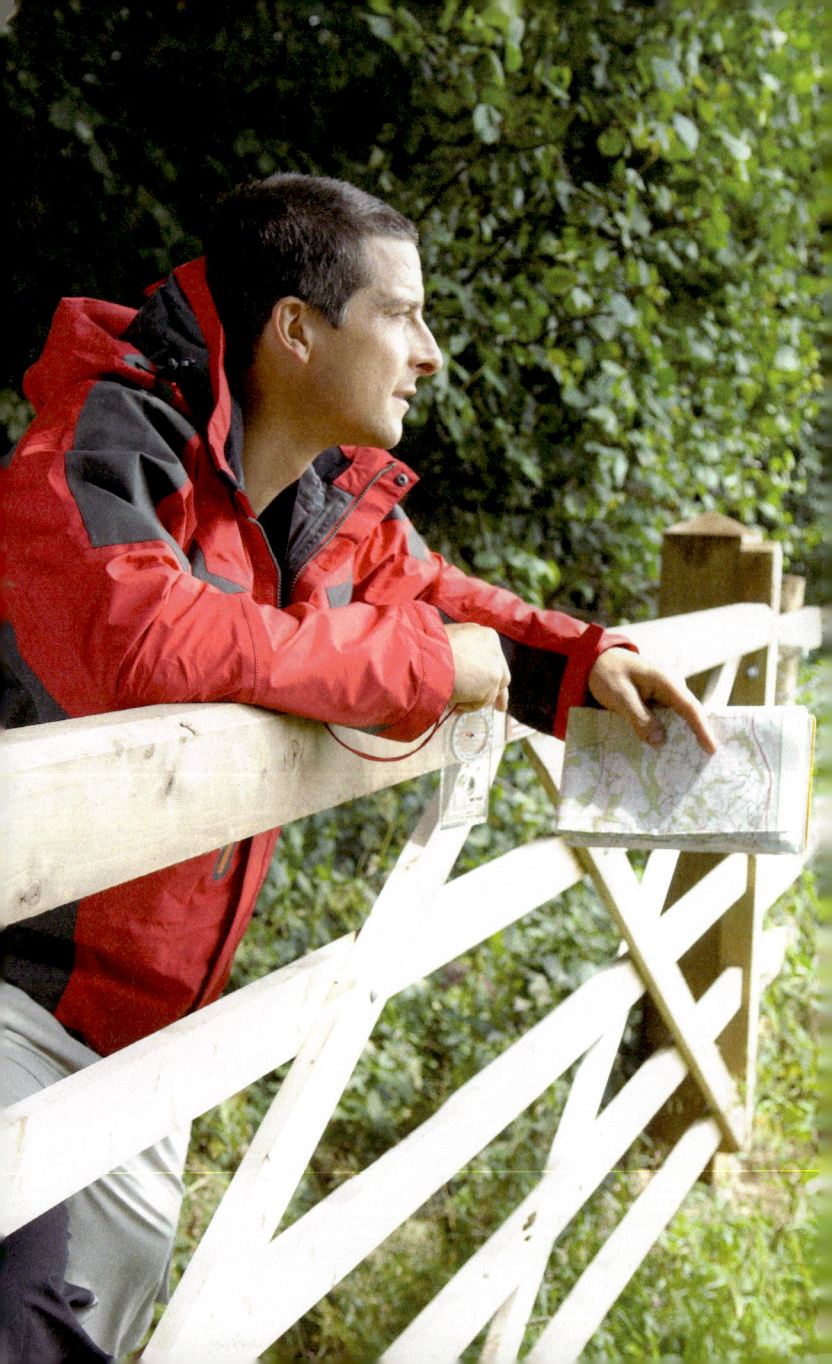

7

EIN PFADFINDER WERDEN

Wie Sie sicher und effizient bei jeder Wetterlage und in jedem Gelände navigieren

Pfadfinder haben Fähigkeiten, die sie von fast allen anderen Menschen unterscheiden. Die Fertigkeit, sich selbst und Ihre Weggefährten zielsicher, selbstbewusst und korrekt bei jeder Wetterlage durch jedes Gelände navigieren zu können, kann lebensrettend sein. Und es ist nicht nur eine Fertigkeit für die Antarktis oder den Amazonas. Wenn Sie im Gelände leben, sind Sie immer dem Wetter ausgesetzt, und wenn Sie effizient navigieren können, kann das entscheidend für den Erfolg oder den Misserfolg einer Expedition sein.

Jeder, der ins Gelände hinausgeht, sollte sein Bestes tun, um seine eigenen Pfadfindermethoden zu verfeinern, anstatt sich auf das Geschick der anderen zu verlassen. Wahrscheinlich werden Sie sich in unbekanntem Terrain bewegen, und wenn das geschieht, ist jeder womöglich auf sich allein gestellt. Gruppen werden getrennt und es kommt zu Verletzungen. Was, wenn Sie die einzige Person sind, die noch fit genug ist, um zu gehen und Hilfe zu holen? Es könnte Ihnen, und zwar Ihnen ganz allein, obliegen, alle anderen aus der Gefahrenzone zu navigieren.

Kompass und Kartenarbeit

Der Kompass gehört zu den ältesten Navigationswerkzeugen der Menschheit. Die Leute verwenden ihn seit Jahrhunderten – schon bevor sie wussten, *warum* er funktioniert, und bloß bemerkten, *dass* er funktioniert.

| Wie Kompasse funktionieren

Sie können auf sehr einfache Art und Weise Ihre eigene Version eines dieser frühen Kompasse improvisieren, und Sie werden dadurch eine Menge lernen. Alles, was Sie brauchen, sind ein paar Nadeln, ein paar Weinkorken, ein Stabmagnet und eine

Schüssel Wasser. Streichen Sie unter Verwendung des einen Endes des Stabmagneten eine Nadel mehrmals in dieselbe Richtung. Das wird die Nadel magnetisieren. Stecken Sie die Nadel der Länge nach durch die Mitte eines Korkens und lassen Sie den Korken dann in einer Schüssel mit Wasser treiben. Wiederholen Sie das Prozedere mit mehreren Nadeln und Korken, und Sie werden feststellen, dass sie alle in die dieselbe Nord-Süd-Richtung zeigen.

Jeder, der mal mit Magneten herumgespielt hat, weiß, dass die ungleichen Enden – oder Pole – einander anziehen, während gleiche Pole einander abstoßen. Der Kompass, der aus einer magnetisierten Nadel im Wasser besteht, tut genau dasselbe. Die Erde hat ihr eigenes Magnetfeld. Das eine Ende der magnetisierten Nadel wird in Richtung des einen Endes der magnetischen Polarität der Erde gezogen – das wir magnetischen Norden nennen –, während das andere Ende abgestoßen wird.

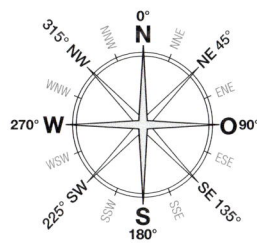

| Die Peilung

Die Peilung ist die Ausrichtung eines Punktes in Relation zum Norden. Würden wir die Punkte eines Kompasses verwenden, um den Standort von etwas zu beschreiben, wären wir ziemlich beschränkt – wenn wir vage sagen, dass etwas im Nordosten liegt, kann das tatsächlich bedeuten, dass es sich überall zwischen Norden und Osten befindet. Diese Angabe ist nicht sehr hilfreich. Stattdessen teilen wir die Richtungen in 360 Grade auf, wobei Norden, wie in der Abbildung gezeigt, bei 0 Grad liegt.

Wenn wir also sagen, dass unser Ziel beispielsweise 13 Grad oder 228 Grad von unserer aktuellen Position entfernt liegt, ist dies eine sehr viel genauere Art und Weise, die Richtung zu beschreiben, in die wir gehen müssen.

| Die beiden Nordpole und die magnetische Abweichung

Es gibt ein Problem, wenn man den magnetischen Nordpol als Referenzpunkt für die Navigation verwendet: Er verändert sich, und zwar drastisch. Geologen haben entdeckt, dass das Magnetfeld der Erde seine Polarität im Lauf der Erdgeschichte tatsächlich mehrmals umgekehrt hat, und niemand weiß wirklich, warum das so ist. Wir wissen auch, dass der magnetische Nordpol sich verschiebt. Momentan befindet er sich irgendwo über Nordkanada. Es ist daher wichtig, sich daran zu erinnern, dass der magnetische Nordpol keine genaue Position ist, sondern eher ein Bereich, in dem die Linien der Erdmagnetkraft zusammenlaufen.

Wenn Ihre Karten irgendeinen Nutzen haben sollen, müssen sie in Relation zu einem festen Punkt gezeichnet sein, nicht in Relation zu einer Gegend, die sich ohnehin bewegt. Der feste Punkt, den Kartografen verwenden, ist der Nordpol. In navigationstechnischer Hinsicht wird er als geografischer Nordpol bezeichnet.

Hier haben wir also das Problem: Der Norden auf Ihrer Landkarte ist nicht dasselbe wie der Nordpol auf Ihrem Kompass. Das Ganze wird noch dadurch erschwert, dass hier ein verwirrendes Szenario zu berücksichtigen ist. Stellen Sie sich vor, Sie stehen mit einem Kompass in einem Gelände in England, und zwar dem geografischen Nordpol zugewandt. Ihr Kompass, der auf den magnetischen Nordpol zeigt, wird in einem bestimmten Winkel stehen. Stellen Sie sich nun vor, dass Sie zwischen dem geografischen Nordpol und dem magnetischen Nordpol stehen, und zwar dem geografischen Nordpol zugewandt. Ihr Kompass wird hinter Sie zeigen, und zwar in einem völlig anderen Winkel, als es in England der Fall war. Daraus lernen wir, dass die Diskrepanz zwischen dem magnetischen Nordpol und dem geografischen Nordpol *sich abhängig von Ihrem Standort auf der Erdoberfläche verändert.*

Der Unterschied zwischen dem geografischen Nordpol und dem magnetischen Nordpol wird magnetische Abweichung genannt und ändert sich im Lauf der Zeit. Wenn Sie einen Kompass korrekt verwenden wollen, müssen Sie die magnetische Abweichung Ihrer Position kennen. Einer guten Landkarte sollten Sie das entnehmen können.

Während ich dies schreibe, blicke ich auf eine Karte der Ordnance Survey, der amtlichen Landesvermessung, auf der steht: »Der magnetische Nordpol befindet sich im Juli 2006 schätzungsweise 3,35 Grad westlich des Gitternord. Die jährliche Verschiebung beträgt etwa 40 Kilometer in östlicher Richtung.« (Gitternord ist die dritte Art von Nordpol, aber im Vereinigten Königreich liegt er so nahe beim geografischen Nordpol, dass es kaum einen Unterschied macht.) Damit weiß ich alles, was ich wissen muss, um die Karte und den Kompass zusammen zu verwenden. Wenn Ihre Karte Ihnen nicht die magnetische Abweichung Ihrer Position angibt, können Sie diese auf folgender Website nachsehen: www.ngdc.noaa.gov/geomag/declination.shtml.

Alles, was Sie nun brauchen, sind der Breitengrad und der Längengrad Ihrer Position. Es versteht sich von selbst, dass Sie diese Berechnungen anstellen sollten, bevor Sie zu Ihrem Ausflug starten.

Auf den folgenden Seiten werden Sie Anpassungen für die magnetische Abweichung machen müssen. Manchmal muss dafür die magnetische Abweichung hinzuaddiert und manchmal muss sie subtrahiert werden. Vielleicht wollen Sie gerne den folgenden Spruch auswendig lernen, der den Mitgliedern der Streitkräfte beigebracht wird, damit sie sich leicht daran erinnern, ob die magnetische Abweichung addiert oder subtrahiert werden muss.

Grid to mag[netic]: add | Mag[netic] to grid: get rid
Gitternord zu Magnetisch-Nord: addiere |
Magnetisch-Nord zu Gitternord: subtrahiere

Das funktioniert, wenn Sie eine magnetische Abweichung nach Westen haben. Wenn die Abweichung östlich ist, wird umgekehrt gerechnet.

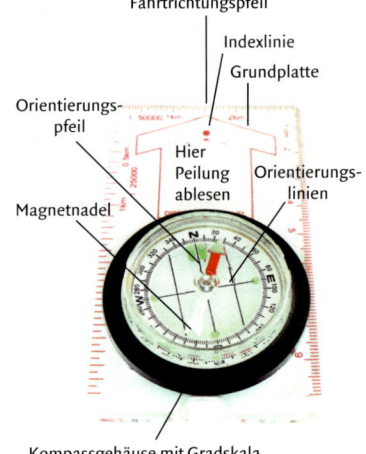

Kompassgehäuse mit Gradskala

| Kompasstypen

Es gibt verschiedene Kompasstypen. Für unsere Zwecke eignet sich am besten der Silva-Typ.

Dieser Kompasstyp hat eine Nadel, die in Flüssigkeit liegt, sodass sie an einem zu starken Zucken gehindert wird, außerdem eine feste Grundplatte und eine Skala mit Peilungsgraden, die rundherum kenntlich gemacht sind, sodass Sie eine Peilung setzen und die magnetische Abweichung ausgleichen können.

⚠ VERSTECKTE GEFAHREN ⚠

Es ist sehr wichtig, dass Sie lernen, die magnetische Abweichung zu verstehen und zu verwenden. Es klingt vielleicht wie eine kleine Zahl, aber drei Grad, die Sie vergessen zu addieren, machen 50 Meter Kursabweichung für jeden Reisekilometer aus. Wenn Sie versuchen, zu einem Unterstand oder an einen sicheren Ort zu gelangen, kann das in der Tat ernsthafte Folgen haben.

Die Kompassnadel wird immer zum stärksten Magnetfeld weisen, das sie finden kann. In neun von zehn Fällen wird dies das Magnetfeld der Erde sein, aber manchmal können örtliche Magnetfelder den Messwert verzerren. Diese Magnetfelder können menschengemacht (Uhren, unterirdische Rohre und Eisenbahnschienen können magnetische Felder haben) oder natürlich sein (einige Felsen können zum Beispiel magnetisch sein, wenn sie Metallerze enthalten). Machen Sie regelmäßige Kompassmessungen, und wenn Sie den Verdacht haben, dass etwas Ihre Messung beeinflusst, verändern Sie die Position ein wenig und machen eine neue.

TRAININGSÜBUNGEN

Sie sollten wissen, wie Sie Ihren Kompass und Ihre Karte zusammen verwenden, bevor Sie ins Gelände aufbrechen. Wenn Sie mitten im Nirgendwo feststecken, der Nebel sich senkt und Regen vorhergesagt wird, ist das kein guter Zeitpunkt, mit dem Lernen anzufangen. Beschaffen Sie sich also einen Kompass des Silva-Typs und eine Ordnance-Survey-Karte der Gegend, in der Sie leben, und fangen Sie an zu üben. Es spielt keine Rolle, ob Sie in einer Stadt leben: Dort gilt dasselbe Prinzip. Es ist außerdem sehr hilfreich, zu wissen, wie man um Hindernisse (wie Stadtzentren) herumnavigiert.

IMPROVISIEREN IM GELÄNDE

Sie können unter Verwendung einer Nähnadel einen improvisierten Kompass anfertigen. Magnetisieren Sie die Nadel, indem Sie sie mehrmals an Ihrem Haar reiben. Stellen Sie dabei sicher, dass Sie jedes Mal in dieselbe Richtung reiben. Legen Sie die Nadel auf ein Laubblatt oder ein Stück Papier und lassen Sie sie in einer Pfütze oder einer Schüssel mit Wasser treiben. Sie sollte sich in nordsüdlicher Richtung ausrichten. Beobachten Sie die Sonne, um Norden und Süden zu bestimmen: Vormittags wird sie im Osten stehen, nachmittags im Westen. Denken Sie daran, dass die

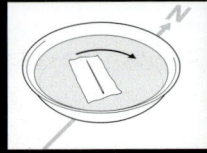 magnetische Aufladung der Nadel nur kurze Zeit anhalten wird – wenn Sie den Vorgang wiederholen wollen, müssen Sie sie wieder aufladen, indem Sie sie an Ihrem Haar reiben.

| Karte und Kompass zusammen benutzen

Es gibt sechs grundlegende Fertigkeiten, die Sie beherrschen müssen, wenn Sie lernen, eine Karte und einen Kompass zusammen zu benutzen. Zunächst einmal erscheinen sie vielleicht kompliziert, aber mit zunehmender Übung werden sie Ihnen in Fleisch und Blut übergehen.

Einer Peilung folgen

Das ist eine wesentliche Navigationstechnik. Wenn Sie Ihr Ziel sehen, können Sie Ihren Kompass verwenden, um herauszufinden, in welcher Peilung es liegt. Während Sie sich Ihrem Ziel nähern, können Sie dann stets überprüfen, ob Sie in die richtige Richtung unterwegs sind, selbst dann, wenn Sie Ihr Ziel mal aus dem Blick verlieren. Und es ist überraschend, wie häufig das passiert, wenn Sie draußen im Gelände sind: entweder weil es gegen Abend dunkel wird oder weil Ihre Sicht durch Nebel oder Regen getrübt wird oder weil sich die Geländeverhältnisse verändern und Ihre Sicht einschränken. So folgen Sie einer Peilung:

1. Halten Sie den Kompass so, dass der Fahrtrichtungspfeil auf Ihr Ziel zeigt.
2. Drehen Sie die Kompassskala so, dass sich der Orientierungspfeil mit der Magnetnadel deckt. *Denken Sie daran, das Nordende der Nadel zu verwenden (das normalerweise*

rot ist) und nicht das Südende – sonst wird es darauf hinaus-
laufen, dass Sie 180 Grad in die falsche Richtung gehen.

3. Der Fahrtrichtungspfeil sollte sich nun mit Ihrer Peilung decken. Um eine Berücksichtigung der magnetischen Abweichung müssen Sie sich keine Gedanken machen, da Sie Ihr Ziel in Relation zu Ihrem aktuellen Standort, nicht in Relation zu einer Karte darstellen.

4. Solange Sie nun Ihre Kompassskala in derselben Position halten, wird Ihr Fahrtrichtungspfeil, immer wenn Sie Ihren Orientierungspfeil mit der Nadel zur Deckung bringen, auf Ihr Ziel entlang der Peilung, der Sie folgen wollen, zeigen.

Eine Karte ausrichten

Wenn Sie in einem unbekannten Gebiet eine Karte nutzen, müssen Sie sicherstellen, dass die Karte »ausgerichtet« ist – dass sie in die richtige Richtung zeigt. Dazu müssen Sie die magnetische Abweichung der Gegend kennen. Eine gute Karte sollte diesen Wert zeigen. Wenn das nicht der Fall ist, informieren Sie sich entsprechend, bevor Sie aufbrechen.

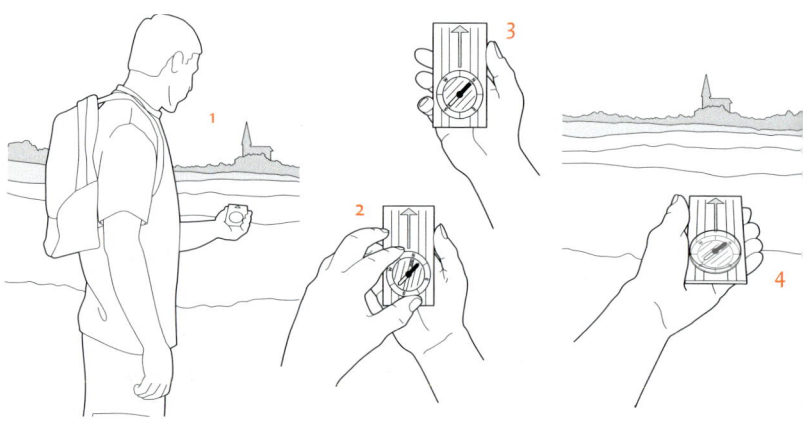

1. Drehen Sie die Kompassskala so, dass die magnetische Abweichung gegen die Indexlinie angezeigt wird. Wenn die magnetische Abweichung für die Gegend also 3 Grad westlich beträgt, sollte diese Zahl mit dem Zeiger in Deckung gebracht werden. »Mag[netic] to grid: get rid« – Magnetisch-Nord zu Gitternord: subtrahiere. Die Skala sollte so ausgerichtet werden, dass der Zeiger auf eine Peilung von 357 Grad weist.

2. Legen Sie den Kompass so auf die Karte, dass der Fahrtrichtungspfeil parallel zu den vertikalen Gitterlinien ist und auf die Oberseite der Karte zeigt.

3. Indem Sie sowohl die Karte als auch den Kompass in dieser Position halten, drehen Sie beide so, dass der Orientierungspfeil und die Nadel zur Deckung gelangen.

4. Nun ist Ihre Karte ausgerichtet und Sie sollten die Angaben aus der Karte in Ihrer Umgebung erkennen können.

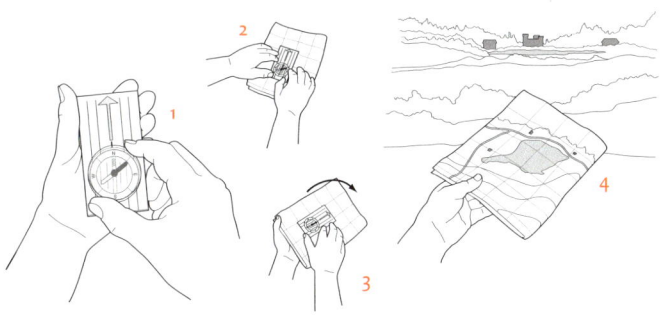

Einen Kompass ausrichten

Wenn Sie eine Karte haben und feststellen können, wo Sie sind und wohin Sie wollen, dann können Sie wie folgt Ihren Kompass ausrichten, sodass er Sie dauerhaft in die richtige Richtung weist.

1. Platzieren Sie den Kompass auf Ihrer Karte und verbinden Sie unter Verwendung der langen Seite Ihren Ausgangspunkt und den Zielpunkt.
2. Drehen Sie die Kompassskala so, dass die Orientierungslinien parallel zu den vertikalen Gitterlinien auf der Karte sind.
3. Nehmen Sie den Kompass von der Karte und verwenden Sie die Kompassskala, um die magnetische Abweichung für Ihre Gegend zu addieren (»grid to mag: add« – Gitternord zu Magnetisch-Nord: addiere). Wenn Ihre ursprüngliche Peilung 58 Grad betrug und Ihre örtliche magnetische Abweichung 3 Grad westlich ist, richten Sie Ihren Kompass so aus, dass die Indexlinie 61 Grad anzeigt.
4. Drehen Sie nun den ganzen Kompass so, dass die Nadel und der Orientierungspfeil deckungsgleich sind. Ihr Fahrtrichtungspfeil zeigt nun den Weg an, den Sie gehen müssen. Denken Sie daran, Ihre Peilung in kurzen, regelmäßigen Abständen zu überprüfen.

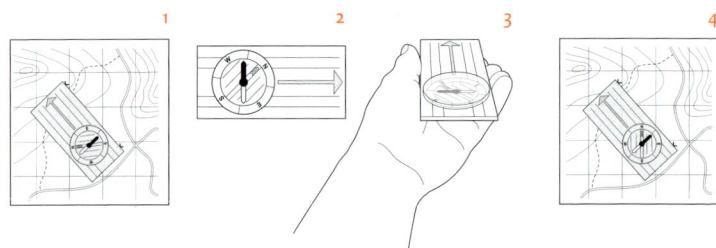

Wie Sie auf einer Karte die exakte Position eines sichtbaren Orientierungspunktes ausmachen

Der Fachbegriff für diesen Vorgang lautet »Vorwärtsschneiden«. Es handelt sich dabei um eine bewährte Armeemethode zum Lokalisieren feindlicher Positionen, Ziele und Gefahrenbereiche.

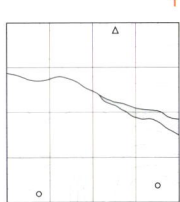 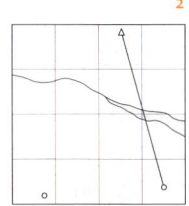 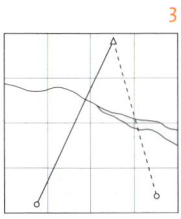

1. Lokalisieren Sie mindestens zwei Positionen, die Sie auf einer Karte identifizieren können. Sie müssen das Objekt, das Sie darzustellen versuchen, aus beiden Positionen sehen können.

2. Nehmen Sie an der ersten Position eine Peilung zu dem Objekt hin. Gleichen Sie die magnetische Abweichung aus (»mag to grid: get rid« – Magnetisch-Nord zu Gitternord: subtrahiere). Verwenden Sie Ihren Kompass, um auf dieser Peilung eine Linie von Ihrer Position zu ziehen.

3. Gehen Sie zur zweiten Position und wiederholen Sie den Vorgang. Die beiden Linien werden sich am Ort Ihres Objekts schneiden.

4. Wenn Sie noch eine dritte Position hinzunehmen können, wird der Schnittpunkt genauer, da Sie ihn dann »trianguliert« haben.

Rückwärtige Peilungen

Wenn Sie zu Ihrem Ziel gelangt sind, haben Sie oft nur die Hälfte der Aufgabe erfüllt. Manchmal müssen Sie nämlich auch an den Rückweg denken. Wenn Sie Ihre Route dargestellt haben, indem Sie Peilungen genommen haben, ist es nützlich zu wissen, dass Sie den Vorgang auch umkehren können, indem Sie rückwärtige Peilungen verwenden. Wenn Sie 200 Schritte von A nach B bei einer Peilung von 60 Grad gegangen sind, können Sie von B nach A zurückkehren, indem Sie 200 Schritte bei einer Peilung von 240 Grad gehen.

Um eine rückwärtige Peilung zu bestimmen, müssen Sie die folgende Berechnung durchführen:

Wenn Ihre ursprüngliche Peilung weniger als 180 Grad betrug, addieren Sie 180 Grad, um die rückwärtige Peilung zu berechnen.

Wenn Ihre ursprüngliche Peilung mehr als 180 Grad betrug, subtrahieren Sie 180 Grad, um die rückwärtige Peilung zu berechnen.

Machen Sie sich keine Sorgen, wenn Sie diese Formel vergessen. Sie werden es schon merken, wenn Sie es falsch gemacht haben, denn Sie werden dann zu einer rückwärtigen Peilung von weniger als 0 Grad oder mehr als 360 Grad kommen, was keinen Sinn ergibt.

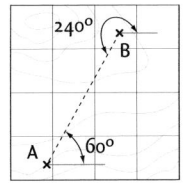

Wie Sie auf einer Karte Ihre exakte Position ausmachen

Der Fachbegriff dafür lautet »Rückwärtsschneiden«. Wenn Sie mit einer Karte und einem Kompass im Gelände unterwegs sind und zwar Ihr Gebiet, aber nicht Ihre genaue Position kennen, können Sie Ihren exakten Standort ausmachen, indem Sie rückwärtige Peilungen verwenden.

1. Lokalisieren Sie zwei geografische Merkmale oder Orientierungspunkte, die Sie sowohl in der Landschaft als auch auf Ihrer Karte identifizieren können. Wenn möglich, wählen Sie diese so, dass sie zu Ihrer Position einen Winkel von 90 Grad bilden. (Das können Sie natürlich nur schätzen, da Sie ja Ihre Position nicht genau kennen.)

2. Nehmen Sie eine Peilung in Richtung eines der Orientierungspunkte. Gleichen Sie die magnetische Abweichung aus: »mag to grid: get rid« – Magnetisch-Nord zu Gitternord: subtrahiere.

3. Nun, da Sie die richtige Peilung kennen, müssen Sie noch die rückwärtige Peilung berechnen. Verwenden Sie auf Ihrer Karte Ihren Kompass, um eine Linie von dem Orientierungspunkt auf einer rückwärtigen Peilung zu Ihrem ungefähren Standort zu ziehen.

4. Machen Sie dasselbe mit dem zweiten Orientierungspunkt. Die beiden Linien sollten sich an Ihrem genauen Standort schneiden. Wenn Sie triangulieren können, indem Sie drei Orientierungspunkte verwenden, erhalten Sie eine noch genauere Anzeige.

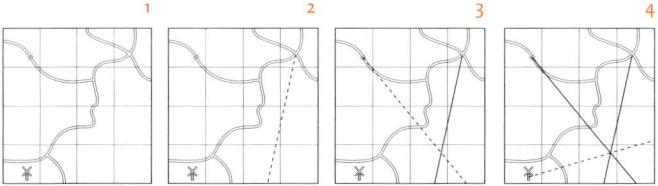

| Hindernisse

Theoretisch sollten Sie in der Lage sein, direkt zu Ihrem Ziel zu navigieren, indem Sie eine Karte und einen Kompass verwenden. In der Praxis zeigt sich ein unbekanntes Gebiet allerdings weniger freundlich. Sehr wahrscheinlich werden Sie, wenn Sie einer Peilung folgen, auf irgendein Hindernis stoßen – vielleicht ein Graben oder eine Klippenwand –, um das Sie herumnavigieren müssen. Möglicherweise können Sie das durch gutes Hinsehen schaffen, aber oft ist das nicht möglich. Also müssen Sie die folgende Methode erlernen.

Wenden Sie sich Ihrer Peilung zu. Drehen Sie sich nun um 90 Grad in eine beliebige Richtung. Gehen Sie in diese Richtung, und zählen Sie dabei Ihre Schritte. Sobald das Hindernis umgangen ist, drehen Sie sich wieder um 90 Grad, sodass Sie parallel zu Ihrer ursprünglichen Peilung stehen. Gehen Sie vorwärts, und drehen Sie sich, wenn möglich, noch einmal um 90 Grad, sodass Sie mit der ursprünglichen Anzahl an Schritten zu der Linie Ihrer ursprünglichen Peilung zurückgehen können. Drehen Sie sich erneut um 90 Grad – nun sollten Sie wieder auf dem richtigen Kurs sein.

Karten lesen

Im Vereinigten Königreich können wir zum Glück sehr hochwertige Karten von der Ordnance Survey beziehen. Nicht alle Karten sind so gut. Sie müssen also sicherstellen, dass Sie sie möglichst gut nutzen. Dafür gibt es ein paar einfache Regeln.

Die meisten Karten haben eine Legende, die sollten Sie genau studieren. Eine gute Karte enthält eine große Menge sehr detaillierter Informationen, aber wenn Sie nicht begreifen, was all die Symbole bedeuten, dann können Sie nie den vollen Nutzen daraus ziehen. Sobald Sie die Legende der Karte gelesen und verstanden haben, müssen Sie das Alter der Karte prü-

fen, damit Sie die aktuelle magnetische Abweichung herausfinden können.

Und dann müssen Sie noch feststellen, welchen Maßstab
Ihre Karte hat, und sich die Bedeutung der Höhenlinien klar-
machen.

| Der Maßstab

Der Maßstab ist ein Größenverhältnis. Je größer der Maßstab
Ihrer Karte ist, desto detaillierter ist sie. Der Maßstab der von
Ihnen gewählten Karte hängt davon ab, wofür Sie sie nutzen.
Zum Beispiel wäre eine detaillierte, großmaßstäbliche Karte
für einen Jagdflieger, der über die von ihr gezeigte Gegend in
Sekunden hinwegrast, völlig nutzlos. Aus demselben Grund
würde ein Bodensoldat eine kleinmaßstäbliche Luftfahrtkarte
ebenso nutzlos finden, da sie die von ihm benötigten Details
nicht in ausreichendem Maße anzeigt.

Alle Karten geben Ihnen genau an, welchen Maßstab sie haben. Für Pfadfinderzwecke ist ein kleiner Kartenmaßstab von
1:50 000 gut geeignet, 1:25 000 ist fantastisch (je kleiner die
Zahlen im Verhältnis sind, desto detaillierter ist die Karte).

Ein Maßstab von 1:50 000 bedeutet, dass jeder Einheit auf
der Karte 50 000 Einheiten in der Realität entsprechen. Eine
andere Formulierung ist »zwei Zentimeter zu einem Kilometer«: Zwei Zentimeter auf der Karte entsprechen einem
Kilometer in der Realität. Oder noch einfacher: Ein Kästchen
ist ein Kilometer (das gilt auch für Karten mit einem Maßstab
von 1:25 000). Wenn Sie den Maßstab Ihrer Karte kennen, können Sie Entfernungen leichter beurteilen.

Einige Kompasse haben Maßstabsregeln auf der Seite der
Grundplatte, die Entfernungen aus üblichen Maßstäben in
reale Entfernungen umrechnen. Das erspart Ihnen die eigene
Rechenarbeit.

| Höhenlinien

Karten sind flach. Die Erdoberfläche hingegen ist es nicht. Wie kann eine Karte also Höhe darstellen?

Höhenlinien sind die Linien auf einer Karte, die Gegenden mit derselben Höhe verbinden. Auf einer Karte im Maßstab 1:50000 werden sie normalerweise in 10-Meter-Abständen eingezeichnet. Auf einer Karte im Maßstab 1:25000 werden sie üblicherweise in 5-Meter-Abständen eingezeichnet. Auf einer guten Karte sind einige Höhenlinien mit Höhenangaben versehen (siehe Abbildung).

Sie werden sich bald daran gewöhnen, Höhenlinien auf einen Blick zu interpretieren. Die Faustregel lautet, dass viele eng beieinanderliegende Höhenlinien auf ein starkes Gefälle hinweisen. Wenn sie größere Abstände haben, ist das Gefälle

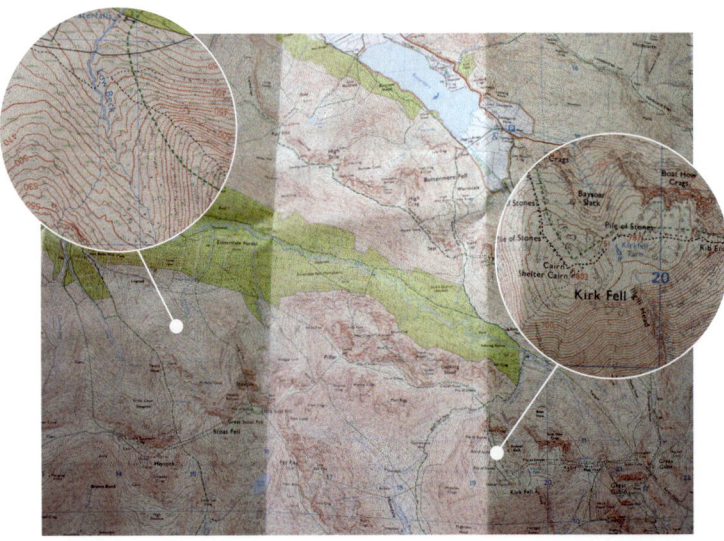

Für den erfahrenen Navigator zeichnen diese Linien ein Bild des vor ihm liegenden Geländes.

hingegen nur leicht, und wenn es gar keine Linien gibt, ist das Gelände flach. Wenn Sie im Umgang mit Karten erfahrener sind, werden Sie zunehmend bestimmte geografische Merkmale anhand der Form der Höhenlinien erkennen.

Die Wahl der Route

In aller Regel haben Sie eine bestimmte Route mit einem festen Start- und Zielpunkt im Kopf. In diesem Fall ist es wichtig, dass Sie die Karte gut studieren, bevor Sie starten. Selbst wenn Sie zu einer Gruppe gehören, in der die Verantwortung für die Navigation bei jemand anderem liegt, sollten Sie sich im Voraus mit einer Karte beschäftigen und die voraussichtliche Route nachvollziehen.

Es ist keine gute Idee, zu einer Wanderung zu starten, ohne Ahnung von der bevorstehenden Route zu haben. Die Vorbereitung ist entscheidend. Bei der Planung einer Route sind verschiedene Dinge zu beachten:

⊙ Zugangswege. Wenn Sie mit einem Fahrzeug ins Gelände gebracht werden, prüfen Sie Ihre Karte ganz genau, um sicherzustellen, dass die Zugangswege geeignet sind. Viele sind es nämlich nicht, und wenn Sie nicht an Ihren Ausgangspunkt gelangen, ist Ihre Expedition vorbei, bevor sie begonnen hat.

⊙ Lagerplätze. Wo werden Sie Ihr Lager aufschlagen, wenn Sie eine Nacht oder mehrere Nächte im Freien bleiben? Denken Sie an Zugang zu Wasser, Brennstoff und Unterständen. Ist das Gelände ungeschützt oder offen? Brauchen Sie ein Zelt oder werden Sie in einem Gelände sein, in dem alles vorhanden ist, was Sie zum Bau von Unterständen brauchen?

⊃ Wie sieht das Gelände auf Ihrer Route aus? Führt der Weg Sie steile Steigungen hinauf, sodass Sie schneller erschöpft sind und die Wegstrecke, die Sie an einem Tag gehen können, sich verringert?

⊃ Führt Ihre Route Sie über Wasser? Wenn ja, wie werden Sie es überqueren? Müssen Sie einen kilometerweiten Umweg machen, um eine Brücke zu finden? Wird der Boden wahrscheinlich gut drainiert und trocken oder sumpfig und schwer begehbar sein? (Beim Special-Air-Service-Auswahlverfahren haben wir gelernt, die kleinen Symbole auf einer Karte zu fürchten, die »sumpfigen Boden« anzeigen. Das war oft die denkbar größte Untertreibung, da wir stundenlang durch knietiefe Pampe wateten!)

⊃ Führt Ihre Route Sie über die Baumgrenze hinaus? Das ist die Höhe, über der keine Bäume mehr wachsen, im Allgemeinen weil dort die Temperaturen zu niedrig sind. Expeditionen jenseits der Baumgrenze erfordern besondere Fertigkeiten und spezielle Kleidung und Ausrüstung – Bergzelte wegen der Winde, Kleidung für kaltes Wetter, Klettereisen, falls es eisig ist, sowie Zusatzbrennstoff, da es kein Brennholz gibt.

⊃ Gibt es genug geografische Merkmale und Orientierungspunkte, anhand derer Sie Peilungen nehmen und präzise navigieren können?

⊃ Wie sind die vorherrschenden Wetterverhältnisse? Wie wird das Gelände auf Ihrer Route dadurch beeinflusst?

Wenn Sie nicht vorhaben, sich selbst mehr als nötig herauszufordern, sollten Sie immer die Route wählen, die in geografischer Hinsicht am wenigsten Widerstand bietet. Sanfte Hügel, bewährte Wege und natürliche Wasserstraßen werden Ihre Expedition möglicherweise weniger gefährlich machen.

Zeit und Entfernung

Es ist wichtig zu wissen, wie weit Sie schon gereist sind und wie weit der Weg ist, den Sie noch vor sich haben. In der heutigen Zeit der Verkehrsschilder und Tachometer sind wir daran gewöhnt, solche Informationen abrufen zu können, wenn wir den ganzen Tag über im Auto sitzen. Dann ist es im Gelände sicher auch so, oder?

Leider nicht! Entfernungen zu Fuß auf wechselndem, hügeligem Gelände zu messen, ist bekanntermaßen schwierig. Karten geben Ihnen eine Vorstellung von der Entfernung in direkter Luftlinie, aber dabei sind keine Berge, Täler und andere Hindernisse berücksichtigt. Eine Annäherung ist das Beste, was Sie erreichen können. Gleichwohl gibt es Situationen, in denen eine annähernde Bestimmung von Entfernung und Zeit nicht nur nützlich, sondern auch absolut notwendig ist.

Ich erinnere mich daran, dass ich während meines Special-Air-Service-Auswahlverfahrens einmal ein kleines Kontrollpunktzelt auf einer der Witterung ausgesetzten, morastigen Hochebene in einer windigen, winterlichen Schneenacht ausfindig gemacht habe. Ich war bereits seit 17 Stunden unterwegs, ich fror, ich war nass und hatte Hunger. Es war der letzte Kontrollpunkt, den ich lokalisieren musste, bevor ich aus den Bergen wieder zurück zu den Lastwagen aufbrechen konnte. Ich hatte fast keine Sicht mehr, als ich mich in einem Torfkrater zusammenkauerte, um die Karte zu studieren. Mein Ziel war nur 250 Meter entfernt, aber ich wusste, dass ich stundenlang dort oben bleiben und bei dieser schlechten Sicht verloren umherirren würde, wenn ich einen Fehler machte. Ich brauchte länger als sonst, um eine richtige Peilung mit der magnetischen Abweichung und der Anzahl der Schritte zu berechnen.

Ich zählte meine Schritte gewissenhaft und am Ende des Abschreitens rutschte ich eine morastige Böschung hinunter und landete tatsächlich auf der Oberseite des Zeltes, das mein Ziel gewesen war. Ich dachte: *Gut gemacht, Bear!* Das Führungspersonal, das sich im Zelt befand, war jedoch weniger begeistert, als ein Stiefel mit Schuhgröße 46 die Zeltklappe zerriss!

Es gibt verschiedene Methoden, die wir zum Messen und Schätzen von Entfernung und Zeit im Gelände verwenden.

| Die Naismith-Regel

Die Naismith-Regel ist eine Faustregel, die Ihnen eine grobe Vorstellung davon gibt, wie lange Sie für eine Strecke oder eine Teilstrecke wahrscheinlich brauchen werden. Sie wurde von William Naismith, einem schottischen Bergsteiger, gegen Ende des 19. Jahrhunderts erarbeitet und wird heute noch immer verwendet.

Die Naismith-Regel besagt, dass Sie für jeweils fünf Kilometer Wegstrecke eine Stunde einplanen sollten und noch einmal eine zusätzliche halbe Stunde für jeweils 300 Meter Steigung. Eine Wanderung von 15 Kilometern mit einer Steigung von 500 Metern sollte also etwa vier Stunden dauern.

Es gibt natürlich alle möglichen beeinflussenden Variablen: Ihre allgemeine Fitness, das Gewicht Ihres Rucksacks, die Schroffheit des Geländes und die Wetterbedingungen sind immer starke Faktoren. Viele Leute haben versucht, die Naismith-Regel mithilfe aller möglichen komplizierten Schaubilder und Tabellen zu perfektionieren, aber Tatsache ist nun mal, dass jeder Mensch anders ist. Je mehr Sie wandern, desto besser werden Sie in Ihrer Einschätzung, wie lange Sie dafür brauchen, unterschiedliche Geländetypen zu durchqueren. Die Naismith-Regel kann als Ausgangspunkt für Ihre persönliche Formel dienen. Probieren Sie sie also aus und passen Sie sie so an, dass sie zu Ihrem individuellen Schritttempo und Ihrer Fitness passt. Sie sollten auch daran denken, dass Gruppen in der Regel langsamer vorankommen als Einzelpersonen, da sie nur so schnell wie ihr langsamstes Mitglied gehen können.

| Wie Sie Ihr Augenmaß nutzen

Wenn wir ein Objekt in der Ferne betrachten, laufen die Sichtlinien unserer beiden Augen zusammen.

Unser Gehirn lernt, dass das Zusammentreffen der Sichtlinien unserer Augen in einem bestimmten Winkel mit einer bestimmten Entfernung verbunden ist. (Wenn Sie mal gesehen haben, wie ein Baby versucht, nach einem Spielzeug zu greifen, werden Sie festgestellt haben, dass das Baby zuerst ungeschickt ist und es nicht schafft. Der Grund dafür ist, dass sein Gehirn noch nicht die Entfernungen gelernt hat, die mit dem Zusammentreffen der Sichtlinien verbunden sind.)

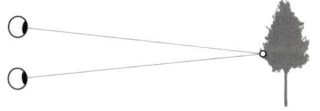

Es gibt jedoch verschiedene Umweltfaktoren, die unser Gehirn dazu bringen, uns Streiche zu spielen. Dadurch können Entfernungen kleiner oder größer erscheinen, als dies tatsächlich der Fall ist. Wenn Sie Entfernungen im Gelände effektiv beurteilen wollen, müssen Sie sich der folgenden Faktoren bewusst sein:

Dinge erscheinen Ihnen näher, als sie es wirklich sind, wenn ...

- ⮕ es ein sehr klarer Tag ist,
- ⮕ die Sonne in Ihrem Rücken steht,
- ⮕ Sie niedriger stehen als das Objekt, das Sie beobachten,

- das Objekt größer ist als andere Dinge in seiner Umgebung,
- zwischen Ihnen und dem Objekt ein nicht einsehbares Gelände ist.

Dinge erscheinen weiter entfernt, als sie es wirklich sind, wenn…

- schlechte Lichtverhältnisse herrschen,
- die Sonne in Ihre Richtung scheint,
- das Objekt kleiner ist als andere Dinge in seiner Umgebung,
- Sie sich hinlegen,
- Sie über ein Tal hinweg- oder eine Straße entlangblicken.

| Einklammern

Einklammern ist eine militärische Methode, die zur Bestimmung von Entfernungen verwendet wird. Wenn Artilleriegranaten auf eine feindliche Position gefeuert werden, ist die Entfernung zwischen der Artillerie und dem Ziel oft unbekannt oder nur annähernd bekannt. In solchen Fällen wird die Artillerie zunächst über das Ziel hinausschießen und anschließend knapp vor das Ziel schießen. Durch diese beiden Parameter wird sie eine Vorstellung davon gewinnen, wohin sie schließlich zielen muss.

Dieselbe Methode kann für nicht militärische Zwecke verwendet werden. Zwar ist es unter Umständen nicht möglich, eine Entfernung genau zu bestimmen, aber man kann häufig schätzen, dass der Punkt, der Ihr Ziel ist, beispielsweise nicht weniger als 800 Meter und nicht mehr als einen Kilometer entfernt ist. Wenn Sie dann über einen Kilometer gehen, ohne Ihr beabsichtigtes Ziel zu erreichen, wissen Sie, dass Sie falsch gelaufen sind.

Eine andere Einklammerungsmethode besteht darin, dass Sie Ihre »nicht weniger als«- und »nicht mehr als«-Zahlen verwenden, um eine tatsächliche Entfernung zu schätzen. Wenn etwas also nicht weniger als 800 Meter und nicht mehr als einen Kilometer entfernt ist, können Sie den Durchschnitt dieser beiden Zahlen bilden und sagen, dass Ihr Objekt etwa 900 Meter entfernt ist.

Ebenso ist es bei der Planung einer Route sehr hilfreich, wenn Sie sich Ihren Weg als eine Reise zwischen Orientierungspunkten vorstellen, anstatt auf einer genauen Punkt-zu-Punkt-Navigation zu bestehen. Einem Weg, der von auffälligen Merkmalen gesäumt ist, können Sie schneller und einfacher folgen als einer im Voraus festgelegten geraden Linie.

Das Einklammern ist eine unglaublich nützliche Methode, da es die Präzision überflüssig macht, die Sie im Gelände ohnehin nur selten erreichen können.

| Maßeinheiten

Wenn Sie wie die meisten Leute sind, werden Sie es wahrscheinlich schwierig finden, Entfernungen in Metern zu schätzen. Selbst wenn Sie sich sicher genug fühlen, um einen Orientierungspunkt, sagen wir mal, 200 Meter entfernt zu schätzen, ist nicht garantiert, dass die Person, der Sie das beschreiben, genau beurteilen kann, was das bedeutet. Nutzerbezogene Maße sind eine andere militärische Methode, dieses Problem zu umgehen, indem Entfernungen in Form allgemein bekannter Objekte beschrieben werden – zum Beispiel Football-Spielfelder oder Swimmingpools. Für viele Leute ist »zwei Football-Spielfelder« eine aussagekräftigere Schätzung als »etwa 200 Meter«.

Denken Sie beim Schätzen von Entfernungen im Gelände daran, dass es keinen Preis für mathematische Genauigkeit gibt. Es ist viel besser, die Dinge in einer leicht verständlichen Weise zu beschreiben.

| Die Augenscheinmethode

Eine dritte Methode zur Beurteilung der Entfernung ist die Augenscheinmethode, bei der die Genauigkeit, mit der Sie eine Person sehen können, Ihnen in etwa sagt, wie weit entfernt diese Person ist.

Bei 100 Metern ist die Person deutlich zu sehen.

Bei 200 Metern lässt sich die Hautfarbe gerade noch feststellen, alle anderen Details sind deutlich zu sehen.

Bei 300 Metern ist der Körperumriss deutlich zu sehen, die meisten anderen Details sind verschwommen.

Bei 400 Metern ist der Körperumriss deutlich zu sehen, alle anderen Details sind verschwommen.

Bei 500 Metern erscheint der Körper kegelförmig, der Kopf ist verschwommen.

Bei 600 Metern ist der Körper keilförmig, der Kopf ist nicht sichtbar.

Diese Entfernungen ändern sich natürlich, je nachdem, wie gut jemand sieht und wie klar die Sicht ist.

| Methoden des Abschreitens

Wenn Sie wissen, wie lang Ihre Schritte durchschnittlich sind, können Sie diese Zahl zur Schätzung von Entfernungen verwenden. Um dies herauszufinden, machen Sie 100 Schritte bis zu einer Entfernung, die Sie bereits kennen, zum Beispiel auf einer Rennbahn. Teilen Sie diese Entfernung durch 100, und Sie erhalten die durchschnittliche Länge eines Schritts. Wiederholen Sie dieses Prozedere und nehmen Sie den Durch-

BEARS GEHEIME PFADFINDERTIPPS

Den Überblick über die Anzahl Ihrer Schritte zu behalten, kann ein echtes Problem darstellen, insbesondere dann, wenn Sie ziemlich lange Entfernungen messen – die kleinste Ablenkung wird dazu führen, dass Sie Ihre Schrittzählung vergessen. Sie können ein Pedometer (Schrittzähler) verwenden, ein technisches Gerät, das jedes Mal, wenn Sie einen Schritt machen, ein Pendel schwingt und mitzählt. Allerdings sind Pedometer im Gelände relativ unzuverlässig. Eine ganz gute Armeemethode besteht darin, einen Klickzähler zu verwenden – Sie haben wahrscheinlich schon gesehen, dass Flugbegleiter einen solchen Zähler nutzen, um die Anzahl der Fluggäste zu prüfen. Alle zehn Schritte machen Sie einen Klick, die Anzahl an Klicks wird gezählt – zehn Klicks bedeuten 100 Schritte. Oder Sie füllen eine Ihrer Hosentaschen mit kleinen Steinen. Jedes Mal, wenn Sie 100 Schritte gegangen sind, legen Sie einen Stein in Ihre andere Hosentasche. So haben Sie eine greifbare Erinnerung daran, wie weit Sie gekommen sind. Alternativ können Sie auch Perlen auf einer Schnur wie einen Abakus verwenden.

schnitt Ihrer Ergebnisse. Dann erhalten Sie einen guten Richtwert.

Meine bevorzugte Methode ist, sagen wir mal, 100 Meter zu gehen und die Anzahl der gegangenen Schritte zu zählen. Wiederholen Sie das mehrmals und nehmen Sie den Durchschnitt. Nun wissen Sie in etwa, wie viele Schritte Sie für eine Entfernung von 100 Metern brauchen.

Natürlich gibt es bei dieser Methode ein paar Probleme. Wenn Sie im Gelände sind, wird die Länge Ihrer Schritte durch die Geländebeschaffenheit bestimmt: Wenn Sie einen felsigen

Hang hinaufgehen, machen Sie kleinere Schritte als in flachem Gelände. Es lohnt sich jedoch, die Länge der eigenen Schritte zu kennen. Sie können nie wissen, wann Ihnen das aus der Klemme hilft.

| Fünf Hauptfaktoren bei der Navigation

Mein abschließender Tipp zum Navigieren mit einer Karte und einem Kompass ist folgender: Sie können sich darauf verlassen, dass eine Kombination vieler verschiedener Faktoren Ihnen die richtigen Informationen gibt. Konzentrieren Sie sich nicht nur auf die Peilung. Die Hauptfaktoren, auf die Sie sich berufen sollten, sind die Peilung, die Entfernung, die Zeit, die Merkmale und der Hintergrund.

1. Peilung – welcher Peilung sollte ich folgen?
2. Entfernung – wie weit ist mein nächstes Ziel entfernt?
3. Zeit – wie lange sollte es laut der Naismith-Regel dauern, bis ich mein nächstes Ziel erreicht habe?
4. Merkmale – welche herausragenden Merkmale oder Orientierungspunkte sollte ich auf dem Weg sehen (beispielsweise ein Kanal zu meiner Linken oder ein Wald zu meiner Rechten)?
5. Hintergrund – was werde ich erreichen oder sehen, woraus ich entnehmen kann, dass ich über das Ziel hinausgeschossen bin? (Wenn ich zum Beispiel bergab gehe, muss ich zu weit gegangen sein.)

Das sind die fünf Hauptprinzipien, die ich zum Navigieren verwende, und sie haben mir des Öfteren die Haut gerettet.

Satellitengestützte Navigationsverfahren (GPS)

GPS wurde ursprünglich vom US-Verteidigungsministerium für militärische Zwecke entwickelt, und GPS-Produkte sind ein wesentlicher Teil der Ausrüstung eines Soldaten der Special Forces. Heutzutage sind sie natürlich allgemein verbreitet – die Leute haben sie in ihren Autos und sogar in ihren Handys. Diese cleveren kleinen Geräte nutzen Satelliten, die die Erde umkreisen. Das Gerät erfordert klare »Sicht« von zumindest drei dieser Satelliten, um die Position des Nutzers zu triangulieren. GPS wird fast täglich besser. Es gibt nun sogar GPS-Geräte mit »Tiefenwirkung«, die entwickelt wurden, um beispielsweise durch ein dickes Blätterdach im Dschungel hindurch zu funktionieren – damit werden sie zu potenziellen Lebensrettern für Truppen, die in einem solchen Gebiet operieren.

GPS kann unglaublich nützlich sein. Wenn Sie ein GPS-Gerät haben und es in Ihrem Rucksack nicht zu viel Platz wegnimmt, nehmen Sie es auf jeden Fall mit! Sie sollten sich allerdings nie – und das kann ich gar nicht genug betonen – so weit auf Ihr GPS verlassen, dass Ihre grundlegenden Navigationsfertigkeiten darunter leiden. Mit GPS-Geräten kann zu viel schiefgehen: Wenn es nicht funktioniert und Sie nicht wissen, wie man aus einem unbekanntem Gebiet hinausnavigiert, haben Sie ein Problem. Das ist ein gutes Beispiel dafür, dass eine Technologie zwar einen großen Vorteil bieten kann, aber andererseits auch einen miserablen Ersatz für gut trainierte Fertigkeiten zum Überleben in der freien Natur darstellt.

Navigieren mithilfe der Sterne

Navigieren mithilfe der Sterne – Astronavigation – ist eine der ältesten Navigationsmethoden der Menschheit. Es ist auch ziemlich klar, warum das so ist. Die Sterne waren vor den Karten und Kompassen da und *lange* vor dem GPS! Astronavigation wurde traditionellerweise von Seeleuten angewandt, die aufgrund fehlender fester Orientierungspunkte inmitten des Ozeans, anhand derer sie Peilungen hätten nehmen können, den Mond und insgesamt 57 Navigationssterne verwendeten, um ihren Weg zu finden.

Wenn Sie in einer klaren Nacht auf dem Lande, wo es kein Umgebungslicht gibt, das Ihnen die Sicht verdirbt, in den Himmel hinaufblicken, kann die Anzahl und Klarheit der Sterne atemberaubend sein – meiner Meinung nach ist das eines der Highlights, wenn man sich in der Wildnis aufhält. Es kann aber auch etwas einschüchtern: Wie werden Sie bei so vielen Sternen da droben jemals lernen, welche Sie in die richtige Richtung führen? Und bewegen sie sich nicht auch noch?

Mag sein, dass Astronavigation ein sehr gründliches Studium erfordert. Aber auch schon Grundkenntnisse können äußerst hilfreich sein, wenn Sie bei Nacht navigieren, denn Sie können die Sterne nutzen, um die Richtung zu bestimmen. Welche Sterne Sie als Anhaltspunkte nehmen, hängt davon ab, in welcher Hemisphäre Sie sich befinden.

Die nördliche Hemisphäre

In der nördlichen Hemisphäre ist der nützlichste Stern der Nordstern (Polaris). Wenn Sie auf diesen Stern zugehen, gehen Sie immer in Richtung Norden – und von dort können Sie die anderen Himmelsrichtungen ableiten.

Entgegen einem weit verbreiteten Glauben ist der Nordstern *keineswegs* der hellste Stern am Himmel. Er lässt sich jedoch leicht lokalisieren, wenn Sie lernen, diese drei Konstellationen 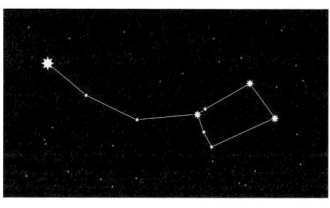 zu erkennen: Ursa Minor (der Kleine Wagen), Ursa Major (der Große Wagen oder der Pflug) und Kassiopeia.

Der Nordstern ist der letzte Stern in der Deichsel des Kleinen Wagens (siehe Abbildung oben).

Der Kleine Wagen ist jedoch nicht immer zu sehen. Wenn dies der Fall ist, müssen Sie nach dem Großen Wagen und Kassiopeia Ausschau halten (siehe Abbildung unten).

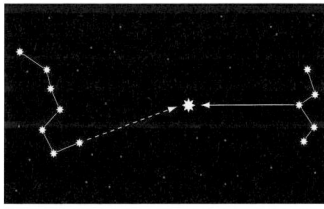 Wenn Sie von den beiden Sternen am Ende des Wagenkastens des Großen Wagens eine gerade Linie ziehen, werden Sie zu Polaris gelangen. Diese Strecke ist etwa viermal so lang wie die Strecke zwischen den letzten beiden Sternen des Großen Wagens und liegt auf einer Verlängerung dieser Linie. Kassiopeia sieht wie ein schiefes W oder M aus, das auf der Seite liegt. Wenn Sie einer geraden Linie vom zentralen Stern des Sternbildes Kassiopeia folgen, erreichen Sie ebenfalls Polaris. Er liegt etwa in der Mitte zwischen den beiden Sternbildern.

Die südliche Hemisphäre

Polaris ist vom Großteil der südlichen Hemisphäre aus nicht sichtbar. Dort müssen Sie also ein anderes Sternbild verwenden: das Kreuz des Südens. Das wird Ihnen dabei helfen, herauszufinden, in welcher Richtung Süden liegt.

Stellen Sie sich vor, dass Sie die lange Achse des Kreuzes des Südens auf ihre fünffache Länge verlängern. Folgen Sie von diesem imaginären Punkt am Himmel einer vertikalen Linie nach unten in Richtung Erde. Die Richtung von Ihrem Standort zu diesem Punkt auf dem Boden ist dann Süden.

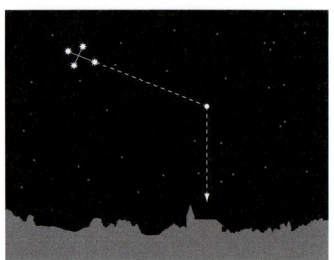

| Was, wenn der Himmel bewölkt ist?

Astronavigation setzt natürlich voraus, dass man die Sterne sehen kann. Wenn der Himmel bewölkt ist, können Sie nicht viel tun. Wenn es jedoch nur leicht bewölkt ist, können Sie immer noch herausfinden, ob ein bestimmter Stern im Norden, Süden, Osten oder Westen liegt, indem Sie seine Bewegung am Himmel beobachten. Nehmen Sie zwei Pfähle und stecken Sie diese in einer Entfernung von etwa 60 Zentimetern in den Boden. Der hintere Pfahl muss kürzer sein als der vordere. Bringen Sie dabei die beiden Pfahlspitzen in eine Linie mit Ihrem Stern, sodass Sie auf alle drei gleichzeitig entlang derselben Linie blicken. Fahren Sie mit Ihrer Beobachtung fort. Nach einer Weile wird der Stern sich im Verhältnis zu den beiden statischen Pfahlspitzen weiterbewegt haben.

In der nördlichen Hemisphäre gilt:

- Bewegung nach links bedeutet, dass der Stern sich im Norden befindet.
- Bewegung nach rechts bedeutet, dass der Stern sich im Süden befindet.
- Bewegung nach oben bedeutet, dass der Stern sich im Osten befindet.
- Bewegung nach unten bedeutet, dass der Stern sich im Westen befindet.

In der südlichen Hemisphäre ist es umgekehrt:

- Bewegung nach links bedeutet, dass der Stern im Süden ist.
- Bewegung nach rechts bedeutet, dass der Stern im Norden ist.
- Bewegung nach oben bedeutet, dass der Stern im Westen ist.
- Bewegung nach unten bedeutet, dass der Stern im Osten ist.

Wenn sich der Stern überhaupt nicht bewegt, dann haben Sie Schwein gehabt: Das ist der Nordstern!

Navigieren mithilfe der Sonne

Die Sonnennavigation ist wie die Astronavigation eine althergebrachte Methode, den Weg zu finden. Es gibt zwei Methoden, dies zu tun:

Die Stabmethode

Diese Methode funktioniert in nördlichen gemäßigten Klimazonen (vom Wendekreis des Krebses bis zum Nördlichen Polarkreis) und in südlichen gemäßigten Zonen (vom Wendekreis des Steinbocks bis zum Südlichen Polarkreis).

Suchen Sie einen geraden, etwa einen Meter langen Stab, und stecken Sie ihn dort in den Boden, wo er einen eindeutigen Schatten wirft. Markieren Sie den Punkt, auf den die Spitze des Schattens fällt. (1) Warten Sie etwa 15 Minuten. Der Schatten wird sich bewegen. Markieren Sie die Spitze des zweiten Schattens. Ziehen Sie eine Linie von der ersten zur zweiten Markierung und etwa 30 Zentimeter darüber hinaus. (2) Stellen Sie sich mit Ihrem linken Fuß auf den ersten Punkt und mit Ihrem rechten Fuß auf den zweiten. (3) Wenn Sie in einer nördlichen gemäßigten Zone sind, sind Sie nun in etwa dem Norden zugewandt, in einer südlichen gemäßigten Zone sind Sie in etwa dem Süden zugewandt.

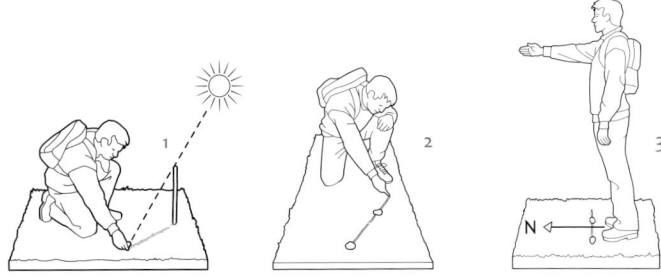

Die Uhrenmethode

Das ist eine ganz praktische Methode, um eine grobe Richtung zu bestimmen, aber sie ist nicht so exakt wie die vorgestellte Stabmethode. Je näher Sie dem Äquator sind, desto weniger genau ist sie.

Um sich mithilfe Ihrer Uhr zu orientieren, müssen Sie sicherstellen, dass sie die genaue Ortszeit zeigt. Wenn eine Stunde Sommerzeit hinzukommt, müssen Sie die Uhr um eine Stunde zurückstellen.

Wenn Sie in der nördlichen Hemisphäre sind, halten Sie Ihre Uhr flach, sodass der Zeiger auf die Sonne zeigt. Das klappt ganz gut, indem Sie die Uhr auf eine flache Oberfläche legen und dann mit Ihren Augen auf Höhe der Uhr gehen. Ziehen Sie nun eine imaginäre Linie von der Mitte der Uhr, die den Winkel zwischen dem Stundenzeiger und der Zahl 12 auf dem Zifferblatt in der Mitte teilt. Diese Richtung ist Süden.

In der südlichen Hemisphäre müssen Sie die Zahl 12 auf Ihrer Uhr auf die Sonne ausrichten und dann den Winkel zwischen dem Stundenzeiger und 12 Uhr in der Mitte teilen. Diese Richtung ist Norden.

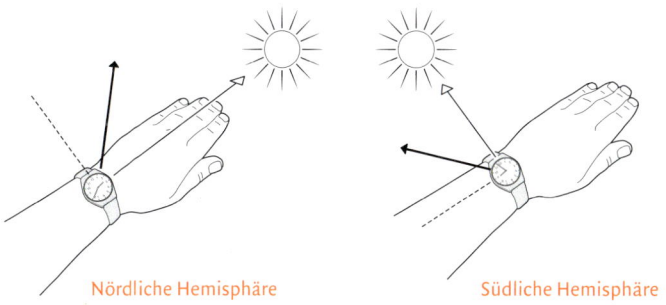

Nördliche Hemisphäre   Südliche Hemisphäre

Wetterweisheiten

Zunächst einmal eine Warnung: Wettervorhersagen sind eine komplizierte Angelegenheit. Professionelle Meteorologen haben alle Arten von komplizierten Geräten und Computersimulationssystemen, und manchmal (tatsächlich ziemlich oft) liegen sogar sie falsch.

Gleichwohl kann die Natur Ihnen ein paar deutliche Hinweise darauf geben, wie das Wetter wird. Sie müssen nur lernen, wie diese Hinweise zu interpretieren sind. Im Gelände ist das eine unerlässliche Fertigkeit: Wenn man nämlich von schlechtem Wetter erwischt wird, kann das nicht nur lästig und unangenehm sein. Es kann lebensbedrohlich werden.

Erst kürzlich wurde ich in einer der Gegenden der USA, die am stärksten durch wechselhafte Wetterverhältnisse geprägt sind, von einem Gewitter überrascht – in den Black Hills von Dakota. Der Donner, der Blitz und der niederprasselnde Regen waren so heftig, dass man kein Gespräch führen konnte – nicht einmal, wenn man schrie. Nur eine halbe Stunde früher hatte es noch eine sanfte Brise und Sonnenschein gegeben. Also habe ich Idiot mich zu einem Nickerchen verleiten lassen. Tja, wir können nicht immer alles richtig machen ...

| Wolken

Man braucht keine großen Insiderinformationen, um eine große, schwere Sturmwolke zu erkennen. Wir alle haben solche Wolken schon gesehen. Wenn Sie jedoch etwas mehr über andere Wolken und ihr Verhalten wissen, werden Sie beim Vorhersagen des Wetters sehr viel besser sein.

Wenn Sie eine Wolke ansehen, müssen Sie zwei Dinge bestimmen: ihre Höhe und ihre Form. Es gibt drei verschiedene Höhenniveaus von Wolken:

- ➲ Hohe Wolken (über 6000 Meter) haben Namen, die den Wortbestandteil Cirrus enthalten.
- ➲ Mittelhohe Wolken (zwischen 2000 und 6000 Meter) haben Namen, die mit dem Wortbestandteil Alto beginnen.
- ➲ Niedrige Wolken (unter 2000 Meter) haben alle möglichen verschiedenen Namen.

Es gibt drei grundlegende Wolkenformen:

- ➲ Cirruswolken sind federförmige Wolken.
- ➲ Stratiforme Wolken sind schichtförmige Wolken.
- ➲ Cumuluswolken sind haufenförmige Wolken.

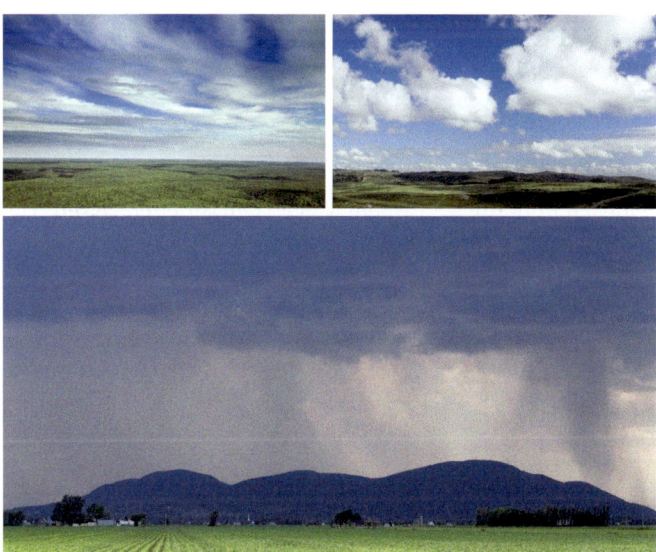

Wolken verhalten sich meistens so, wie sie aussehen –
wenn sie bösartig oder gutartig aussehen, dann sind sie es wahrscheinlich auch!

Wenn Sie die Höhe und die Art einer Wolke feststellen können, dann können Sie mit einer gewissen Genauigkeit vorhersagen, welche Art von Wetter zu erwarten ist.

	Wolken-art	Beschreibung	Wahrscheinliches Wetter
Hohe Wolken	Cirrus	Dünne, feine Streifen/»Stuten-schwänze«	Gutes Wetter, dann Regen (Beachte: Cirruswolken sind schwierig zu interpretieren. Einige dichtere Arten von Cirruswolken zeigen keinen Wetterwechsel an.)
	Cirro-cumulus	»Makrelenhimmel«/»gewellter Sand«	Regenschauer
	Cirro-stratus	Formlose Wolke/Lichthofeffekt	Regen
Mittelhohe Wolken	Alto-cumulus	Gekräuselte Haufenwolke	Regenschauer
	Alto-stratus	Wässerige Sonne	Regen
Niedrige Wolken	Strato-cumulus	Gehäufte Schicht-wolke	Kein Wetterwechsel
	Stratus	Formlose Schicht-wolke	Nieselregen
	Nimbo-stratus	Hoch aufgehäufte Schichtwolke	Sturm
	Cumulus	Aufgehäufte lockere Wolke	Gutes Wetter
	Cumulo-nimbus	Lockere, sehr hoch aufgehäufte Wolke	Gewitter

| Wind

Wind kann unvorhersehbar und schwierig zu interpretieren sein. Verschiedene Gegenden haben ihre unterschiedlichen vorherrschenden Winde und werden von ihren jeweiligen Warm- und Kaltfronten beeinflusst. In gemäßigten Regionen gibt es jedoch eine Faustregel, die die Seitenwinde-Regel genannt wird. Stellen Sie sich mit dem Rücken zum Wind und suchen Sie nach mittelhohen oder hohen Wolken. Wenn diese sich in der nördlichen Hemisphäre von links nach rechts bewegen, können Sie mit schlechtem Wetter rechnen. Wenn sie sich hingegen von rechts nach links bewegen, können Sie damit rechnen, dass das Wetter besser wird. In der südlichen Hemisphäre ist es natürlich umgekehrt.

Windgeschwindigkeiten interpretieren

Schiffe auf offener See sind starken Winden besonders ausgesetzt, aber historisch gab es ein Problem mit der Beschreibung dieser Winde: Was für den einen eine sanfte Brise war, empfand der andere als starke Brise. Im 19. Jahrhundert machte ein britischer Admiral namens Francis Beaufort sich an den Versuch, die Art und Weise, wie Windgeschwindigkeiten beschrieben werden, zu standardisieren. Die Beaufort-Skala wird heute noch immer verwendet (1 Knoten = 1,852 km/h).

Beaufort-Zahl	Beschreibung des Windes	Windgeschwindigkeit in Knoten	Mögliche Auswirkungen des Windes
0	Windstille	< 1	Rauch steigt vertikal auf
1	Leiser Zug	1 bis 3	Die Windrichtung wird durch die Ablenkung von Rauch, aber nicht durch eine Wetterfahne angezeigt

Beaufort-Zahl	Beschreibung des Windes	Windgeschwindigkeit in Knoten	Mögliche Auswirkungen des Windes
2	Leichte Brise	4 bis 6	Wind im Gesicht spürbar; Blätter rascheln; Wetterfahne bewegt sich im Wind
3	Schwache Brise	7 bis 10	Blätter und Zweige in ständiger Bewegung; der Wind lässt eine leichte Flagge flattern
4	Mäßige Brise	11 bis 16	Staub und loses Papier werden aufgewirbelt; die kleinen Zweige von Bäumen bewegen sich
5	Frische Brise	17 bis 21	Kleine Bäume beginnen zu schwanken; auf Binnengewässern bilden sich kleine Wellen mit Wellenkämmen
6	Starker Wind	22 bis 27	Große Zweige von Bäumen beginnen sich zu bewegen; Telegrafenkabel pfeifen; Schirme lassen sich nur schwer verwenden
7	Steifer Wind	28 bis 33	Ganze Bäume bewegen sich; es wird etwas schwierig, gegen den Wind zu gehen; in den obersten Geschossen von Wolkenkratzern ist unter Umständen ein Schwanken zu spüren
8	Stürmischer Wind	34 bis 40	Zweige brechen von Bäumen ab; große Schwierigkeiten beim Gehen gegen den Wind
9	Sturm	41 bis 47	Leichte Schäden an Gebäuden; Schornsteinaufsätze und Dachschindeln fallen herunter
10	Schwerer Sturm	48 bis 55	Bäume werden entwurzelt; ausgedehnte Schäden an Gebäuden

Beaufort-Zahl	Beschreibung des Windes	Windgeschwindigkeit in Knoten	Mögliche Auswirkungen des Windes
11	Orkanartiger Sturm	56 bis 63	Großflächiger Schaden
12	Orkan	>64	Die ganze Landschaft wird verwüstet

Der Windkältefaktor

Der Wind kann sehr stark beeinflussen, wie warm es einem tatsächlich vorkommt. Der Windkältefaktor ist die scheinbare Temperatur, die Warmblüter unter windigen Wetterbedingungen spüren. Wenn Sie sich die folgende Tabelle ansehen, werden Sie sehen, welche Wirkung er hat. Wenn Sie also eine Expedition planen und Wind vorhergesagt wird, dann seien Sie achtsam: Es kann einen großen Einfluss darauf haben, welche Route Sie gehen und wie lang Ihre Expedition wahrscheinlich

Windkälteindex

	Temperatur (Grad Celsius)																	
Windstille	4	2	−1	−4	−7	−9	−12	−15	−18	−21	−23	−26	−29	−32	−34	−37	−40	−43
8	2	0	−4	−7	−10	−14	−17	−21	−24	−27	−30	−33	−37	−40	−43	−47	−49	−54
16	1	−3	−6	−9	−13	−16	−20	−23	−27	−30	−33	−37	−41	−44	−47	−51	−54	−58
24	0	−4	−7	−10	−14	−18	−22	−25	−28	−32	−36	−39	−42	−46	−50	−53	−57	−61
32	−1	−4	−8	−12	−16	−19	−23	−26	−30	−34	−37	−41	−44	−48	−52	−56	−59	−63
40	−2	−5	−9	−13	−16	−20	−24	−27	−31	−35	−38	−42	−46	−50	−53	−57	−61	−64
48	−2	−5	−9	−13	−17	−21	−24	−28	−32	−36	−39	−43	−47	−51	−55	−58	−62	−66
56	−2	−6	−10	−14	−18	−22	−25	−29	−33	−37	−41	−44	−48	−52	−56	−60	−63	−67
64	−3	−7	−10	−14	−18	−22	−26	−30	−34	−38	−42	−46	−49	−53	−57	−61	−64	−68
72	−3	−7	−11	−15	−19	−23	−27	−31	−34	−38	−42	−46	−50	−54	−58	−62	−65	−69
80	−3	−7	−11	−16	−19	−23	−27	−31	−35	−39	−42	−47	−51	−55	−59	−63	−67	−71
88	−4	−8	−12	−16	−19	−24	−28	−32	−36	−39	−43	−48	−52	−56	−59	−63	−67	−72
96	−4	−8	−12	−16	−20	−24	−28	−32	−36	−40	−44	−48	−52	−56	−60	−64	−68	−72

Windgeschwindigkeit (Kilometer pro Stunde)

Zeit bis zur Erfrierung   30 Minuten   10 Minuten   5 Minuten dauern wird. Ich habe gelernt, dass es bei kaltem, nassem Wetter nur selten die Kälte ist, die einem zu schaffen macht. Es ist vielmehr der Wind, der den Schaden verursacht. Kälte und Nässe sind eine Sache – nehmen Sie noch Wind mit dazu und Sie haben eine möglicherweise lebensbedrohliche Kombination. Seien Sie sich dessen bewusst und handeln Sie entsprechend – schützen Sie sich so bald wie möglich vor dem Wind.

| Bauernregeln

Es erscheint vielleicht etwas seltsam, nach der wissenschaftlichen Präzision der Beaufort-Skala und des Windkälteindex nun über Bauernregeln zu reden. Die meisten dieser alten Redensarten haben aber tatsächlich einen wahren Kern – und sie werden Ihnen viel mehr im Gelände nützen, wo Sie oft schnelle Entscheidungen aufgrund kurzer Beobachtungen der Umweltbedingungen treffen müssen.

→ *Abendrot – Gutwetterbot' – Morgenrot mit Regen droht.*
Ein roter Himmel zur Abenddämmerung beruht oft darauf, dass die Sonne durch Staubpartikel hindurchscheint, die in einem Hochdruckgebiet in der Luft hängen. Hochdruck bringt oft trockene, warme Luft mit sich – und ist damit ein Bote guten Wetters. Wenn man morgens einen roten Himmel sieht, bedeutet das, dass im Osten, wo die Sonne aufgeht und sich an Ihnen vorbeibewegt hat, Hochdruck herrscht, dem wahrscheinlich ein Tiefdruckgebiet folgt. Tiefdruck bringt oft Feuchtigkeit mit sich. (Diese Theorie beruht auf der Annahme, dass das vorherrschende Wetter der nördlichen Hemisphäre sich von Westen nach Osten bewegt.) Verwechseln Sie nicht einen roten Himmel mit einer roten Sonne.

⮷ *Gibt Ring oder Hof sich Sonn' oder Mond, bald Regen und Wind uns nicht verschont.*
Diese Ringe werden durch Eiskristalle in hohen Cirrostratus-Wolken hervorgerufen und bringen sehr wahrscheinlich Regen.

⮷ *Wenn der Himmel gezupfter Wolle gleicht, das schöne Wetter bald dem Regen weicht.*
Cirruswolken gehen oft Wind und Regen voraus.

⮷ *Regenbogen windwärts bringt Regen; Regenbogen leewärts wird den Regen wegfegen.*
Wenn der Wind von einem Regenbogen aus in Ihre Richtung weht, bringt er oft den Regen, der den Regenbogen verursacht hat.

Notsignale

Die meisten von uns haben heutzutage Mobiltelefone und könnten sie benutzen, um im Fall einer Gefahrensituation einen Notruf abzusetzen. Es wäre dumm, diese überaus hilfreiche Funktion zu ignorieren. Nehmen Sie also Ihr Handy unbedingt mit.

Allerdings sollten Sie sich – ähnlich wie bei den GPS-Geräten – nicht nur auf Ihr Handy verlassen. Die Akkus sind immer zum falschen Zeitpunkt leer und in vielen Gebieten, in denen Sie sich aufhalten werden, wird das Funknetz wahrscheinlich nur lückenhaft sein. Sie müssen also wissen, wie man Notsignale mit traditionellen, altbewährten Methoden aussendet.

Feuer ist die effektivste Signalmethode. Ein Dreieck ist das internationale Notsignal. In Extremsituationen, bei denen es um Leben und Tod geht, wird also empfohlen, drei Feuerstellen zu errichten, um die Aufmerksamkeit überfliegender Flugzeuge zu erwecken. Wenn Sie allein sind, ist es allerdings oft zu schwierig, drei Feuer am Brennen zu halten, und auf jeden Fall ist für die meisten Zwecke ein großes, loderndes Feuer effektiver als drei kleinere.

Wenn Sie ein Signalfeuer errichten, müssen Sie dafür sorgen, dass es so schnell und heiß wie möglich brennt. Das wird in der Nacht eine maximale Lichtmenge sowie eine dicke, weiße Rauchwolke am Tag erzeugen – verwenden Sie nasse Blätter oder grünes Holz für den Rauch. (Rauchsignale sind natürlich nur an windstillen Tagen effektiv – starke Winde, Regen oder Schnee lassen den Rauch zerstieben.) Wenn Sie Fichtenbäume oder Birkenrinde in die Finger bekommen, werden Sie feststellen, dass diese extrem gut brennen. Stellen Sie nur sicher, dass das Feuer unter Kontrolle bleibt.

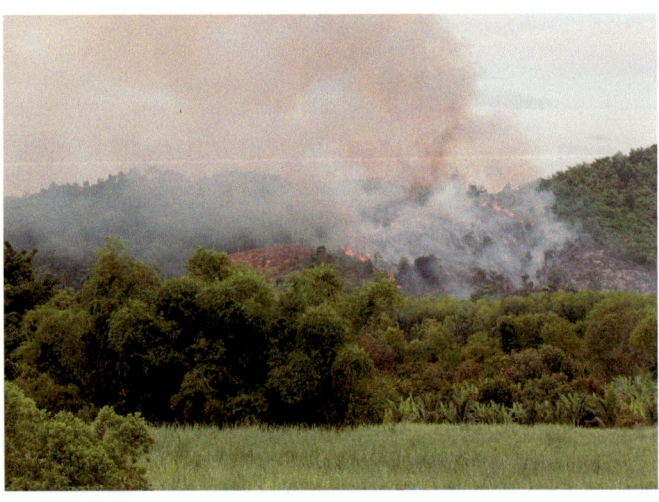

Feuer und Rauch sind ausgezeichnete Mittel, um einen Notfall zu signalisieren.

EINE LAGERFEUERGESCHICHTE
AUS DEM WAHREN LEBEN

Die Fähigkeit, eine Karte zu lesen und einen Kompass zu verwenden, ist grundlegend beim Pfadfinden und im Soldatenleben. Wenn Sie es nicht schaffen, an einen bestimmten Ort zu gelangen, können Sie auch nicht tun, was Sie eigentlich vorhatten. Eine Karte und einen Kompass lesen und interpretieren zu können, ist jedoch noch lange nicht alles, worauf es ankommt – Sie müssen darüber hinaus auch den Boden, das Wetter und alle Zeichen der Natur deuten können.

Noch bevor Baden-Powell die Pfadfinderbewegung gründete, erkannte er, wie wichtig das Lesen von Landkarten als eine der grundlegenden Fertigkeiten ist, die alle guten Pfadfinder und Soldaten haben sollten. Er erinnerte sich daran, wie er im Vorfeld des Burenkriegs, noch vor dem Ausbruch der Kampfhandlungen, zu einem Aufklärungseinsatz auf den Pässen der Drakensberge in Südafrika geschickt wurde. Nachdem er lange die Karte mit dem Gelände verglichen hatte, erkannte Baden-Powell, dass es eine Reihe von Abweichungen bei den Karten gab, die sie dabeihatten. Er meldete diese Entdeckung, da er wusste, dass sie in strategischer Hinsicht von entscheidender Bedeutung war. Der Wert seiner Entdeckung wurde jedoch damals nicht erkannt, und als der Burenkrieg ausbrach, waren seine Korrekturen der Karten nicht erfasst worden. Zu allem Übel wurde seine Warnung vor der Belagerung der Stadt Ladysmith – basierend auf seiner Kenntnis der Gegend – missachtet, und die Briten erlitten bei der folgenden Belagerung eine katastrophale Niederlage.

Von diesem Tag an bestand Baden-Powell darauf, dass all seine Truppen und folglich auch alle Pfadfinder gründliche Kenntnisse über Karten, Kompasse und das Lesen von Landkarten hatten. Noch wichtiger: Sie sollten dieses Wissen auch effektiv anwenden können.

Das Thema Kartenlesen oder zumindest die Genauigkeit, mit der jemand Landkarten liest, ist Anlass für so manchen Witz unter Soldaten – wenn die Navigation von jemandem zweifelhaft ist, lässt man es ihn nicht so schnell vergessen! Ich erinnere mich an einen Vorfall, als eine Patrouille sich bei einer Trainingsübung in der Wüste befand. Sie hatte die Aufgabe, einen Beobachtungsposten einzurichten, der ein kleines Dorf überblickte. Ein ortsansässiger Hubschrauberpilot wurde damit beauftragt, sie einzufliegen. Als er instruiert wurde, versicherte er dem Patrouillenkommandeur, dass er die Brücke über ein Wadi – ein ausgetrocknetes Flussbett – kannte, die auf der Karte markiert war. In Wahrheit setzte er die Patrouille jedoch bei einer Brücke ab, die sich 20 Kilometer nördlich von der richtigen befand, da die Brücken gleich aussahen und man »in der Gegend« war! Wie Sie sich denken können, hatte man in die Navigationskenntnisse dieses Piloten fortan kein Vertrauen mehr. Zum Glück passierte nichts Schlimmes, außer dass die Truppen einen sehr anstrengenden Marsch vor sich hatten, der der ganze Nacht dauerte, aber die Patrouille war froh über ihre Navigationskenntnisse, als man sich endlich dem korrekten Ausgangspunkt näherte.

Ein solcher Fehler kann manchmal sehr viel gefährlicher sein. Allzu oft werden die Rettungsdienste rausgerufen, um Leute in den Bergen und im Moor zu retten, die die Karte falsch interpretiert und sich hoffnungslos verirrt haben. Ein guter Pfadfinder sollte nie an einem solchen Vorfall schuld sein. Lernen Sie, wie man navigiert, üben Sie, sooft Sie können, und Sie werden nicht in der Statistik des Rettungsdienstes auftauchen oder, noch schlimmer, ein Opfer der Elemente werden.

Jeder kann grundlegende Fertigkeiten im Umgang mit Karte und Kompass lernen, und das kann Leben retten. GPS macht uns das Leben noch einfacher, aber vergessen Sie nie die Grundlagen. Schließlich sollten Sie immer, wenn Sie mit Ihren Freunden zum Üben rausgehen, jemandem sagen, wann und wo Sie unterwegs sind, was Ihre geplante Route ist und, sehr wichtig, wann Sie mit Ihrer Rückkehr rechnen. Denken Sie daran: Vertrauen Sie immer Ihrem Kompass und nicht Ihrem Instinkt. Der Kompass hat immer recht – zumindest wenn Sie kein Soldat sind, der beim Special-Air-Service-Auswahlverfahren die Route nicht rechtzeitig geschafft hat. In diesem Fall ist die Entschuldigung natürlich immer, dass der Kompass nicht richtig funktioniert hat.

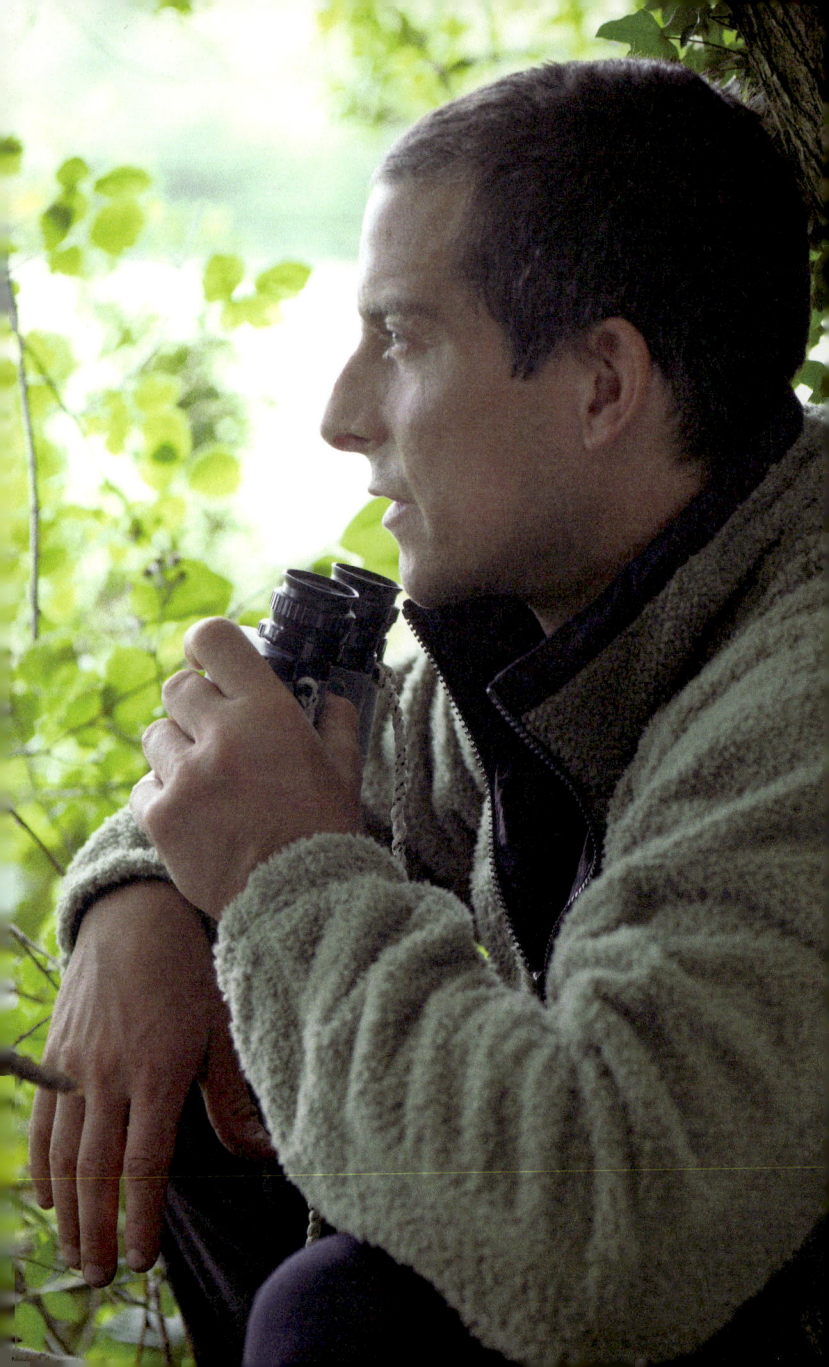

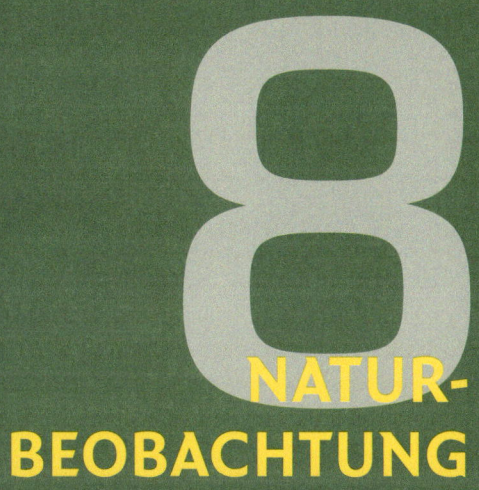

8

NATUR-BEOBACHTUNG

Wie Sie wilde Tiere erkennen,
ihre Fährten lesen,
sie anpirschen und aus der
Nähe beobachten

> »Jedes Tier ist interessant zu beobachten
> und es ist gleichermaßen schwierig,
> ein Wiesel oder einen Löwen anzupirschen.«

Lord Robert Baden-Powell, KCB (Knight Commander of the Order of Bath)

Das Land, das wir durchwandern, gehört uns nicht – wir teilen es mit Hunderten von anderen Lebewesen. Wenn Sie in der Kunst der Beobachtung ungeschult sind, ist es allerdings verzeihlich, dass Sie das vergessen. Bei einer Wanderung durch den Wald kann es oft den Anschein haben, dass es im kilometerweiten Umkreis keine Tiere gäbe. Das stimmt aber fast nie.

Wenn Sie wissen, wonach Sie suchen und wie man es findet, bietet die Natur Ihnen Zugang zu einer atemberaubenden Vielfalt wilder Tiere. Diesen Tieren in ihrem natürlichen Lebensraum zu begegnen, ist einer der größten Kicks beim Leben in der Wildnis. Es ist ein überwältigendes Erfolgserlebnis, wenn es Ihnen gelingt, einem wilden Tier dicht zu folgen und sich dann nahe genug heranzupirschen, um es fotografieren zu können, ohne dass es Ihre Anwesenheit bemerkt.

Wenn Sie diesen Kick erleben wollen, müssen Sie lernen, zu beobachten und sich zu verstecken. Das sind zwei Seiten derselben Medaille. Armeerekruten bringt man bei, dass Beobachten bedeutet, die Tarnung des Feindes zu durchschauen. Tarnung bedeutet, dass man es vermeidet, beobach-

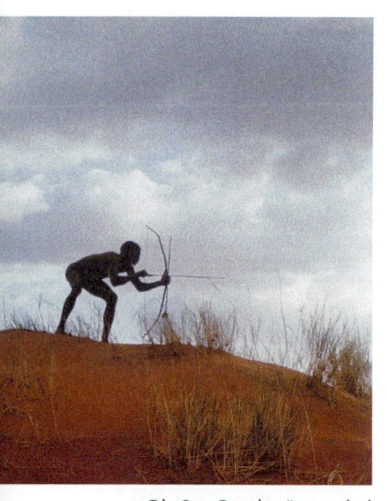

Die San-Buschmänner sind unglaublich gute Fährtenleser.

tet zu werden. Pfadfinder können diese Fertigkeiten als Teil ihres beeindruckenden Instrumentariums verwenden.

Einmal habe ich zusammen mit den San-Buschmännern in Namibia trainiert – es handelt sich dabei um einen der besten Jäger- und Fährtenleser-Stämme, die es heute noch gibt. Es war eine besondere Ehre, dass ich sie dabei beobachten durfte, wie sie umherzogen und größere Strecken zurücklegten. Was für das ungeübte Auge nur einen Busch oder ein Gestrüpp darstellte, bot den Buschmännern eine Fülle von Informationen. Während sie umherzogen, beobachteten sie, unterhielten sich ruhig und bestätigten jedes Zeichen, das sie wahrgenommen hatten. Dann lasen sie die Fährte, folgten ihr und lauschten (wobei sie oft rauchten!), bevor sie ihre Beute schließlich umzingelten. Nachdem sie einen Hasen bis zu seiner Sasse verfolgt hatten, gruben sie ihn aus und das war dann ihr Abendessen. Sie machten es mit minimaler Anstrengung und maximalem Grips, wobei sie ihre Fertigkeiten mit denen des Tieres maßen. Solche Fertigkeiten werden über Generationen hinweg verfeinert. Dennoch können wir viel von Stämmen wie den San-Buschmännern lernen, was uns als Pfadfinder in die Lage versetzen wird, selbst hocheffiziente und strategische Fährtenleser zu werden.

Beobachtungsfertigkeiten

Bevor Sie etwas verfolgen können, müssen Sie wissen, *wie* es zu suchen ist. Und bevor Sie sich tarnen können, müssen Sie wissen, wie andere Lebewesen Sie betrachten. Das klingt vielleicht einfach – schließlich betrachten wir andauernd Dinge, oder? Tatsächlich gibt es zweierlei Arten des Betrachtens: Echte Beobachtung ist eine Fertigkeit, die sich lernen und üben lässt, und etwas, das Sie immer weiter verbessern können.

| Warum wir Dinge sehen

Es gibt sechs Hauptgründe, warum wir Dinge sehen: Form, Schatten, Silhouette, Oberfläche, Verteilung und Bewegung.

Die Form

Wir lernen, Objekte entsprechend ihrem Umriss oder ihrer Form zu erkennen, insbesondere wenn diese Form sich von der Umgebung abhebt. Der menschliche Körper ist eine sehr charakteristische Form, wenn er nicht richtig getarnt ist.

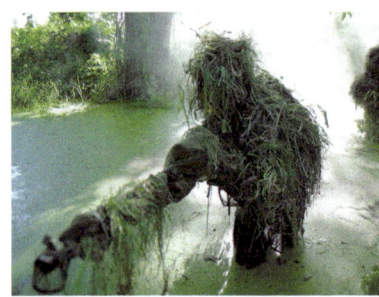

Bei guter Tarnung geht es nur darum, die charakteristische Kopf- und Schulterform unkenntlich zu machen.

Der Schatten

Im Sonnenlicht kann ein Objekt auch dann einen Schatten werfen, wenn es selbst nicht zu sehen ist, und zusammen mit der Sonne bewegt sich auch der Schatten. Ein Objekt, das sich bereits im Schatten befindet, kann keinen Schatten werfen.

Die Silhouette

Eine Silhouette ist der Umriss eines Objekts vor einem recht gleichmäßigen Hintergrund wie dem Himmel, Wasser oder einer großen, offenen Ebene. Wenn der Hintergrund ungleichmäßig ist, sinkt die Wahrscheinlichkeit, dass man eine Silhouette erkennt.

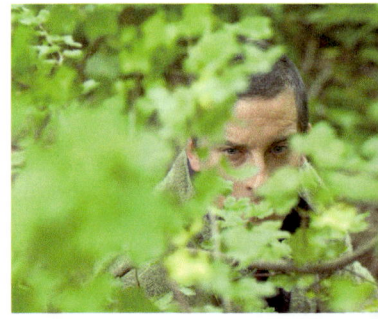

Wenn Sie klug sind, kann die Natur Sie effektiv tarnen.

Die Oberfläche

Wenn die Oberfläche eines Objekts anders als seine Umgebung ist, kann man es sehen. Die menschliche Haut ist zum Beispiel ebenso wie hell leuchtende Objekte vor den meisten natürlichen Hintergründen sichtbar.

Die Verteilung

Sehen Sie sich um. Nichts in der Natur ist gleichmäßig verteilt. Nur menschengemachte Objekte haben eine regelmäßige Verteilung.

Die Bewegung

Wir könnten ewig auf ein Tier starren, das von seiner Umgebung gut getarnt ist, und würden seine Anwesenheit nicht merken. Sobald es sich bewegt, werden unsere Augen aber schnell darauf aufmerksam. Wenn Sie nach Tieren in der Wildnis suchen, müssen Sie gut auf Bewegung achten und sich darüber bewusst sein, dass Ihre eigene Bewegung Sie verrät.

| Kims Spiel

Pfadfinder und Soldaten wenden eine Übung an, die Kims Spiel genannt wird. Der Name stammt aus Rudyard Kiplings Roman *Kim* über einen Waisenjungen, der auf den Straßen Indiens aufwächst. Er fällt unter den Einfluss eines Schmuckhändlers namens Lurgan Sahib, der in Wahrheit ein Agent des Geheimdienstes ist. Mit der Zeit wird Kim von Lurgan Sahib für Geheimdienstarbeit ausgebildet. Als Teil dieser Ausbildung fordert er Kim dazu auf, ein Spiel mit einem kleinen Hindujungen zu spielen. Er legt 15 Schmucksteine aus, die beiden Spieler sehen sich die Schmucksteine an, dann werden diese abgedeckt. Kim und der Hindujunge müssen möglichst viele der Steine beschreiben. Der Hindujunge gewinnt.

»Er ist dein Meister«, sagte Lurgan Sahib lächelnd.

»Hah! Er wusste die Namen der Steine«, sagte Kim; er wurde rot. »Noch ein Versuch! Mit gewöhnlichen Steinen, die wir beide kennen.«

Sie häuften wieder allen möglichen Kleinkram auf die Platte, zusammengesucht aus dem Laden und sogar aus der Küche, und jedesmal gewann der Junge, bis Kim staunte.

»Verbinde mir die Augen – laß mich nur einmal mit meinen Fingern fühlen, und sogar dann werde ich dich mit offenen Augen hinter mir lassen«, sagte der Kleine herausfordernd.

Kim stampfte vor Ärger mit dem Fuß, als der Junge seine Prahlerei einlöste.

»Wenn es Menschen wären – oder Pferde«, sagte er, »dann könnte ich es besser machen. Diese Spielerei mit Pinzetten und Messern und Scheren ist zu wenig.«

»Erst lernen – dann lehren«, sagte Lurgan Sahib. »Ist er dein Meister?«

»Er ist es. Aber wie wird es gemacht?«

»Indem man es viele Male tut, bis man es vollkommen tut – denn es ist es wert.«[1]

Kim wurde als Spion ausgebildet und dieses Spiel war für die Ausbildung entscheidend, da er auf diese Weise die Fertigkeit erlernte, kleine Dinge zu beobachten und sich zu merken. Beim Militär wird das Wort Kim als Akronym verwendet – Keep in Memory (Behalte es in Erinnerung). Kims Spiel ist ein ausgezeichneter Ausgangspunkt, um sich selbst zu einem eifrigen Beobachter zu schulen. Fangen Sie mit einer kleinen Anzahl an

---

1) Übersetzung von Gisbert Haefs; Rudyard Kipling: *Kim*. Haffmanns Verlag. Zürich 1987, S. 210.

Objekten an und steigern Sie sich langsam. Je mehr Sie üben, desto besser wird Ihr Gedächtnis trainiert. Wenn Sie dabeibleiben, werden Sie feststellen, dass Sie sich fast automatisch alles einprägen, was Sie beobachten. Sie werden ein geborener Detektiv werden, und wenn es um Beobachtung geht, ist das nicht das Schlechteste.

| Wie Sehen funktioniert

Kims Spiel ist eine tolle Übung zum Trainieren Ihres Gehirns. Im Gelände ist die Beobachtung jedoch schwieriger, da Ihre Sichtweite viel größer ist und es viel mehr zu sehen und zu verarbeiten gibt. Wenn Sie es mit einem offenen Gelände zu tun haben, bringt es gar nichts, einfach irgendwohin zu starren, denn dann werden Sie gleichzeitig alles und nichts sehen. Stattdessen sollten Sie eine Technik lernen, die von Outdoor-Fans seit Generationen verwendet wird. Stellen Sie sich vor, dass Sie einen Stein in einen klaren See werfen. Sie werden konzentrische Kreise sehen, die vom Eintauchpunkt ausgehen. Stellen Sie sich nun vor, Sie würden am Eintauchpunkt stehen. Ihr Blick muss den Mustern folgen, die Sie vor sich sehen. Suchen Sie die vor Ihnen liegende Gegend in einem von links nach rechts führenden Halbkreis ab, der etwa zwei Meter nach vorne reicht und drei Meter breit ist. Stellen Sie sicher, dass Sie jedes kleine Detail des vor Ihnen liegenden Bodens erfassen und sich einprägen, warum Dinge sichtbar sind: Form, Schatten, Silhouette, Oberfläche, Verteilung und Bewegung. Achten Sie auf all diese Dinge.

Richten Sie Ihren Blick nun auf einen weiteren Halbkreis vor dem ersten und suchen Sie die Gegend von rechts nach links ab. Wiederholen Sie diesen Vorgang, bis Sie etwa 15 Meter vor sich abgesucht haben. Blicken Sie dabei sowohl nach oben als auch nach unten sowie in die Baumwipfel. Und stellen Sie sicher, dass Sie den Boden, auf dem Sie stehen, ebenfalls untersuchen – es geschieht allzu leicht, dass man auf etwas steht, wonach man sucht, und es nicht einmal bemerkt.

Wenn wir uns die Gegend aus verschiedenen Perspektiven ansehen, bemerken wir Dinge, die wir vorher nicht gesehen haben. Sie sollten sich daher gelegentlich umdrehen und auf den Weg zurückblicken, den Sie gegangen sind – sicher ist sicher.

Wenn Sie versuchen, Fährten auf dem Boden zu erkennen, werden Sie feststellen, dass diese leichter zu sehen sind, wenn Sie auf die Sonne zugehen, weil sie einen Schatten auf sich selbst werfen und dadurch tiefer aussehen. Natürlich müssen Sie beim Verfolgen einer Spur in die Richtung gehen, in die diese führt. Wenn Sie aber zum ersten Mal versuchen, einer Fährte zu folgen, werden Sie diesen Tipp vielleicht nützlich finden.

| Wegweiser

Übungen wie Kims Spiel werden Ihnen dabei helfen, sich Dinge, die Sie gesehen haben, einzuprägen. Bevor Sie aber ein erfolgreicher Beobachter werden, müssen Sie auch üben, Dinge überhaupt zu sehen. Pfadfinder haben dafür ein Spiel entwickelt, bei dem man einer Reihe von Wegmarken folgt, die von einem anderen Pfadfinder gelegt wurden. Jede Wegmarke kann auf verschiedene Weise gemacht werden: indem Zeichen in die Erde geritzt werden oder indem Stöcke, Steine oder Gräser in bestimmten Anordnungen aufgerichtet werden, um eine Vielzahl von Anweisungen anzuzeigen. Jeder verwendet andere Wegmarken.

Je mehr Sie üben, Wegmarken zu erkennen, desto besser werden Sie. Bleiben Sie dabei und Sie werden bald feststellen,

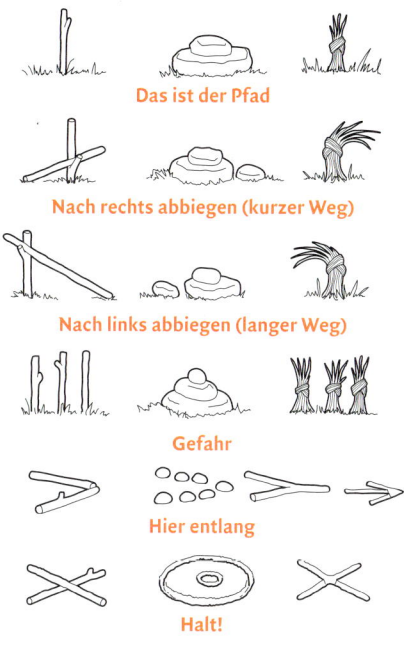

Das ist der Pfad

Nach rechts abbiegen (kurzer Weg)

Nach links abbiegen (langer Weg)

Gefahr

Hier entlang

Halt!

dass Sie in der Lage sind, Wegmarken zu entdecken, die die meisten Leute nicht bemerken würden.

Fährten lesen

Sie brauchen echtes Geschick, um ein Tier in der Wildnis aufzuspüren. Dies erfordert nicht nur gute Beobachtungsmethoden, sondern Sie müssen über das Tier, das Sie finden wollen, auch etwas wissen: wie seine Fährten aussehen und wie man ihnen folgt, wie das Tier sich in der Wildnis verhält und schließlich wie man es anpirscht, sodass man es in seinem natürlichen Lebensraum gut beobachten kann.

| Fährten

Die meisten Tiere hinterlassen sehr charakteristische Fährten. Versuchen Sie vor Ihrem Aufbruch ins Gelände herauszufinden, welchen Tieren Sie in dieser bestimmten Umgebung begegnen könnten und wie ihre Fährten aussehen. Schließlich bringt es nicht viel, wenn Sie versuchen, Grizzlybären in England oder Rote Eichhörnchen in der Arktis aufzuspüren.

Letztendlich werden Sie Ihre eigene Dokumentation von Fährten anlegen, aber für den Anfang finden Sie hier mal ein paar weit verbreitete:

Dachs

Dachsfährten sind fünf bis acht Zentimeter lang. Wahrscheinlich werden Sie eher Spuren von den Vorderpfoten als von den Hinterpfoten sehen.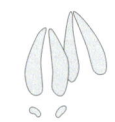

Rotfuchs

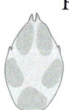 Rotfuchsfährten sind etwa fünf Zentimeter lang. Manchmal sind die Pfoten mit Fell bedeckt, sodass die Spuren unter Umständen in Matsch oder Schnee weniger gut sichtbar sind.

Hirsch

Unterschiedliche Hirscharten haben unterschiedliche Pfotenabdrücke, aber meistens handelt es sich um zwei tränenförmige Hälften, die von den gespaltenen Hufen stammen. Sie sind normalerweise vier bis acht Zentimeter lang.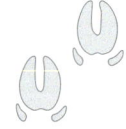

Wildschwein

Wildschweinfährten sind normalerweise fünf bis sieben Zentimeter lang.

Biber

Der Hinterpfotenabdruck eines Bibers ist etwa 15 Zentimeter lang. Die Biber, die im Vereinigten Königreich bis zur Ausrottung gejagt worden sind, wurden im Jahr 2005 wiederangesiedelt. Es ist ein echtes Vergnügen, einem Biber zu begegnen.

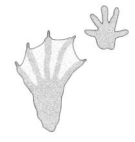

Otter

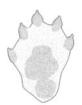

Otterfährten sind neben Wasserläufen zu finden. Auf sehr weichem Boden können Sie vielleicht Abdrücke von Pfoten mit Schwimmhäuten sehen.

Kaninchen

Kaninchenfährten gehören zu denjenigen, die am leichtesten zu erkennen sind, weil die Hinterpfoten einen viel tieferen Abdruck hinterlassen als die Vorderpfoten.

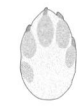

Eichhörnchen

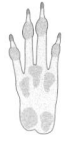

Die Hinterpfoten eines Eichhörnchens ähneln einer menschlichen Hand, da sie fünf Zehen haben, die wie vier Finger und ein Daumen aussehen. Die Vorderpfote (im Bild) hat nur vier Zehen.

Wühlmaus

Wühlmausfährten sind Eichhörnchenfährten ziemlich ähnlich. Wühlmäuse sind weit unten in der Nahrungskette – ihre Anwesenheit gibt Ihnen daher oft einen Hinweis darauf, dass andere Tiere in der Nähe sind (siehe Seite 253).

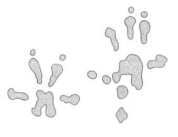

Hase

Hasen ruhen im offenen Gelände. Es kann also sein, dass ihre Fährten Sie zu einer Mulde im Boden führen, die Ihnen zeigt, wo sie waren.

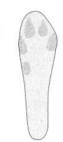

Igel

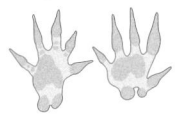

Viele Leute lassen in Milch getränktes Brot draußen stehen, um Igel anzulocken. Tun Sie das nicht! Es ist für Igel unverdaulich und kann tödliche Folgen haben.

Wie gut sich Tiere anhand ihrer Fährten aufspüren lassen, hängt sehr vom Gelände und den Wetterverhältnissen ab. Die besten Fährten findet man auf einer dünnen Schneeschicht oder auf weichem Boden, aber auch viele andere Faktoren wirken sich auf die Qualität der Fährten aus, zum Beispiel die Beschaffenheit des Bodens, auf dem sie sich befinden, und die Geschwindigkeit, mit der das Tier sich fortbewegt hat. Nur selten findet man ganz deutliche Abdrücke – normalerweise macht man sich ein Bild von dem Tier, das man aufspürt, indem man Teilabdrücke miteinander kombiniert.

Gleichwohl kann die gründliche Untersuchung eines Teilabdrucks sehr aufschlussreich sein. Frische Abdrücke sind manchmal dunkler als ältere. Wenn es geregnet hat und Wassertröpfchen auf der Oberfläche der Fährte sichtbar sind, deutet dies darauf hin, dass das Tier vorbeikam, bevor es zu regnen anfing. Einige sehr erfahrene Fährtenleser können den emotionalen Zustand des verfolgten Wildes bestimmen, indem sie auf die Anordnung der Fährten achten: Einige Tiere gehen hin und her, wenn sie aufgeregt sind, oder rasen plötzlich schnell los, wenn sie sich fürchten.

Wenn Sie Spuren untersuchen, ist es wissenswert, dass

unterschiedliche Tiere unterschiedliche Gangarten haben. Das bedeutet, dass sich ihre Fährten beim Gehen (oder beim Rennen) in unterschiedlichen Mustern anordnen. Die Gangart muss gründlich studiert werden. Sie müssen dazu wissen, dass es vier verschiedene Gangarten gibt: das diagonale Gehen, den Passgang, das Springen und den Galopp. Wenn Sie diese verschiedenen Gangarten erkennen können, wird Ihnen das dabei helfen, einer Fährte zu folgen, sobald Sie eine gefunden haben.

Diagonales Gehen

Unter diagonalem Gehen versteht man, dass ein Tier gleichzeitig ein Bein auf jeder Körperseite bewegt, also das rechte Vorderbein und das linke Hinterbein, dann umgekehrt, also das linke Vorderbein und das rechte Hinterbein. Zu den diagonal gehenden Tieren gehören Hunde, Katzen und alle Huftiere.

Passgang

Passgänger sind Tiere, die gleichzeitig beide Glieder auf einer Körperseite bewegen. Sie haben also einen schwerfälligeren Gang. Bären, Stinktiere, Dachse und Biber sind Passgänger.

Springen

Springer – wie zum Beispiel Wiesel – sind Tiere, die ihre Vorderbeine ausstrecken und ihre Hinterbeine nachziehen.

Galopp

Alle Kaninchen und Hasen galoppieren, und das gilt auch für die meisten Nagetiere. Galoppläufer drücken sich mit ihren Hinterpfoten nach oben und landen dann auf ihren Vorderpfoten.

| Andere Zeichen

Die Fähigkeit, Fährten zu erkennen, ist beim Fährtenlesen nur die halbe Miete. Wenn Sie nach wilden Tieren Ausschau halten, müssen Sie in Einklang mit der Sie umgebenden Natur sein und die Zeichen interpretieren können, die Ihre Umgebung Ihnen gibt. Hier sind ein paar Hinweise:

Die Landschaft

Tiere halten sich meistens in »Inseln« einer geeigneten Landschaft auf. Normalerweise meiden sie Gegenden zwischen diesen Inseln, es sei denn, um sie bloß zu durchqueren. Wenn Sie nach einer Landschaft suchen, die sich als Lebensraum für ein Tier eignet, denken Sie daran, was das Land den Pflanzenfressern bieten muss. Und wo es Pflanzenfresser gibt, sind auch die Fleischfresser nicht weit.

- ➲ Eine gute Vegetationsvielfalt wird ganzjährige Nahrungsquellen für unterschiedliche Arten bieten.
- ➲ Wasser ist wichtig, aber nicht lebensnotwendig, da viele Pflanzenfresser Tauwasser trinken oder Wasser von den Pflanzen, die sie fressen, bekommen.
- ➲ Die meisten Tiere mögen einen Unterschlupf, um zu verhindern, dass sie selbst zur Nahrungsquelle werden. Offenes Gelände ist kein guter Ort, um wilde Tiere aufzuspüren, da es keinen Unterschlupf bietet. Auch ein dichter Wald bietet nur wenig Dickicht oder Vegetationsvielfalt. Die besten Gelegenheiten zum Fährtenlesen finden Sie in einer Gegend, wo sich zwei verschiedene Landschaftsarten

überschneiden, zum Beispiel dort, wo ein Wald auf offenes Gelände oder einen Bach trifft.

⤵ Indikatortiere sind Lebewesen, von deren Anwesenheit Sie etwas über ihren Lebensraum ableiten können. Die gleichzeitige Anwesenheit von Wühlmäusen, Kaninchen und Hirschen lässt zum Beispiel darauf schließen, dass die Gegend sich für eine große Artenvielfalt eignet.

Zeichen auf dem Boden

Fährten auf dem Boden sind natürlich eines der Hauptzeichen dafür, dass ein Tier in einer bestimmten Richtung vorbeigegangen ist, aber es gibt noch weitere. Sie brauchen ein scharfes Auge, um manche davon zu bemerken, aber Übung macht den Meister.

⤵ Wenn Kieselsteine auf dem Boden liegen, kommt es durch Wind und Regen zu Erdablagerungen um sie herum. Wenn der Kieselstein durch ein vorbeigehendes Tier weggestoßen wird, werden diese Ablagerungen in Form einer kleinen Mulde sichtbar. Die Richtung, in die der Kieselstein gestoßen wurde, zeigt die Richtung an, in die das Tier gegangen ist.

⤵ Kieselsteine und Blätter, die vor Kurzem von einem vorbeigehenden Tier umgedreht wurden, haben aufgrund von Feuchtigkeit oder Erdablagerungen eine dunklere Farbe als diejenigen in der Umgebung.

⤵ Wenn ein Zweig oder Ast geknickt wurde, hat etwas – wahrscheinlich ein vorbeigehendes Tier – Druck darauf ausgeübt. Sie können feststellen, ob dies vor Kurzem geschehen ist, indem Sie ein ähnliches Stück Holz finden, es knicken und die Bruchstellen vergleichen. Ältere Bruchstellen sehen glanzloser und verwitterter aus als frische.

Pfade

Wenn sich ein Tier durch hohes Gras oder hohe Vegetation bewegt, wird es einen Pfad hinterlassen, auf dem das Gras in der Richtung gekrümmt ist, in die es gegangen ist. Natürlich stoßen Sie nicht oft auf einen Pfad, der durch ein Feld mit perfektem, hohem, unberührtem Gras führt – wenn Sie aber Vegetation sehen, die in einem Winkel gekrümmt und vielleicht auch irgendwie beschädigt ist, kann das ein Hinweis darauf sein, dass ein Tier vorbeigekommen ist.

Nach Tau, Regen oder Frost können Sie oft den Pfad erkennen, den ein Tier gegangen ist, selbst wenn Sie die Pfotenabdrücke nicht sehen können – der Pfad, den es hinterlassen hat, wird als dunkle Linie auf dem Boden sichtbar sein.

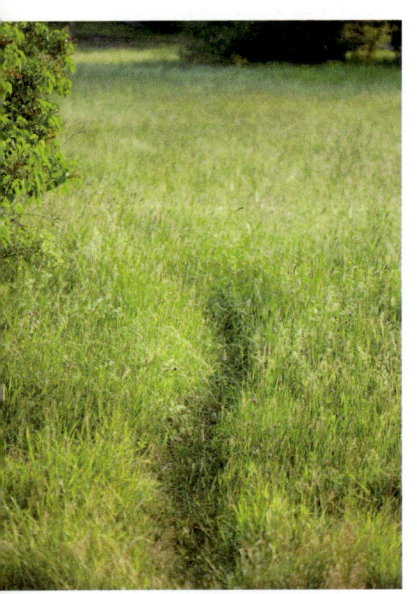

Tiere hinterlassen oft verräterische Spuren in hohem Gras.

Die meisten Tiere haben Pfade, denen sie häufig folgen, und in dichtem Wald sind diese Pfade oft die einzig möglichen Wege für das Tier. Manchmal werden sie mit anderen Tieren geteilt, und sie werden Tag und Nacht benutzt, damit das Tier weiß, wohin es gehen muss, und eine Fluchtmöglichkeit hat. Folgen Sie dem Pfad, und wenn Sie Glück haben, werden Sie das Tier vielleicht irgendwo unterwegs finden.

Tierpfade sind im Allgemeinen am deutlichsten um Futterplätze und Wasserstellen herum. Wenn Sie auf kleine Pfade treffen, die sich zu einem größeren

Pfad verbinden, führt der größere Pfad oft zu Wasser: Sich an die Wasserstelle heranzupirschen ist eine gute Methode, um einen Blick auf das Tier zu erhaschen.

Urin und Kot

Es klingt vielleicht unappetitlich, aber die Defäkationsgewohnheiten und Ausscheidungen eines Tieres können sehr hilfreich beim Aufspüren sein. Es gibt angeblich Fährtenleser, die die Anwesenheit unterschiedlicher Tiere feststellen können, indem sie den Geruch ihres Urins im Wind erkennen. Das ist natürlich etwas für Fortgeschrittene. Anhand von Tierkot – oder Losung, wie der Fachbegriff lautet – lässt sich jedoch sehr gut sagen, ob kürzlich ein Tier vorbeigekommen ist und wie lange dies zurückliegt. Man sollte allerdings dazusagen, dass der Kot eines Tieres sehr unterschiedlich sein kann – je nachdem, was es gefressen hat und in welchem Gesundheitszustand es sich befindet.

Im Allgemeinen haben unterschiedliche Tiere aber unterschiedliche Kotformen. Die Kotklumpen von Pflanzenfressern sind meistens klein und rund, diejenigen von Fleischfressern sind hingegen oft wurstförmig. Die folgende Liste soll Ihnen dabei helfen, einige zu erkennen:

- ⮕ Schlauchförmig: die Familie der Hunde, Stinktiere, Waschbären, Bären
- ⮕ Schlauchförmig und an einem Ende spitz zulaufend: Füchse
- ⮕ Tränenförmig, an einem Ende spitz zulaufend: die Familie der Katzen
- ⮕ Kugelförmig: Kaninchen und Hasen
- ⮕ Rechteckig mit einer Zitzenform am Ende: Hirsch
- ⮕ Sehr kleine »Schläuche« wie eine Bleistiftmine: Nagetiere

Pflanzenfresser müssen viel mehr Nahrung zu sich nehmen als Fleischfresser – deshalb produzieren sie mehr Kot. Manchmal markieren Tiere mit ihrem Kot ihr Revier. Wenn dies der Fall ist, legen sie ihn unter Umständen an etwas erhöhten Stellen ab – zum Beispiel auf einem Baumstumpf –, sodass der Geruch sich leichter verbreitet.

Einige Tiere – insbesondere Dachse im Vereinigten Königreich und Waschbären in den USA – machen speziell zu diesem Zweck vorgesehene Kotgruben, in denen sich große Mengen Kot sammeln. Wenn Sie auf eine frische Tierkotgrube stoßen, können Sie sicher sein, dass die Tiere an diesen Ort zurückkehren werden.

Der Zustand des Kots kann Ihnen auch einen Hinweis darauf geben, wann das Tier an der Stelle vorbeigekommen ist. Frischer Kot ist feuchter und zieht oft Fliegen an. Mit der Zeit trocknet er aus, wird kleiner und ist als Nahrungsquelle für Insekten weniger interessant.

Zeichen für Nahrungsaufnahme

Wenn Tiere unterwegs sind, fressen sie. Wenn Sie Zeichen für Nahrungsaufnahme beobachten können, werden Sie feststellen, dass sie fast so eine gute Fährte bilden können wie Pfotenabdrücke in der Erde. Zeichen für Nahrungsaufnahme sind unter Umständen schwierig auszumachen. Je mehr Spuren Sie verfolgen, desto mehr werden Sie lernen, sie zu lesen. Hirsche haben zum Beispiel keine oberen Schneidezähne – daher müssen sie die Pflanzen packen und die fressbaren Teile vom Stiel reißen. Dabei bleibt ein verräterischer, ausgefranster Rest zurück. Kaninchen hingegen schneiden die Pflanzen mit ihren Zähnen sehr fein ab.

Ein ungeschulter Beobachter wird die Zeichen für Nahrungsaufnahme leicht übersehen, aber wenn Sie die Vegetation um sich herum sorgfältig untersuchen, werden Sie erstaunt sein, welche Informationen sie Ihnen geben kann.

Tierbehausungen

Am besten können Sie ein Tier natürlich in der Nähe seiner Behausung entdecken, aber vorher müssen Sie etwas über seine Gewohnheiten und seinen Lebensraum wissen. Die Behausungen, die sich am leichtesten finden lassen, sind Vogelnester, doch wenn Sie ein geschickter Beobachter werden, finden Sie etliche mehr.

Einige Tiere, wie Füchse, Dachse und Kaninchen, graben ein Loch beziehungsweise einen Bau, in dem sie leben. Wenn Sie auf einen

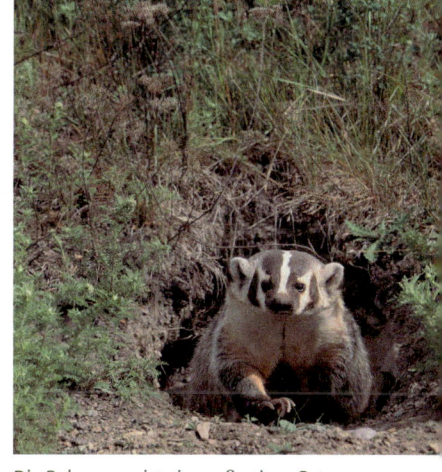

Die Behausung ist ein großartiger Ort, um ein bestimmtes Tier zu finden – beobachten Sie sie aber aus der Entfernung.

solchen Bau stoßen, muss das aber nicht unbedingt bedeuten, dass er auch bewohnt ist. Die meisten Tiere ziehen ziemlich regelmäßig um, wenn sie nicht gerade Junge bekommen oder überwintern. Eine Untersuchung der Gegend um den Bau herum wird Ihnen einen Hinweis darauf geben, ob er in Benutzung ist. Wenn Sie über dem Bau zum Beispiel Spinnweben oder Blätterhaufen finden oder wenn Sie feststellen, dass er mit Pflanzen überwuchert ist, sind dies gute Hinweise darauf, dass er unbewohnt ist. Frische Zeichen für Nahrungsaufnahme oder Kot in der Nähe sind hingegen gute Hinweise darauf, dass es ein bewohnter Bau ist. Für manche Tiere wie Füchse oder Dachse ist es nicht ungewöhnlich, denselben Bau zu benutzen. Seien Sie also nicht überrascht, wenn Sie in der Umgebung widersprüchliche Zeichen finden.

Andere Tiere, wie Hirsche oder Hasen, schlafen auf dicken Vegetationsbetten in gut getarnten Positionen. Manchmal können Sie Mulden in der Vegetation finden, die die Form des Tieres bilden, das dort gelegen hat, sowie Kot und Zeichen für Nahrungsaufnahme. Eichhörnchen bauen Nester oben in den Bäumen, die Vogelnestern nicht unähnlich sind.

Ich erinnere mich, dass ich in den USA einmal tief im Dickicht eines abgelegenen Waldes auf einen Ort stieß, wo Pumas gelegen hatten. Das Gras war überall plattgedrückt und die Luft war vom Geruch der Tiere erfüllt. Ich habe das ein paarmal erlebt und es ist ein unglaublicher, total aufregender Moment, in dem Sie in die Welt der Tiere eintreten, um einen privilegierten Einblick in ihr wahres Leben zu bekommen. Sie können ihre rohe Kraft fast spüren und es fühlt sich an, als wäre Ihre Uhr abgelaufen, als würden Sie etwas beobachten, was den Menschen verboten ist. Ebenso kletterte ich einmal in eine dunkle, feuchte Grube unter den Wurzeln eines Baumes, die einer fünf Meter langen Pythonschlange als Behausung diente (zum Glück war sie gerade unterwegs). Ich spürte, wie sich meine Nackenhaare aufstellten, als ich in der Erdmulde lag, wo noch vor Kurzem dieses riesige, furchterregende Raubtier gelegen hatte. Das ist die Magie beim Aufspüren wilder Tiere.

Haarspuren

Wenn Tiere an Büschen und niedrigen Zweigen vorbeistreifen, bleiben manchmal Haarklumpen hängen. Mit zunehmender Erfahrung im Fährtenlesen werden Sie unterschiedliche Tierhaare schnell bestimmen können. Bis es so weit ist, sammeln Sie alle möglichen Indizien: Schauen Sie sich zum Beispiel an, wie weit das Fellknäuel vom Boden entfernt ist. Bei Haaren, die einen Meter über dem Boden zu finden sind, ist es zum Beispiel wahrscheinlicher, dass sie von einem Hirsch als von einem Fuchs stammen.

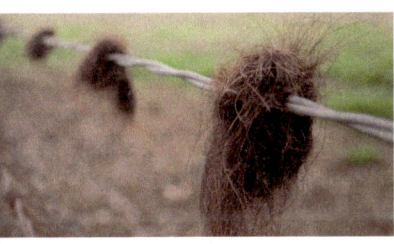

Fellknäuel auf einem Stacheldraht zeigen an, dass ein Tier da war.

Nutzen Sie Ihre Ohren

Tiere sind geschickt darin, sich nicht sehen zu lassen. Wenn Sie Ihre Ohren so gut wie Ihre Augen trainieren können, wird dies Ihren Fährtenleserfertigkeiten eine ganz neue Dimension hinzufügen. Jäger in bestimmten Gebieten Nordafrikas wissen dies besser als die meisten anderen. Sie müssen die Laute kennen, die Löwen machen, wenn sie jagen, fressen, sich paaren oder sich um ihre Jungen kümmern: Es ist sehr schlecht für Ihre Gesundheit, über einen Löwen zu stolpern, wenn er gerade eines dieser Dinge tut.

Das Bellen eines Fuchses oder das Röhren eines Hirsches weist Sie auf deren Anwesenheit hin, aber das kann auch das Geräusch eines Zweiges, der unter ihren Pfoten bricht, das Rascheln von hohem Gras oder eines Busches und das Geräusch von spritzendem Wasser. Gewöhnen Sie Ihre Ohren an den Klang der Wildnis, und Sie werden ein viel größeres Bewusstsein dafür gewinnen, was um Sie herum vorgeht.

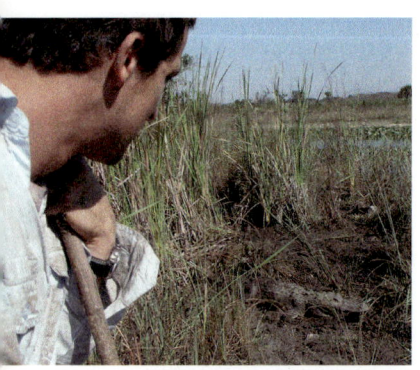

Wenn das, was Sie sehen, Sie töten kann, dann gehen Sie auf doppelten Abstand und seien Sie besonders wachsam.

Anpirschen

Wenn Sie versuchen, ein Tier in seinem natürlichen Lebensraum zu sehen, ist es nur die halbe Miete, seiner Fährte zu folgen. Wilde Tiere leben ein unsicheres Leben und versuchen immer, Raubtiere zu meiden, während sie sich um ihr eigenes Überleben kümmern. In den meisten Teilen der Welt ist das größte Raubtier – dasjenige, das alle Tiere meiden wollen – allerdings der Mensch. Die Tiere verwenden also all ihre Cleverness darauf, uns aus dem Weg zu gehen. Im Gegenzug müssen wir unsere ganze Cleverness darauf verwenden, sie anzupirschen.

Anpirschen bedeutet, dass man ein Tier beobachtet, ohne selbst beobachtet zu werden, dass man sich bewegt, ohne gesehen zu werden, und dass man sich zu tarnen weiß. Wenn wir Fährten verfolgen und uns anpirschen, nutzen wir unseren Gesichtssinn, unser Gehör und manchmal auch unseren Geruchssinn. Dasselbe tun Tiere. Wir müssen uns dessen bewusst sein, wenn wir einen Blick auf sie erhaschen wollen.

Im Allgemeinen sind Tiere bei Sonnenaufgang und Sonnenuntergang am aktivsten. Stehen Sie deshalb früh auf, befolgen Sie die Tipps in diesem Abschnitt und Sie werden Ihre Chancen, wilde Tiere in ihrem natürlichen Lebensraum zu sehen, enorm verbessern.

| Wie Sie es anstellen, nicht gesehen zu werden

Wenn wir versuchen, nicht gesehen zu werden, müssen wir uns erinnern, warum Dinge überhaupt gesehen werden: Form, Schatten, Silhouette, Oberfläche, Verteilung und Bewegung (siehe Seite 242 f.). All diese Merkmale machen uns sichtbar. Wenn wir Tiere anpirschen, haben wir drei Waffen in unserem Arsenal, die wir gegen sie einsetzen können: Tarnung, Deckung und List.

Tarnung

Die meisten Säugetiere sind farbenblind. Das bedeutet, dass sie Formen um sich herum anhand des Kontrasts erkennen – der Unterschied zwischen dunklen Flecken, hellen Flecken und verschiedenen Grautönen dazwischen. Stellen Sie sich vor, dass Sie nur in Schwarz und Weiß sehen könnten. Wenn Sie

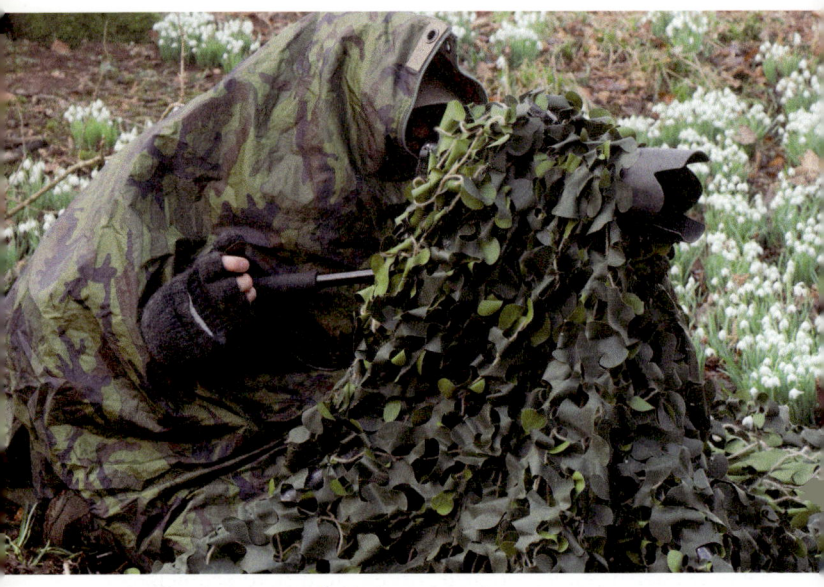

List: eine der besten Waffen in Ihrem Arsenal.

jemanden ansehen würden, der in einer einzigen Farbe geklei-
det ist und vor einem verschiedenfarbigen Hintergrund steht,
würden Sie eine sehr klar abgrenzte menschliche Gestalt
sehen. Stellen Sie sich nun vor, die Person, die Sie beobachten,
würde Kleidung mit Flecken in verschiedenen Farben tragen.
Die Gestalt ihres Körpers wäre dann aufgebrochen – sie würde
weniger menschlich erscheinen.

Wenn wir Tiere anpirschen, besteht die beste Tarnungs-
methode deshalb darin, Kleidung zu tragen, die Farbblöcke
aufbricht. Armeetarnkleidung eignet sich gut dafür, ist aber
keineswegs notwendig. Sie können denselben Effekt erreichen,
indem Sie beispielsweise sicherstellen, dass Ihre Hosen und
Ihr Oberteil deutlich unterschiedliche Farben haben. Wenn Sie

IMPROVISIEREN IM GELÄNDE

Die Haut Ihres Gesichts ist eine leicht sichtbare Oberfläche. Sie können die Oberfläche aufbrechen und dafür sorgen, dass sie sich mit dem Hintergrund mischt, indem Sie Tarnungsstreifen auftragen. Sie können dafür spezielle Stifte mit Armeetarnungsfarbe kaufen, aber das ist gar nicht unbedingt nötig. Ein Stück verkohltes Holz von Ihrem Lagerfeuer reicht aus, um Ihr Gesicht zu bemalen. Bei Tarnfarbe im Gesicht ist weniger mehr. Ihr Ziel ist es schließlich, die menschliche Gestalt und Einfarbigkeit aufzubrechen, nicht etwa, eine helle Farbe durch eine dunkle zu ersetzen.

Knieaufnäher tragen, bricht das die Form Ihrer Beine auf, und gemusterter Stoff ist besser als einfarbiger Stoff. Wenn Sie zudem Ihre Kleidung mit einigen Farbtönen versehen können, die Ihnen dabei helfen, mit dem Hintergrund zu verschmelzen (zum Beispiel Braun- und Grüntöne in einem Wald), umso besser. Das Wichtigste ist allerdings, die Farben aufzubrechen.

Wenn die Sonne scheint, müssen Sie sicherstellen, dass sie nicht von Dingen, die Sie bei sich haben, reflektiert werden kann. Kameras und Brillen sind diesbezüglich die schlimmsten Übeltäter, aber selbst die Metallschnalle eines Rucksacks kann im Sonnenlicht glitzern, genau wie das Zifferblatt einer Armbanduhr oder ein Metallarmband. Ich erinnere mich daran, dass ich einen US-Soldaten gesehen habe, der komplett getarnt war. Überall hing Laub aus seiner Kleidung heraus, aber seine glitzernde goldene Armbanduhr war offen sichtbar wie eine Ampel. Vielleicht kommt es Ihnen wie eine banale Kleinigkeit vor, aber für ein wildes Tier (oder einen gejagten Soldaten) ist so etwas ein effektives Warnzeichen.

Deckung

Deckung ist ebenso wichtig für den Jäger wie für den Soldaten. Genau wie jemand in der Frontlinie offenes Gelände scheut, um sich nicht dem Feind zu verraten, muss der Jäger die natürliche Deckung seines Geländes nutzen, um nicht gesehen zu werden. Hier sind ein paar Tipps, wie man natürliche Deckung gut nutzt.

- ⮕ Meiden Sie den Horizont. Nichts verrät so sehr Ihre Anwesenheit wie wenn Sie sich im Umriss vor dem Horizont zeigen. Vor einem Horizont von Bergkammlinien zu gehen, ist besonders gefährlich.
- ⮕ Kauern Sie hinter Bäumen, sodass der Großteil Ihres Körpers versteckt ist.
- ⮕ In Gras, das nur sehr wenig Deckung bietet, sollten Sie kriechen. Zu lernen, wie man kriecht, ist eine eigene Kunst.
- ⮕ Nutzen Sie hügeligen Boden. Wenn das Gelände vor Ihnen ansteigt, wird Ihnen vor allem das Deckung geben, was über der Hügelkuppe ist – vorausgesetzt natürlich, dass potenzielle Beobachter sich nicht bewegen. Scheuen Sie nicht davor zurück, sich in einen Graben zu ducken, wenn Ihnen dies eine gute Deckung gibt.
- ⮕ Versuchen Sie – selbst wenn Sie gute, ungleichmäßig gefärbte Tarnkleidung tragen –, in Gegenden zu bleiben, wo die Farben, die Sie tragen, sich mit denen der Umgebung vermischen. Denken Sie daran, dass Tarnung nichts nützt, wenn man vor einer weißen Wand steht.

Irgendwann werden Sie sich bei Ihrer Pirsch starr hinter einem Objekt verstecken, ob es nun ein Baum, ein Busch oder ein Felsblock ist. Wenn das der Fall ist, müssen Sie sicherstellen, dass jeder sichtbare Teil Ihres Körpers in die Form des Objekts,

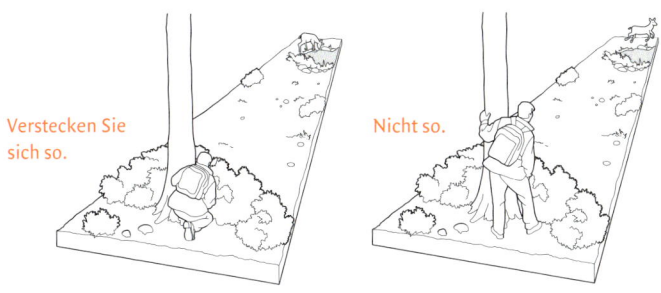

Verstecken Sie sich so.

Nicht so.

das Sie verbirgt, übergeht. Bei der Fertigkeit des Anpirschens, insbesondere wenn Sie sich Ihrer Beute nähern, geht es vor allem darum, dass Sie sich auf raffinierte Weise an Ihre Deckung anpassen und optisch mit ihr verschmelzen.

List

Tiere in der Wildnis sind extrem wahrnehmungsfähig im Hinblick auf Bewegung. Je weniger Sie sich bewegen, desto bessere Chancen haben Sie, die Tiere zu sehen. Selbst wenn Sie die anderen Regeln des Aufspürens und Anpirschens nicht beachten, müssen Sie diese befolgen.

Wenn Sie sich in einem Wald bewegen, werden Sie garantiert überhaupt nichts sehen. Wenn Sie aber still sitzen – *wirklich* still – und warten, wird Ihnen früher oder später etwas über den Weg laufen. In unbeweglichem Zustand sind Sie weitaus schwerer zu sehen. Selbst wenn Sie zu sehen sind, werden Tiere Sie viel weniger als Bedrohung wahrnehmen, wenn Sie sich nicht bewegen. Wenn Sie sich bewegen müssen, tun Sie das bitte langsam, Zentimeter um Zentimeter. Plötzliche Bewegungen sind das Schlimmste – damit werden Sie jedes Tier verscheuchen.

Beim Militär werden den Soldaten bestimmte individuelle Bewegungsweisen beigebracht, darunter auch einige militärspezifische Kriechmethoden. Es lohnt sich, einige davon zu lernen – Sie können sich auf diese Weise viel besser unbemerkt im Gelände bewegen.

Das *Leopardenkriechen*: Um dieses Manöver durchzuführen, müssen Sie sich auf Ihren Knien und Unterarmen abstützen. Ziehen Sie Ihren rechten Ellbogen zusammen mit Ihrem linken Knie nach vorne, dann umgekehrt.

Das *Bauchkriechen*: Dabei liegen Sie auf Ihrem Bauch, wobei Ihre Arme vor dem Körper liegen und Ihre Beine mit auf den Boden gedrückten Fersen gespreizt sind. Ziehen Sie sich mit Ihren Unterarmen vorwärts, während Sie sich mit der Innenseite Ihrer Füße abdrücken.

Manchmal können Sie einfach nicht verhindern, dass Sie von dem Tier, das Sie anpirschen, gesehen werden. Bewegen Sie sich in diesem Fall einfach nicht. Indem Sie absolut regungslos bleiben, erhöhen Sie die Chance, dass Sie optisch mit dem Hintergrund verschmelzen, und Sie reduzieren das Risiko, dass das Tier Sie als Bedrohung wahrnimmt. Oft habe ich einen Hirsch im Wald entdeckt, und der Hirsch hat mich nicht gesehen, obwohl ich im offenen Gelände war. Der Grund dafür war, dass ich regungslos und still stehen blieb und der Hirsch mich daher nicht bemerkte. In der Wildnis (und im Leben allge-

BEARS GEHEIME PFADFINDERTIPPS

Es gibt zwei schnelle Methoden, um festzustellen, aus welcher Richtung der Wind bläst. Befeuchten Sie einen Finger ganz mit der Zunge und halten Sie ihn in die Luft. Die kälteste Seite zeigt dann an, aus welcher Richtung der Wind kommt. Stattdessen können Sie auch etwas Staub oder getrocknetes Gras in die Luft werfen und beobachten, wie es fällt.

mein) still zu sein, ist eine großartige Lektion, die man lernen muss. Mein Großvater sagte oft zu mir: »Im Garten gibt es immer Musik, aber du musst ruhig genug sein, um sie zu hören.«

| Wie Sie es anstellen, nicht gerochen zu werden

Wir alle stinken – zumindest nehmen die meisten Lebewesen das so wahr. Tiere haben einen viel ausgeprägteren Geruchssinn als Menschen – Sie müssen nur einen Schweißhund beobachten, der einer Fährte folgt, um das zu erkennen. Dieser hoch entwickelte Geruchssinn ist primär ein Abwehrmechanismus. Wenn ein Tier Sie riecht – und das wird der Fall sein, wenn Sie nicht vorsichtig sind –, wird es losrennen. Wenn Sie sich anpirschen, müssen Sie daher sehr auf den Wind achten. Dieser wird leicht Ihren Geruch weitertragen. Bewegen Sie sich *gegen* den Wind. Wenn das nicht möglich ist, versuchen Sie, sich in eine Position zu bringen, in der Sie vom Tier aus gesehen im Seitenwind stehen. Nähern Sie sich nie einem Tier in Windrichtung, wenn Sie wollen, dass es dableibt. Machen Sie sich klar, dass einige Tiere Sie aus ein bis zwei Kilometern Entfernung riechen können. Denken Sie an den Eisbären: Das Männchen kann das Weibchen aus einer Entfernung von 145 Kilometern riechen! Sie haben es hier nicht mit Menschen zu tun – Ihr Gegner ist äußerst sensibel. Um zu gewinnen, müssen Sie wie Tiere denken und ihre Kräfte verstehen. Aber verdeutlichen Sie sich auch ihre Grenzen – sie sind der Grund dafür, dass Sie mit Ihrem überlegenen Gehirn gewinnen können.

| Wie Sie es anstellen, nicht gehört zu werden

Tiere haben ein sehr gutes Gehör – das brauchen sie auch, um festzustellen, ob sich Raubtiere nähern. Geräusche werden durch Vibrationen verursacht. Wenn wir gehen, bringen unsere Schritte den Boden zum Vibrieren wie eine Trommel, und die Tiere merken das. (Schlangen können sogar »hören«, ohne ein äußeres Ohr zu haben. Indem sie ihr Maul auf den Boden legen, können sie die Vibrationen von allem, was vorbeikommt, aufnehmen.)

Ich erinnere mich daran, dass ich mal mit einem erfahrenen Selous Scout unterwegs war. Die Selous Scouts waren eine der gefürchtetsten Aufstandsbekämpfungseinheiten auf dem afrikanischen Kontinent – unheimlich gut darin, Menschen aufzuspüren, und Meister der Überlebenskunst. Er erzählte mir, bei Schlangen sei es am schlimmsten, im Spähtrupp an dritter Stelle zu sein. Der Erste weckt die Schlange mit seinen Bewegungen auf, der Zweite macht die Schlange aggressiv und der Dritte wird gebissen. (Es lohnt sich, sich das zu merken!) Er zeigte mir auch einen alten Trick der Überlebenskunst, mit dem man Vibrationen, also Bewegung, aus großer Entfernung bemerkt. Stecken Sie Ihr Messer in den Boden und halten Sie Ihr Ohr an den Griff. Das Metall wird als Verstärker wirken und Sie können entfernte Schritte viel besser hören.

Wenn Sie ein Tier anpirschen, müssen Sie sicherstellen, dass es nicht durch das Geräusch Ihrer Schritte auf Ihre Anwesenheit aufmerksam wird. Das bedeutet, dass Sie ruhig gehen müssen. Die meisten Leute sind beim Gehen plattfüßig und knallen ihre Sohle auf den Boden. Passen Sie Ihre Bewegungen der Bodenbeschaffenheit an.

Auf Gras/Blättern

Berühren Sie zunächst mit Ihrer Ferse den Boden und lassen Sie dann Ihren Fuß langsam bis zu den Zehen abrollen. Balancieren Sie auf Ihrem hinteren Fuß, während der andere sich vortastet,

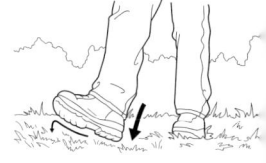

bereit, als neuer Standfuß das Gewicht sanft auf seine Ferse zu nehmen.

Auf felsigem/hartem Boden

Treten Sie zunächst mit den Zehen auf. Stellen Sie sicher, dass Sie einen festen Halt haben, sodass sich keine Steine lösen und kein Lärm gemacht wird, und senken Sie dann sanft Ihre Ferse. Auch hier sollten

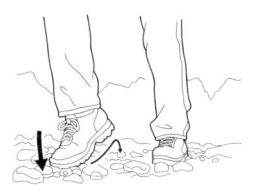

Sie wiederum auf Ihrem hinteren Fuß balancieren, bis der vordere das Gewicht tragen kann.

Ihre Schritte sind nicht die einzigen Geräusche, die Sie verraten könnten. Denken Sie an die Büsche in Ihrer Umgebung – wenn Sie auch noch so sanft daran vorbeistreifen, kann das ein Warnsignal für das Tier auslösen, das Sie anpirschen. Schieben Sie die Zweige vorsichtig und sanft beiseite, und schieben Sie sie hinter sich wieder zurück. Der Embera-Stamm in Zentralafrika, mit dem ich trainierte, sprach davon, »wie ein Tiger zu werden«, indem man sich schleichend durch das Laubwerk bewegt.

Ferngläser und Teleskope

Diese können nützlich sein, wenn man nicht nahe genug an ein Tier herankommt, um es richtig zu sehen. Sie sollten das Tier allerdings erst einmal mit bloßem Auge lokalisieren: Wenn man versucht, etwas durch ein Sichtgerät zu finden, ist es schwieriger, da sich durch die Vergrößerung Ihr Gesichtsfeld verkleinert. Unser peripheres Gesichtsfeld ist viel besser beim Entdecken von Bewegung. Mit der übermäßigen Verwendung von Ferngläsern können Sie zudem Ihre Augen überanstrengen.

Verstecke und Beobachtungsposten

Wir haben gesehen, dass Sie sich vor allem durch Bewegung verraten können. Es ist jedoch sehr schwierig, über längere Zeiträume völlig reglos zu bleiben. Ein Versteck oder Beobachtungsposten stellt gleichsam eine Trennwand zwischen Sie und das, was Sie betrachten, eine Grenze, die es Ihnen ermöglicht, sich relativ frei zu bewegen, ohne dass Sie erkannt werden und die von Ihnen beobachteten Tiere erschrecken. Für eine kurze Beobachtung sind solche Hilfsmittel nicht notwendig, solange Sie sich auf Ihre eigene Fähigkeit, stillzuhalten, verlassen können. Für längerfristige Beobachtungen hingegen sind sie von unschätzbarem Wert.

Ein simples Versteck kann aus natürlichen Materialien, die Sie im Wald finden, wie zum Beispiel Laub, lange Gräser und Zweige, gemacht werden. Häufiger nehmen die Leute jedoch Materialien zum Versteckbau mit. Alte Armeetarnnetze oder Sackleinen, das in Tarnfarben bemalt und mit zerschnittenen Materialstücken versehen ist, sind gut geeignet, um sich Tarnung zu verschaffen. Entweder werden diese Materialien an Ästen und Büschen in der Umgebung aufgehängt oder an zusammenklappbaren, zeltstangenähnlichen Pfählen.

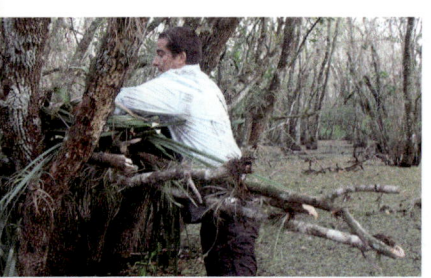

Trautes Heim, Glück allein! Hier habe ich mir eines im Sumpf eingerichtet.

Welches Material Sie auch immer verwenden, Sie müssen kleine Löcher oder »Luken« lassen, durch die Sie das Wild beobachten können. Eine Gartenschere ist nützlich, damit Sie lautlos Laubwerk abschneiden können, was eine bessere Beobachtung der Gegend ermöglicht.

Sehen bei Nacht

Tiere bei Nacht anzupirschen, ist eine der besten Methoden, sie zu entdecken – aber eine nächtliche Beobachtung bringt natürlich ihre eigenen Probleme mit sich.

Um zu verstehen, wie unsere Sicht bei Nacht funktioniert, müssen wir etwas über das Auge lernen. Der Hintergrund unseres Auges ist mit zwei verschiedenen Zelltypen bedeckt: Zapfen und Stäbchen. Die Zapfen sind für das Sehen von Details und Farbe verantwortlich, die Stäbchen sind für das periphere Gesichtsfeld, die Bewegung und das Sehen bei schwachem Licht verantwortlich.

Die Stäbchen enthalten einen chemischen Stoff namens Rhodopsin. Rhodopsin ermöglicht es unseren Augen, Licht wahrzunehmen. Wenn wir in schwachem Licht Dinge betrachten, ist das Rhodopsin in unseren Stäbchenzellen dafür verantwortlich. Helles Licht bleicht jedoch den chemischen Stoff, sodass dieser unter dunkleren Bedingungen weniger wirkungsvoll ist. Es dauert 30 Minuten, bis der Bleichungseffekt nachlässt, auch wenn das größtenteils in den ersten zehn Minuten geschieht. Wenn Sie nachts das Licht ausschalten, dauert es etwa zehn Minuten, bis Ihre »Nachtsicht« aktiviert

BEARS GEHEIME PFADFINDERTIPPS

Die Stäbchenzellen, die Rhodopsin enthalten, befinden sich am Augenrand. Das bedeutet, dass unser peripheres Gesichtsfeld in schlechtem Licht besser sieht als unser direktes Gesichtsfeld. Folglich sehen Sie bei Nacht Objekte besser und erkennen Formen und Bewegungen leichter, wenn Sie diese nicht direkt ansehen, sondern ein wenig zur Seite blicken. Versuchen Sie es.

ist. Durch das Wiederanschalten des Lichts wird das Rhodopsin gebleicht und eine vorübergehende Nachtblindheit hervorgerufen.

Rhodopsin reagiert weniger auf rotes Licht als auf weißes Licht. Das bedeutet, dass die Verwendung einer Taschenlampe mit rotem Licht im Dunkeln Ihre Nachtsicht nicht in gleichem Maße verschlechtert wie die Verwendung eines weißen Lichtes. (Daher verwenden Soldaten im Gelände bei Nacht rote Taschenlampen.) Wenn Sie bei Nacht ein weißes Licht verwenden müssen, können Sie ein Auge mit der Hand bedecken. Damit verhindern Sie, dass das Rhodopsin in diesem Auge bleicht, und auf diese Weise bewahren Sie zumindest die Hälfte Ihrer Nachtsicht. Wenn wir als Soldaten weißes Licht verwenden mussten, bedeckten wir den Taschenlampenscheinwerfer mit Klebeband und machten Nadelstichlöcher hinein, um die Lichtverteilung zu reduzieren und sie auf das zu konzentrieren, was wir aus der Nähe sehen wollten. Auch dadurch wurde der Verlust an Nachtsicht reduziert.

| Technische Hilfsmittel

Wenn sich Ihre natürliche Nachtsicht einmal an die Dunkelheit gewöhnt hat, sollten Sie eigentlich recht gut sehen können. Es gibt allerdings Geräte, die die Effektivität Ihrer Nachtsicht erhöhen.

Ferngläser

Ferngläser werden als Nachtsichtgeräte stark unterschätzt, wenn es eine Lichtquelle in der Umgebung gibt (beispielsweise den Mond oder die Sterne). Wenn Sie im Dunkeln etwas sehen können, wird es durch ein Fernglas so effektiv vergrößert wie bei Tageslicht.

Bestimmte Ferngläser eignen sich besser für Beobachtungen

bei Nacht und schwachem Licht. Bei jedem Fernglas stehen zwei Zahlen auf dem Gehäuse – zum Beispiel 8 × 50. Die erste Zahl zeigt den Vergrößerungsgrad an. Die zweite Zahl ist die Weite der Objektivlinse. Das sagt Ihnen, wie viel Licht das Fernglas hineinlässt. Je höher die zweite Zahl ist, desto besser ist das Fernglas für das Sehen bei schwachem Licht geeignet. (Die erste Zahl sollte nicht zu hoch sein, denn auch wenn die Vergrößerung dann besser ist, wird das Gesichtsfeld kleiner und das Fernglas reagiert auf jede Bewegung Ihrer Hand. Alles über 8 ist nur dann wirklich geeignet, wenn Sie Ihr Fernglas an einem Stativ anbringen können.) Maritime Ferngläser, die sehr weite Objektivlinsen haben, sind besonders gut für die Nachtsicht geeignet.

Nachtsichtgeräte

Nachtsichtgeräte sind nicht nur dem Special Air Service vorbehalten – auch Zivilisten können sie erwerben. Allerdings sind sie nicht ganz billig.

Nachtsichtgeräte funktionieren so, dass sie die verfügbaren Lichtquellen verstärken. Das bedeutet, dass Sie mit ihnen im Dunkeln sehen können, sofern es etwas Licht in der Umgebung gibt. Sie erfassen auch Infrarotlicht. Wenn es also kein natürliches Licht gibt, können Sie die Gegend mit Infrarotlicht fluten – es ist für das menschliche Auge und die Augen der meisten Tiere unsichtbar. (Beim Militär werden Infrarotscheinwerfer verwendet, um riesige Geländebereiche auszuleuchten, ohne dass der Feind davon profitiert – dann wird die Gegend unter Verwendung von Nachtsichtgeräten abgesucht.) Sie können leicht ein solches Licht herstellen, indem Sie einen Infrarotfilter (gibt es in Fotogeschäften) über Ihre Taschenlampe kleben, aber die meisten Nachtsichtgeräte haben ihre eigene integrierte Infrarotlichtquelle.

Moderne Nachtsichtgeräte sind viel besser als frühere Generationen der Technologie. Geräte der Generation 4 liefern ein viel schärferes Bild und eine bessere Schärfentiefe, aber sie sind extrem teuer. Sie können Geräte der Generation 1 zu einem vernünftigeren Preis kaufen (suchen Sie bei Ebay). Wenn es Ihnen gelingt, sich eines zu beschaffen, verwenden Sie es, um nachts die Sterne zu betrachten. Ich kann Ihnen garantieren, dass das eine erstaunliche Erfahrung ist!

Wärmebildgeräte

Wärmebildverstärker, wie sie beim Militär und bei der Feuerwehr häufig genutzt werden, sind ebenfalls sehr teuer. Sie funktionieren so, dass sie die Wärme, die von einem Tier oder Ziel ausgeht, erfassen. Wärmebildgeräte haben gegenüber Nachtsichtgeräten zwei Vorteile: Sie brauchen keine Umgebungslichtquelle und sie können durch feste Materie wie Büsche »hindurchsehen«. Beim Militär werden sie verwendet, um Wachposten zu lokalisieren, die getarnt und regungslos sind, und das unterscheidet sich wiederum kaum von dem, was Sie tun, wenn Sie bei Nacht ein Tier anpirschen.

Das Einzige, was die Funktion von Wärmebildgeräten außer Kraft setzt, ist Glas, das sein eigenes Wärmeprofil hat.

Naturaufnahmen

Wenn Sie in der Natur etwas Erstaunliches sehen, werden Sie es wahrscheinlich aufzeichnen wollen. Mit moderner Kameratechnik ist das ganz einfach.

Kameras

Digitalkameras sind im Gelände großartig, weil Sie nicht massenweise Filme herumschleppen müssen. Sie können sehr kompakte Kameras erwerben, die den Vorteil haben, nicht viel Platz zu brauchen, dafür aber keine ganz so hohe Qualität haben. Auf der anderen Seite des Spektrums gibt es digitale Spiegelreflexkameras, die Sie mit zusätzlichen Objektiven versehen können. Sie sind besser für Naturfotografie geeignet, aber sie sind auch größer, sperriger und teurer. Je erfahrener Sie bei Naturaufnahmen werden, desto eher werden Sie mit den besseren Kameras experimentieren wollen – für den Anfang erzielen Sie jedoch auch mit kompakten Kameras ausgezeichnete Ergebnisse. Denken Sie daran: Wer es schafft, körperlich in die Nähe eines Tieres zu kommen, wird immer das bessere Bild bekommen, egal welche Ausrüstung er benutzt. Gute Anpirschmethoden sind so viel wert wie 1000 tolle Kameraobjektive.

Teleskopkameras

Bei Teleskopkamera-Ausrüstungen können Sie Ihre Digitalkamera an einem Teleskop anbringen. So können Sie sehr hochwertige Fotos eines Tieres machen, das Sie vielleicht aus einer ziemlichen Entfernung betrachten.

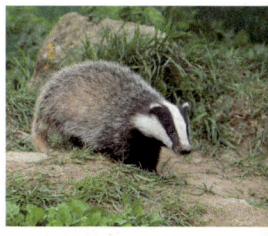

Camcorder

Es gibt eine Vielzahl von kompakten, hochwertigen Camcordern. MiniDV-Kameras sind sehr beliebt: Mit ihnen kann man ordentliche Digitalfotos machen und sie auf sehr kleine Bänder aufnehmen – davon passen leicht mehrere in Ihren Rucksack.

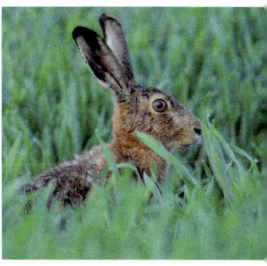

Selbst Fotos, die mit den kleinsten Digitalkameras aufgenommen werden, können von unglaublich guter Qualität sein – und Sie können damit vielleicht sogar ein paar Preise gewinnen!

EINE LAGERFEUERGESCHICHTE
AUS DEM WAHREN LEBEN

Fährtenlesen und Anpirschen werden beim Militär vom ersten Tag an gelehrt. Bei den Special Forces werden diese Fertigkeiten bis zur Perfektion verfeinert. Viele Leute gehen davon aus, der Special Air Service sei vorwiegend eine Kampftruppe, aber tatsächlich besteht seine Hauptfunktion in der Aufklärung. Ein Spähtrupp muss sich ruhig bewegen, beobachten, ohne beobachtet zu werden, und das, was er sieht, korrekt erfassen. All das ist entscheidend für den Erfolg einer militärischen Operation.

Wie bei allen Dingen im Leben lernt man im Zusammenhang mit dem Pfadfinden und dem Verhalten im Gelände nie aus, wie ein Freund von mir mit über 30-jähriger Erfahrung herausfand, als er in Afrika Fährten las. Er war mit einigen unglaublich geschickten Soldaten aus den Venda- und Zulu-Stämmen zusammen. Diese Einheimischen hatten ihr ganzes Leben hindurch Fährten gelesen, manchmal, um Essen auf den Tisch zu bringen, manchmal für militärische Zwecke während des südafrikanischen Buschkriegs. Sie hatten ein erstaunliches Wissen, und sie gaben ihre Fertigkeiten an meinem Freund weiter.

Eines Tages verfolgten sie eine kleine Gruppe barfüßiger Soldaten, und die Spur führte sie in ein Dorf. Auch die Dorfbewohner gingen barfuß, und Ziegen und Vieh durften frei auf den staubigen Straßen herumlaufen. Wie Sie sich vorstellen können, war es in der Vielzahl von Menschen- und Viehspuren unglaublich schwierig, die Fußabdrücke der Männer herauszufinden, die sie verfolgten. Mein Freund sah seine Gefährten an, aber zu seiner Überraschung lächelten sie ihn nur an, sagten zu ihm, es sei seine Sache, es herauszufinden, und gingen mit den Einheimischen Tee trinken.

Mein Freund, der entschlossen war, keine Niederlage einzustecken, und die Gelegenheit genoss, mit seinen neuen Fertigkeiten anzugeben, fing an, die Gegend in immer größeren Kreisen abzusuchen. Jedes Mal, wenn er meinte, die Spur gefunden zu haben, stützte er sich zwischen dem Ziegen- und Kuhkot auf seine Hände und Knie in dem Versuch, den

Zeichen zu folgen. Sie verloren sich immer in einer Masse von Spuren, die in verschiedene Richtungen führten.

Nachdem sie ihn eine halbe Stunde lang beobachtet (und ausgelacht) hatten, näherten sich seine afrikanischen Kollegen und fragten ihn, wie er zurechtkam. Frustriert und ziemlich übel riechend von der Herumkriecherei in all dem Dreck musste er zugeben, dass er keine einzige eindeutige Spur gefunden hatte. »Mach dir keine Sorgen«, sagten die Afrikaner. »Es wird da drüben sein.« Sie führten ihn direkt zu den Spuren der Soldaten, genau an die Stelle, wo sie das Dorf verlassen hatten.

Mein Freund hatte gerade eine wertvolle Lektion in einer Methode gelernt, die »Autoparken« genannt wird. Das bedeutet, dass der Versuch, die einzelne Spur zu finden, nutzlos ist, wenn es entweder zu viele verwirrende Spuren gibt oder nicht genug (wie Sie es vielleicht erwarten würden, wenn Ihre Spur Sie auf einen asphaltierten Parkplatz führt). Stattdessen nutzen Sie Ihren gesunden Menschenverstand, um herauszufinden, in welche Richtung die verfolgten Personen wohl verschwunden sind. Wenn Sie ihnen eine Weile gefolgt sind, sollten Sie ein ganz gutes Gespür dafür haben, in welche Richtung sie gehen. Wenn sie also von Norden in eine Gegend gekommen sind, verlassen sie diese wahrscheinlich in Richtung Süden. Und genau das haben die Soldaten in diesem Fall getan.

Versuchen Sie, sich in die Person, die Sie verfolgen, hineinzuversetzen, und Sie werden feststellen, dass alles plötzlich viel einfacher wird. Und denken Sie daran, dass gesunder Menschenverstand und die Fähigkeit, die leisen Zwischentöne wahrzunehmen, die wichtigsten Eigenschaften eines guten Fährtenlesers sind.

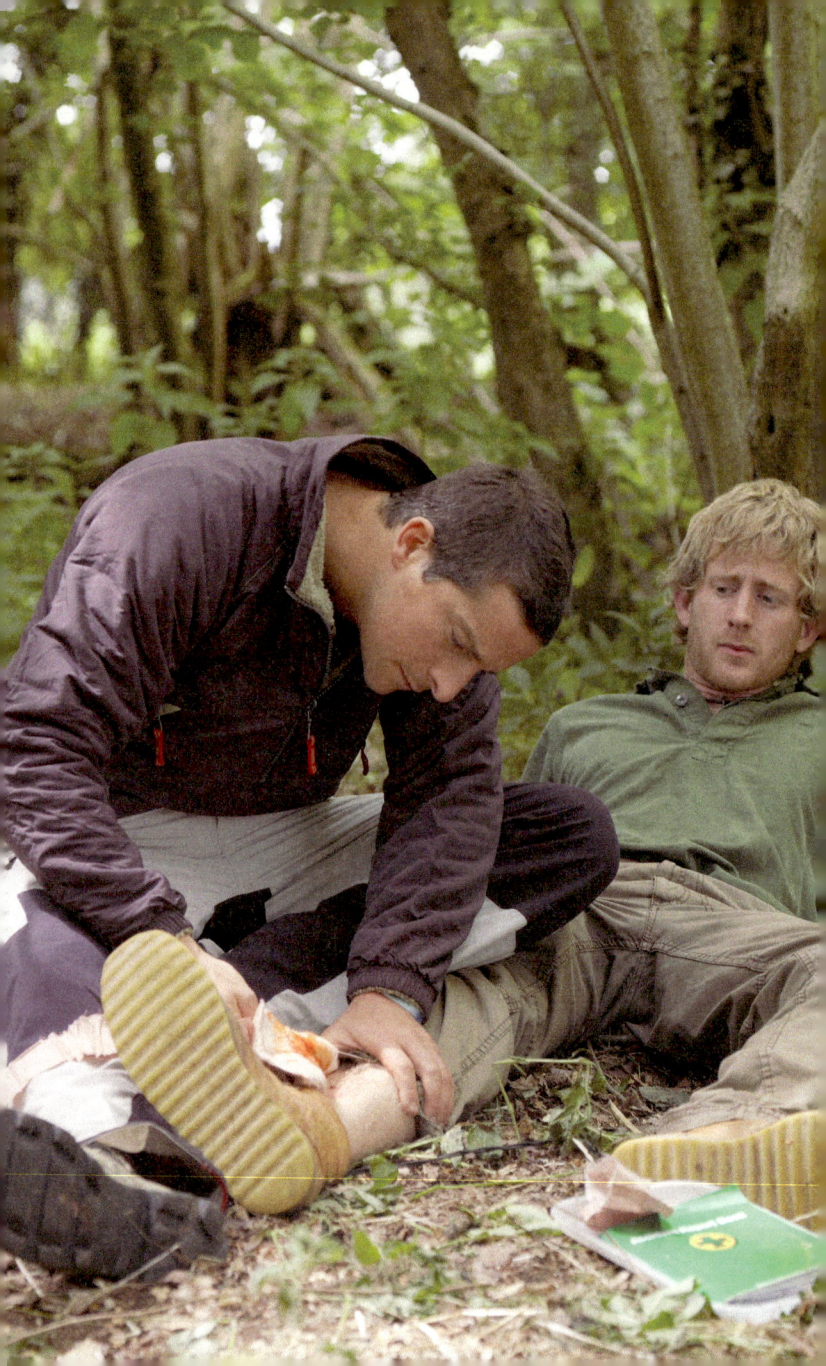

9

ERSTE HILFE
UND RETTUNG
IM GELÄNDE

Wie Sie mit
Verletzungen umgehen

Eine gute medizinische Schulung ist im Gelände entscheidend. In einer aus vier Leuten bestehenden SAS-Patrouille ist üblicherweise ein Mitglied Sanitäter. SAS-Sanitäter durchlaufen einen harten Trainingsprozess, darunter auch ein Zeitraum in einem Krankenhaus. Der Sanitäter ist ein wichtiges Mitglied jeder Special-Air-Service-Patrouille, und das weiß ich aus eigener Erfahrung, schließlich wurde ich selbst zum Sanitäter geschult. Ein Sanitäter weiß, wie man Wunden behandelt, Infektionen bekämpft, mit einem Knalltrauma und all den anderen Erste-Hilfe-Problemen umgeht, die sich ergeben können, wenn eine SAS-Patrouille ihrer Arbeit nachgeht. Was

⚠ **VERSTECKTE GEFAHREN** ⚠

Wenn mehr als eine Person verwundet ist, ist es schwierig, herauszufinden, wer die meiste Aufmerksamkeit braucht. Man lässt sich leicht dazu verleiten, zu demjenigen zu gehen, der am lautesten schreit – aber wenn jemand schreit, ist das eigentlich ein ziemlich gutes Zeichen. Zumindest bedeutet es, dass diese Person bei Bewusstsein ist und atmet! Die stillen Patienten sind oft diejenigen, um die man sich am meisten Sorgen machen muss: Es ist der bewusstlose, nicht atmende Patient, der Ihre Aufmerksamkeit braucht, und zwar schnell. Lassen Sie sich also von dem Lärm und dem Chaos eines Notfalls nicht ablenken – bleiben Sie konzentriert. Das Training, das wir beim SAS für den Umgang mit einem Notfall erhalten haben, war so nahe an der Realität, wie es nur geht. Das ging so weit, dass man fast nicht sagen konnte, ob die Verletzung echt war oder nicht – die Schauspieler, das künstliche Blut, der Rauch und der Lärm waren sehr realistisch. Ein Training wie dieses lehrt Sie jedoch, in einem Notfall klar zu denken. Und klares, schnelles Denken rettet Menschenleben.

aber, wenn der Sanitäter verletzt wird? Dann muss der Rest der Patrouille sich um ihn und sich selbst kümmern. Daher müssen alle SAS-Soldaten ein grundlegendes Erste-Hilfe-Wissen fürs Gelände haben. (In einer höherrangigen Patrouille wird es wahrscheinlich mehr als einen Sanitäter geben, da jeder irgendwann die wichtigsten Fertigkeiten erlernt hat.)

Draußen in der Wildnis können Sie sich nicht darauf verlassen, dass jemand das Wissen hat, um Sie im Falle eines medizinischen Notfalls zu behandeln. Sie müssen das selbst erledigen können, denn sogar der erfahrenste Experte für das Verhalten im Gelände kann in unbekanntem Terrain stecken bleiben, und es kann sehr gut sein, dass Sie vom nächsten Arzt weit entfernt sind. Wenn Sie sich gut mit geländetauglicher Erster Hilfe auskennen, könnten Sie damit das Leben eines Menschen retten. Und Sie könnten sogar Ihr eigenes Leben retten.

Wenn jemand sich allerdings während Ihres Ausflugs eine ernsthafte Verletzung zuzieht – insbesondere am Kopf –, dürfen Sie keine Zeit verlieren und müssen sofort professionelle ärztliche Hilfe suchen.

| Die grundlegende Erste-Hilfe-Ausrüstung

Bei jedem Ausflug ins Gelände ist es wichtig, eine grundlegende Erste-Hilfe-Ausrüstung mitzunehmen. Ihre sollte die folgenden Gegenstände enthalten:

- Pflaster in verschiedenen Größen
- Zwei bis drei sterile Wundverbände (sie haben eine sterile Wundauflage, die am Verband angebracht ist – wenn Sie solche Wundverbände nicht finden, nehmen Sie sterile Auflagen und separate Verbände)
- Rollverbände (die selbstklebenden sind die besten, da Sie dann keine Sicherheitsnadeln mitnehmen müssen)

- Dreiecksverbände (gut als Schlingen und sogar als Verband)
- Pinzetten zum Entfernen von Splittern
- Blasenpflaster
- Schmerzmittel wie Paracetamol oder Aspirin (halten Sie sich an die vorgeschriebenen Dosierungen, da Analgetika schädlich sein können, und geben Sie Aspirin keinen Personen unter 16 Jahren)
- Alkoholfreie Reinigungstücher, um die Umgebung von Wunden zu reinigen
- Alkoholgel (zur Reinigung Ihrer Hände)
- Einmalhandschuhe ohne Latex

Nützliche Extras

- Eine Spritze
- Eine Rolle Plastikfolie und/oder saubere Plastiktüten (zum Verbinden von Brandwunden)

Ein kollabierter Verletzter

Wenn eine Person zusammenbricht, müssen Sie als Erstes einschätzen, ob sie bewusstlos ist. Sprechen Sie zu ihr und fragen Sie sie, ob alles in Ordnung ist. Wenn keine Antwort kommt, schütteln Sie fest ihre Schultern. Wenn es immer noch keine Reaktion gibt, dann ist sie bewusstlos.

Ihre nächste Aufgabe ist es, herauszufinden, ob die verletzte Person atmet. Wenn sie bewusstlos ist und auf dem Rücken liegt, entspannen sich die Muskeln in ihrem Hals und Nacken, und die Zunge wird nach hinten fallen, sodass sie die Luftzufuhr zur Lunge blockiert. Knien Sie sich also neben den Kopf der Person, legen Sie eine Hand auf ihre Stirn und schieben Sie ihren Kopf zurück. Legen Sie zwei Finger Ihrer anderen Hand unter ihr Kinn und heben Sie es an. Auf diese Weise wird die Zunge von der Hinterseite des Halses zurückgezogen. Legen Sie Ihr Ohr so nahe an den Mund und die Nase der Person, wie Sie können, und versuchen Sie, Atemzüge zu hören und an Ihrer Wange zu spüren. Blicken Sie gleichzeitig auf die Brust, um zu prüfen, ob sie sich bewegt.

| Ein atmender Verletzter

Wenn die verletzte Person atmet, legen Sie sie in der sogenannten stabilen Seitenlage auf die Seite. In dieser Position bleiben die Atemwege frei, sodass sie weiter Luft bekommt. Flüssigkeit und Speichel können leicht aus ihrem Mund abfließen, was ein Ersticken verhindert. Ebenso kann Erbrochenes abfließen, sollte sich die Person in bewusstlosem Zustand übergeben. Prüfen Sie den Puls. Tasten Sie mit dem Zeigefinger und dem Mittelfinger einer Hand die Unterseite des Handgelenks ab, bis Sie den Puls finden. Alternativ können Sie diese beiden Finger

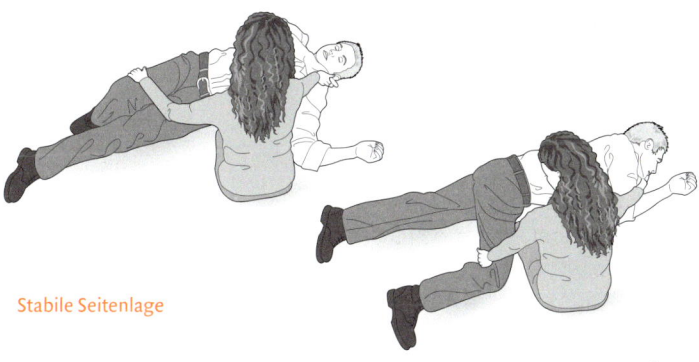

Stabile Seitenlage

auch gegen eine Halsseite des Patienten drücken, direkt unter dem Kiefer. Zählen Sie, wie viele Schläge Sie in einer vollen Minute fühlen können – der normale Ruhepuls eines Erwachsenen beträgt zwischen 60 und 100 Schlägen pro Minute.

| Ein nicht atmender Verletzter

Wenn der Patient nicht atmet, müssen Sie eine Herz-Lungen-Wiederbelebung (HLW, siehe nächste Seite) durchführen. Bitten Sie jemanden darum, einen Notarzt zu rufen, während Sie mit der Herz-Lungen-Wiederbelebung beginnen. Wenn Sie allein sind und der Verletzte ein Erwachsener ist, rufen Sie erst Hilfe und beginnen Sie dann mit der Herz-Lungen-Wiederbelebung. Wenn es sich bei dem Verletzten um ein Kind handelt, machen Sie eine Minute lang Herz-Lungen-Wiederbelebung, rufen Sie Hilfe und fahren Sie dann mit der Herz-Lungen-Wiederbelebung fort.

Herz-Lungen-Wiederbelebung (HLW)

Es kann sehr unheimlich sein, wenn jemand aufhört zu atmen. Sobald der menschliche Körper zu atmen aufhört, ist er nur wenige Minuten vom Tod entfernt, wenn nicht jemand richtig Erste Hilfe leistet. Sobald die Atmung aufhört, hört auch das Herz auf zu schlagen, da es nicht mehr mit Sauerstoff versorgt wird, und je länger der Körper ohne Sauerstoff ist, desto größer ist die Wahrscheinlichkeit, dass er langfristige Schäden erleidet. Bleiben Sie ruhig und handeln Sie schnell und entschieden. Sie könnten ein Leben retten, indem Sie den Kreislauf mit einer Herzdruckmassage aufrechterhalten und dem Körper mit einer Mund-zu-Mund-Beatmung Sauerstoff zuführen – zusammen werden diese Methoden Herz-Lungen-Wiederbelebung oder HLW genannt. Alle Soldaten sind dafür geschult.

Bei einem Erwachsenen wird zuerst die Herzdruckmassage ausgeführt, denn höchstwahrscheinlich hat die Atmung wegen eines Problems mit dem Herzen aufgehört.

| Herzmassage für Erwachsene

Während Ihr Patient sich in Rückenlage befindet, knien Sie sich auf Höhe seiner Brust seitlich neben ihn. Legen Sie den Handballen einer Hand dort auf die Mitte seiner Brust, wo die beiden Hälften des Brustkorbs aufeinandertreffen. Legen Sie Ihre andere Hand darauf und verschränken Sie die Finger, damit Sie die Herzdruckmassage auch wirklich ausschließlich mit dem Handballen ausführen (halten Sie Ihre Finger gut von

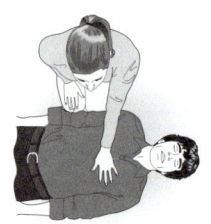 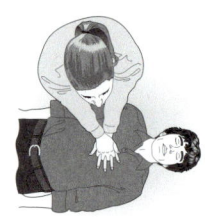 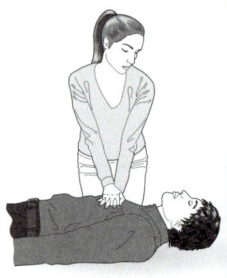

der Brust weg). Knien Sie aufrecht neben der Brust und drücken Sie Ihre Hände nach unten, sodass der Brustkorb vier, fünf Zentimeter einsinkt. Entlasten Sie dann das Brustbein, ohne Ihre Hände wegzunehmen. Drücken Sie das Brustbein 30-mal nach unten.

| Mund-zu-Mund-Beatmung für Erwachsene

Mit dieser Methode soll bewirkt werden, dass die Luft wieder in die Lunge von jemandem strömt, der aufgehört hat zu atmen. Es gibt mehrere Gründe, warum dies passiert sein könnte, darunter auch ein elektrischer Schlag und das Einatmen von Wasser oder Rauch. Rutschen Sie weiter nach oben zum Kopf des Patienten hin. Legen Sie seinen Kopf in den Nacken zurück und heben Sie sein Kinn nach oben, um die Atemwege wieder zu öffnen. Drücken Sie mit zwei Fingern die Nasenlöcher des Patienten zu. Nehmen Sie einen normalen Atemzug und legen Sie Ihren Mund fest auf den Mund des

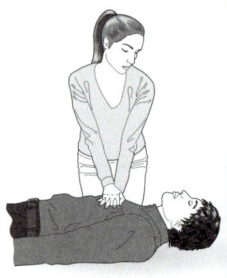

Patienten. Versuchen Sie sicherzustellen, dass es keine Luftspalten gibt. Blasen Sie nun Luft in die Lunge des Patienten, bis seine Brust sich hebt (es sollte etwa eine Sekunde dauern). Nehmen Sie Ihren Mund weg und beobachten Sie, wie die Brust sich senkt. Nehmen Sie einen weiteren Atemzug und wiederholen

Sie den Vorgang. Fahren Sie mit 30 Brustkompressionen, gefolgt von zwei Mund-zu-Mund-Beatmungen, fort, bis der Patient anfängt, wieder normal zu atmen, Hilfe kommt oder Sie zu erschöpft sind, um weiterzumachen. Wenn der Patient wieder anfängt, normal zu atmen, rollen Sie ihn in die stabile Seitenlage (siehe Seite 283 f.). Wenn er das Bewusstsein wiedererlangt, wird er wahrscheinlich sehr aufgeregt sein. Halten Sie ihn warm und beruhigen Sie ihn, indem Sie ihm genau erklären, was passiert ist.

| Herz-Lungen-Wiederbelebung für Kinder

Die Prozedur für Kinder ist etwas anders. Wenn ein Kind bewusstlos ist und seine Atmung aufhört, dann ist die Ursache höchstwahrscheinlich eher ein Problem mit der Atmung als ein Problem mit dem Herzen. Beginnen Sie Ihre Herz-Lungen-Wiederbelebung daher, indem Sie dem Patienten fünf Mund-zu-Mund-Beatmungen geben. Kehren Sie danach zu dem Zyklus von 30 Brustkompressionen, gefolgt von zwei Mund-zu-Mund-Beatmungen zurück.

Die einzelnen Schritte der Mund-zu-Mund-Beatmung bei einem Kind sind im Wesentlichen dieselben wie bei einem Erwachsenen. Legen Sie den Kopf zurück, um das Kinn anzuheben, drücken Sie die Nasenlöcher zusammen und atmen Sie in den Mund, bis die Brust sich hebt. Beobachten Sie, wie die Brust sich senkt, und wiederholen Sie das Ganze bis zu *fünf*mal. Machen Sie dann die Herzdruckmassage. Legen Sie nur eine Hand auf das Brustbein des Kindes. Halten Sie Ihre Finger oben, knien Sie neben dem Kind und drücken Sie die Brust etwa um ein Drittel ihrer Tiefe zusammen. Drücken Sie 30-mal, gefolgt von *zwei* weiteren Beatmungen. Fahren Sie wie auch bei Erwachsenen fort, bis das Kind wieder anfängt, normal zu atmen, der Notarzt kommt oder Sie zu erschöpft sind, um weiterzumachen.

⚠ VERSTECKTE GEFAHREN ⚠

Wiederbelebungsmaßnahmen in Notfällen sind kein Ersatz für eine ärztliche Behandlung, die Sie sofort veranlassen sollten. Wenn der Patient anfängt, normal zu atmen, halten Sie ihn weiterhin unter sorgfältiger Beobachtung, bis ärztliche Hilfe kommt – es kann sein, dass Sie von Neuem mit der Herz-Lungen-Wiederbelebung beginnen müssen, wenn der Patient einen Rückfall hat. **Lassen Sie den Patienten nie allein.**

TRAININGSÜBUNGEN

Brustkompressionen und Beatmungen sind nichts, was Sie gerne zum ersten Mal in einer realen Situation tun möchten. Sie sollten zusammen mit einem Freund – vorzugsweise jemandem, der mit Ihnen ins Gelände gehen wird – an einer Puppe üben (nie an einer atmenden Person). Es gibt viele Erste-Hilfe-Kurse, die unter anderem von den Johannitern und vom Roten Kreuz angeboten werden. Es lohnt sich, einen solchen zu besuchen – das sind Fertigkeiten, die Sie in jedem Lebensbereich jederzeit brauchen könnten.

Ersticken

Normalerweise erstickt man, wenn etwas – im Allgemeinen Nahrung – den Zugang zur Luftröhre verstopft. Wenn Sie vermuten, dass dies der Fall ist, fragen Sie den Patienten zunächst, ob er Luftnot hat.

Wenn der Patient sprechen, husten und atmen kann, fordern Sie ihn auf, die Ursache des Problems abzuhusten. Wenn er nur mit Handgesten reagieren kann, müssen Sie bei der Entfernung dessen, was die Atemwegsobstruktion bewirkt, helfen.

Es gibt zwei Methoden, dies zu tun. Versuchen Sie zunächst, der Person auf den Rücken zu klopfen. Sorgen Sie dafür, dass sie sich nach vorne beugt, damit die Schwerkraft helfen kann, und geben Sie ihr dann mit dem Handballen fünf feste Schläge zwischen die Schulterblätter. Prüfen Sie den Mund, um zu sehen, ob das Verschluckte herausgekommen ist. Wenn die Blockierung weiterbesteht, müssen Sie eine Methode verwenden, die als Heimlich-Manöver bezeichnet wird. Stellen Sie sich hinter die Person, legen Sie Ihre Arme um deren Taille und bringen Sie sie dazu, sich nach vorne zu beugen. Ballen Sie eine Hand zur Faust und legen Sie diese auf den Oberbauch der Person, auf halber Höhe zwischen dem Bauchnabel und dem Brustbein. Legen Sie Ihre andere Hand auf Ihre Faust und drücken Sie dann Ihre Hand gegen den Bauch der Person, indem Sie diese bis zu fünfmal ruckartig nach oben bewegen. Prüfen Sie wieder den Mund.

Wiederholen Sie die Rückenschläge und das Heimlich-Manöver bis zu dreimal (prüfen Sie zwischendurch stets den Mund). Wenn die Atemwege der Person noch immer verstopft sind, rufen Sie den Notarzt. Wiederholen Sie den gesamten Vorgang, bis die Ursache behoben ist, Hilfe kommt oder die Person bewusstlos wird.

Wundbehandlung

Ignorieren Sie keine Wunde, egal wie klein sie sein mag. In der Wildnis kann die kleinste Schnittverletzung zu einer Infektion führen, dasselbe gilt für größere Wunden. Bei Letzteren ergibt sich zudem das Problem des Blutverlusts, der lebensbedrohlich sein kann.

| Infektionen verhindern

Zu Infektionen kommt es, wenn eine Wunde durch Bakterien verunreinigt wird, die sich mit einer erschreckenden Geschwindigkeit vermehren können. Bakterien können auch beim Versorgen einer Wunde in diese gelangen, und zwar durch die Verwendung nicht steriler Geräte oder Verbände oder infolge von schmutzigen Händen. Im Gelände die Dinge sauber und steril zu halten, ist nicht einfach, und wenn die Wunde schlimm ist, dann müssen Sie sich vor allem um die Blutstillung kümmern. Wenn genug Zeit dafür da ist, sollten Sie jedoch versuchen, vor der Behandlung Folgendes zu tun:

⮕ Waschen Sie sich gründlich die Hände. Wenn Sie Desinfektionsgel dabeihaben, verwenden Sie es, da es die meisten

Bakterien auf Ihrer Haut abtötet. Ziehen Sie nach Möglichkeit Einmalhandschuhe an.

⟳ Spülen Sie eine schmutzige Wunde unter sauberem, fließendem Wasser ab. Wenn das Wasser schmutzig ist, können Sie es eventuell sterilisieren. Das erreichen Sie, indem Sie es – sofern Sie etwa auf Meereshöhe sind – eine Minute lang abkochen. Fügen Sie pro 300 Meter über Meereshöhe jeweils eine Minute hinzu. Lassen Sie das Wasser völlig abkühlen, bevor Sie es verwenden.

⟳ Wenn Sie keinen sterilen Verband haben, verwenden Sie ein gefaltetes Stück Stoff oder ein Dreieckstuch. Halten Sie es an den Ecken, öffnen Sie es und falten Sie es wieder so zusammen, dass die saubere Innenseite nach außen zeigt. Legen Sie es auf die Wunde.

| Kleinere Wunden

Wenn die Blutung nicht stark ist, sollte die Wunde gewaschen werden. Entfernen Sie alle Kleidung um die Wunde herum, und reinigen Sie dann den ganzen Bereich gründlich. Spülen Sie die Wunde kräftig mit Wasser, um lockeren Schmutz zu entfernen. Versuchen Sie nicht, etwas herauszuziehen, was in der Wunde steckt. Tupfen Sie den Bereich trocken und bedecken Sie ihn mit einem sterilen Verband. Wenn Sie den Verdacht haben, dass etwas in der Wunde geblieben ist, dann rufen Sie einen Arzt, damit er es untersucht.

| Gravierende äußere Blutungen

Äußere Blutungen können in drei Kategorien eingeteilt werden: kapillare Blutungen, venöse Blutungen (aus den Venen) und arterielle Blutungen (aus den Arterien). Bei gravierenden

Wunden kommt es oft zu einer Kombination dieser Blutungen.

Eine kapillare Blutung entsteht durch einen kleinen Schnitt oder Kratzer. Sie ist durch ein langsames Herausquellen des Blutes gekennzeichnet, wobei das Blut leicht verklumpt. Sie können die Wunde wie oben erläutert sterilisieren und einen Verband anlegen, um zu verhindern, dass sie sich infiziert, aber die Blutung wird normalerweise ziemlich schnell aufhören, insbesondere wenn Sie Druck auf die Wunde ausüben.

Eine venöse Blutung ist ein langsamer, stetiger Blutfluss, wobei die Farbe des Blutes eher dunkelrot ist. Der Druck in den Venen ist nicht sehr hoch, aber eine venöse Blutung kann ziemlich gravierend sein. Sie ist im Allgemeinen jedoch leichter kontrollierbar als eine arterielle Blutung. Die Arterien transportieren unter hohem Druck Blut vom Herzen *weg*, eine arterielle Blutung ist daher durch eher hellrotes Blut gekennzeichnet, das im Takt des Herzschlags des Patienten herausspritzt. Wenn die arterielle Blutung gravierend ist, haben Sie keine Zeit, herumzumurksen. Wenn eine große Arterie durchtrennt ist, kann der Blutverlust in weniger als fünf Minuten tödlich sein, wenn er nicht unter Kontrolle gebracht wird. Ein Ersthelfer kann im Gelände keine Bluttransfusion machen, aber Sie

IMPROVISIEREN IM GELÄNDE

Infektionen werden mit großer Wahrscheinlichkeit eher durch Schmutz in der Wunde als durch unsterilisiertes Wasser verursacht. Wenn Sie also nur unsterilisiertes Wasser haben, verwenden Sie es trotzdem zur Spülung der Wunde. Wenn Sie gar kein Wasser oder nur wenig haben, hat frischer Urin dieselbe Funktion. Ja, ich weiß schon, was Sie sagen wollen …

können versuchen, die Blutung zu stoppen, während jemand anders Hilfe holt.

Bei einer arteriellen oder venösen Blutung sollten Sie immer zuerst an die Blutstillung denken, bevor Sie sich um die Reinigung der Wunde kümmern. Ein gravierender Blutverlust bedeutet, dass Flüssigkeit aus dem Blutkreislauf der Person verloren geht, was zu einem Schock führt (siehe Seite 296 f.). Es gibt vier wichtige Maßnahmen, die man ergreifen muss, um eine Blutung zu kontrollieren, und zwar idealerweise in der folgenden Reihenfolge.

Üben Sie direkten Druck aus

Legen Sie die Wunde schnell frei und legen Sie einen sterilen Verband oder ein sauberes Tuch darauf. Drücken Sie dann gegen die Wunde. Wenn beides nicht oder nicht schnell genug verfügbar ist, drücken Sie mit der bloßen Hand. Der Druck muss so lange fest und gleichmäßig aufrechterhalten werden, bis die Blutung aufhört. Sie sollten auf keinen Fall aufhören zu drücken, um nachzusehen, ob das Blut noch fließt. Halten Sie den Druck etwa 30 Minuten lang aufrecht. In den meisten Fällen reicht das, um die Blutung zu stoppen.

Lagern Sie die Wunde hoch

Lagern Sie die Wunde so hoch, dass sie sich über der Höhe des Herzens des Patienten befindet. Es wird dann länger dauern, bis das Blut die Wunde erreicht, was beim Eindämmen der Blutung hilft. Setzen Sie bei einer Kopfwunde also die Person ein wenig auf. Heben Sie bei einer Arm- oder Beinverletzung – solange Sie Knochenbrüche ausschließen können –, einfach das verletzte Körperteil hoch. Das Hochlagern allein reicht aber nicht aus – es muss von direktem Druck auf die Wunde begleitet werden.

Lassen Sie die verletzte Person sich hinlegen

Hindern Sie den Patienten am Herumlaufen. Lassen Sie ihn sich auf einen Mantel oder isolierendes Material hinlegen, um ihn vor der Bodenkälte zu schützen. Indem Sie die Wunde hochhalten (vielleicht brauchen Sie dabei Hilfe), lagern Sie gleichzeitig die Beine hoch, um möglichst viel Blut in der Körpermitte zu halten, sodass die lebenswichtigen Organe wie das Herz, die Lunge und das Gehirn mit Blut versorgt bleiben.

Bandagieren Sie den vorhandenen Verband

Fixieren Sie zur Aufrechterhaltung des Drucks den Verband mit einer Bandage. Wenn der Verband sich mit Blut vollgesaugt hat, entfernen Sie ihn nicht, sondern machen Sie einen zweiten Verband über den ersten. Wenn dann auch der zweite Verband mit Blut vollgesaugt ist, üben Sie wahrscheinlich nicht genug Druck auf den richtigen Punkt aus. Entfernen Sie also beide Verbände und fangen Sie von Neuem an. Stellen Sie sicher, dass ein Notarzt kommt.

BEARS GEHEIME PFADFINDERTIPPS

Ein Paar Einmalhandschuhe (ohne Latex) und eine Spritze sind nützliche Ergänzungen Ihrer Erste-Hilfe-Ausrüstung – mit den Handschuhen halten Sie Ihre schmutzigen Hände von der Wunde fern und mit der Spritze spülen Sie die Wunde.

| Bauchwunden

Bauchwunden unterscheiden sich ein wenig von anderen Wunden, da das Reinigen bei ihnen oft eher Infektionen begünstigt als verhindert. Sollte ein inneres Organ hervorquellen, versuchen Sie nicht, es wieder zurückzuschieben. Decken Sie es, sofern vorhanden, mit Plastikfolie ab, um es vor dem Austrocknen zu schützen. Bedecken Sie die Folie dann mit einer Verbandkompresse. Der Patient wird in der Regel von sich aus versuchen, die ihm angenehmste Position einzunehmen – oft wird das eine liegende Position mit leicht angezogenen Knien sein, um den Druck auf den Bauch zu verringern. Lassen Sie ihn das tun und stellen Sie sicher, dass jemand einen Arzt ruft.

Innere Blutungen

Innere Blutungen sind ziemlich schwierig zu diagnostizieren, aber wenn ein Patient stark aus der Nase oder dem Mund blutet, könnte das ein Zeichen sein. Andere Symptome sind Übelkeit, ein schwacher, schneller Puls, Durst, Blässe und Energiemangel – aber das sind auch Schocksymptome (siehe Seite 296 f.). Wenn Sie eine innere Blutung vermuten, ist es natürlich wichtig, sofort einen Notarzt zu rufen, aber in der Zwischenzeit sollten Sie den Patienten wie folgt behandeln:

- ⭢ Legen Sie den Patienten auf einer Decke oder einem Mantel flach auf den Rücken.
- ⭢ Wenn der Patient erbrechen muss, sorgen Sie dafür, dass er seinen Kopf zur Seite wendet.
- ⭢ Halten Sie den Patienten warm, aber verwenden Sie keine Wärmflasche und legen Sie den Patienten nicht neben ein Feuer.

→ Prüfen Sie bei Bewusstlosigkeit des Patienten dessen Atmung (siehe Seite 282 f.). Wenn er noch atmet, bringen Sie ihn in die stabile Seitenlage. So werden seine Atemwege freigehalten, er kann leichter selbstständig atmen und sein Brustkorb wird gestützt. Außerdem kann er sich problemlos übergeben.

Schock

Es gibt zwei Arten von Schock. Der psychische Schock ist eine seelische Reaktion auf schlechte Nachrichten oder ein Trauma. Er kann gravierend sein und langfristige Auswirkungen haben. Im Gelände müssen Sie jedoch darauf vorbereitet sein, dass es zu lebensbedrohlichen körperlichen Schocks kommt, was ein ganz anderes medizinisches Problem darstellt.

Zu einem Schock kommt es, wenn der Kreislauf zusammenbricht und nicht in der Lage ist, genug Sauerstoff im Körper zu transportieren. Im Gelände kommt das am ehesten als Folge von Flüssigkeitsverlust durch innere oder äußere Blutungen, Verbrennungen, gravierende Durchfälle und/oder Erbrechen vor. Sie sollten in erster Linie darauf bedacht sein, die zugrunde liegende Ursache zu behandeln, aber Sie müssen auch auf die folgenden Schocksymptome achten:

→ Erschöpftes Erscheinungsbild
→ Kalte, blasse, feuchtkalte Haut, die schließlich blaugrau wird, wenn die Sauerstoffsättigung abnimmt
→ Flache Atmung
→ Schwacher, schneller Puls
→ Übermäßiges Gähnen oder Seufzen
→ Übelkeit oder Erbrechen
→ Gravierender Durst, Schwächegefühl

⊃ In extremen Fällen kann es sein, dass die Person zu keuchen beginnt und ohnmächtig wird. Wenn dann keine Behandlung erfolgt, kann es zu einem Herzstillstand kommen.

Wenn Sie vermuten, dass Ihr Patient unter einem Schock leidet, sollten Sie ihn, sofern seine Verletzungen dies nicht unmöglich machen, auf eine Decke oder einen Mantel legen und seine Beine anheben. Decken Sie ihn zu, um ihn warm zu halten, aber legen Sie ihn nicht neben ein Feuer und geben Sie ihm keine Wärmflasche. Geben Sie ihm nichts zu essen oder zu trinken. Prüfen Sie seine Atmung und seinen Puls. Wenn der Patient das Bewusstsein verliert, seien Sie bereit, bei Bedarf mit der Herz-Lungen-Wiederbelebung zu beginnen (siehe Seite 285 ff.).

Schienen, Schlingen sowie die Behandlung von Brüchen und anderen Gelenkverletzungen

| Brüche

Es gibt zwei Arten von Knochenbrüchen: offene und geschlossene Frakturen. Bei einer offenen Fraktur tritt der Knochen durch die Haut hervor, bei einer geschlossenen Fraktur ist dies nicht der Fall. Erste-Hilfe-Behandlungen sind für beide Arten ähnlich, aber bei einer offenen Fraktur sollten Sie die Wunde bedecken, um sie sauber zu halten. Offene Frakturen lassen sich leicht diagnostizieren, weil Sie den hervorstehenden Knochen sehen können. Geschlossene Frakturen können nur durch Röntgen richtig diagnostiziert werden.

Gravierende Verstauchungen und ausgekugelte Gelenke können ebenso schmerzhaft sein. Zu den Symptomen gehören

Druckschmerz, Schwellung, Verrenkung und Schwierigkeiten oder Schmerzen beim Bewegen des verletzten Körperteils. Wenn Sie nicht sicher sind, ob ein Knochen gebrochen ist, dann behandeln Sie ihn so, als wäre es der Fall. Sicher ist sicher.

Die Behandlung für alle Frakturen ist dieselbe. Lassen Sie den Patienten sich hinsetzen oder sich hinlegen. Stellen Sie den Bruch dann ruhig, indem Sie die Gelenke darüber und darunter mit Ihren Händen oder Bandagen schützen, und rufen Sie Hilfe. Das wird weitere Verletzungen verhindern, bis ein Notarzt kommt. Die meisten Verletzungen lassen sich mit Schlingen und/oder Bandagen abstützen, für eine zusätzliche Abstützung können Sie Schienen verwenden. Diese können aus jedem geraden Stück Holz oder Metall gemacht werden – ein dünner, aber stabiler Zweig erfüllt diesen Zweck, wenn Sie sich im Gelände befinden. Polstern Sie den Bereich zwischen der Schiene und der Haut immer mit etwas Weichem. Die häufigsten Brüche werden wie folgt behandelt.

Arm

Es gibt zwei Kategorien von Armbrüchen: Unter- und Oberarmbruch. Die einfachste Methode, um den Arm ruhigzustellen und die nötige Unterstützung für beide Arten von Brüchen zu bieten, besteht in der Verwendung einer Schlinge. Um eine Schlinge zu machen, brauchen Sie ein Dreieckstuch (oder ein quadratisches Tuch, das zu einem Dreieckstuch gefaltet wurde). Folgen Sie der in den Abbildungen gezeigten Prozedur. Für eine zusätzliche Stützung und Schutz sorgen Sie, in-

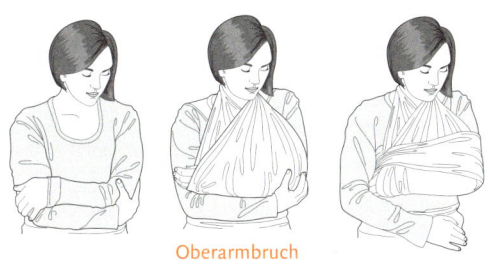

Oberarmbruch

dem Sie eine breite Bandage um die Brust und über die Schlinge binden. Stellen Sie sicher, dass die breit gefaltete Bandage sich bei einer Oberarmverletzung unter der Bruchgegend befindet. Organisieren Sie sofort Hilfe für den Patienten, sobald die Schlinge angebracht ist.

Wenn der Bruch gravierender ist, sollten Sie ihn besser mit Schienen abstützen. Suchen Sie zwei Schienen, die lang genug sind, um die Gelenke über und unter der Fraktur zu bedecken (die Schulter und den Ellbogen bei einem Oberarmbruch, den Ellbogen und das Handgelenk bei einem Unterarmbruch). Befestigen Sie die Schienen mit einem Stück Bandagematerial oder Stoff an drei Punkten – um die Gegend des Bruches, neben dem Gelenk über dem Bruch und neben dem Gelenk unter dem Bruch.

Unterarmbruch

Bein

Das Bein kann einen Bruch im Oberschenkelknochen oder in einem oder beiden Unterschenkelknochen erleiden. In jedem Fall sollte das ganze Bein geschient werden. Bei einem Oberschenkelbruch muss die Schiene allerdings länger über die

Hüfte hinausreichen. Wenn Sie vermuten, dass die Knie-scheibe gebrochen ist, dann lagern Sie das betroffene Knie in der Position, die für den Patienten am bequems-ten ist. Wickeln Sie vorsichtig Polstermaterial um das Knie und bandagieren Sie es von der Mitte des Unterschenkels bis zur Mitte des Oberschen-kels. Legen Sie eine weiche

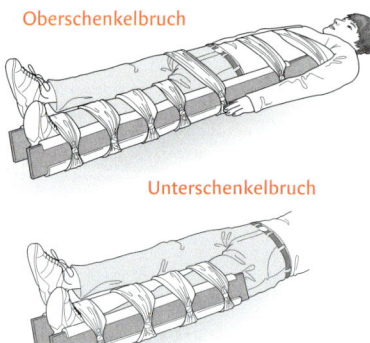

Oberschenkelbruch

Unterschenkelbruch

Stütze wie eine gefaltete Jacke unter das Knie, um es zusätzlich abzustützen, und versorgen Sie es dann wie bereits erläutert mit Schienen. Diese Verletzung ist besonders schmerzhaft. Hören Sie also auf, wenn das Schienen zusätzliche Beschwer-den bereitet. Rufen Sie den Notarzt.

Rippen

Ohne ein Röntgengerät ist es sehr schwierig zu sagen, ob je-mand sich eine Rippe gebrochen hat. Doch sicher ist sicher. Zu den Symptomen eines Rippenbruchs gehören Schmerz und Atembeschwerden. Manchmal kann der gebrochene Knochen einen Lungenflügel durchstechen. In diesem Fall kann es sein, dass der Patient hellrotes, schaumiges Blut hustet.

Eine Armschlinge (siehe Seite 298 f.) auf der verletzten Seite hilft dabei, die Brust ruhigzustellen, und verhindert, dass die verletzte Rippe bewegt wird. Wenn Sie vermuten, dass die Ver-letzung gravierend ist, können Sie zum zusätzlichen Schutz eine Armhebeschlinge (siehe Seite 302) verwenden. Alternativ können Sie den Patienten sich hinlegen lassen. Wickeln Sie mindestens eine Bandage um die Brust, sodass sie die Bewegung des Brustkorbs einschränkt. Legen Sie etwas Weiches darunter und binden Sie die Bandage(n) dann seitlich um den Brustkorb auf der dem Bruch gegenüberliegenden Seite.

Wenn die Bandagen Beschwerden machen, entfernen Sie sie. Und wenn der Brustkorb eingedrückt erscheint, bringen Sie überhaupt keine Bandagen an.

Nase

Eine gebrochene Nase lässt sich ziemlich leicht diagnostizieren, da die Form der Nase oft verändert ist. Die verletzte Person sollte allerdings in einem Krankenhaus untersucht werden, da sie auch andere Kopfverletzungen haben könnte. Die Nase selbst muss nicht geschient werden, aber Sie können die anderen Symptome eines Bruchs behandeln. Wenn es aus den Nasenlöchern blutet, lassen Sie den Patienten sich hinsetzen, den Kopf hochhalten und durch den Mund atmen. Drücken Sie den weichen Teil der Nase direkt unter dem Knochen mit Ihrem Daumen und Zeigefinger etwa zehn Minuten lang zusammen und lösen Sie dann allmählich den Druck. Sollte die Nase dann noch bluten, drücken Sie sie noch einmal zehn Minuten zusammen. Wenn sie danach immer noch blutet, müssen Sie einen Arzt zu Hilfe holen. Wenn es eine äußere Wunde gibt, üben Sie direkten Druck über einen sterilen Verband aus.

Kiefer

Lassen Sie jemanden mit einer Kieferverletzung in einem Krankenhaus untersuchen, da er sich auch andere Kopfverletzungen zugezogen haben könnte. Einen Kieferbruch können Sie daran erkennen, dass der Unterkiefer und der Oberkiefer nicht richtig aufeinanderpassen. Sprechen oder Schlucken tut dem Patienten weh und möglicherweise blutet es um das Zahnfleisch. Um den Schmerz zu lindern und die Schwellung gering zu halten, legen Sie eine Kaltkompresse oder einen Eisbeutel auf den Kiefer.

Schlüsselbein oder Schulter

Wenn ein Patient sein Schlüsselbein gebrochen oder seine Schulter ausgerenkt hat, wird er von sich aus in aller Regel seine verletzte Schulter nach vorne und nach unten halten, und zwar mit gebeugtem Ellbogen und über der Brust gekreuztem Unterarm, wobei die Hand des gesunden Arms den Ellbogen abstützt. Sie müssen zwei Dreieckstücher anlegen, um den Arm in dieser Position zu halten. Fixieren Sie eines als Armhebeschlinge (siehe Abbildungen unten). Falten Sie das zweite der Länge nach zweimal auf die Hälfte, um eine breite Bandage daraus zu machen, und wickeln Sie es um den Arm und die

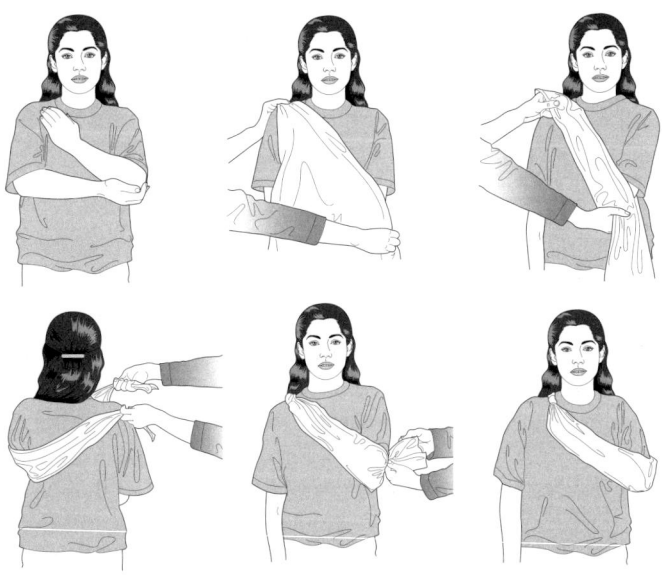

Brust, sodass es den Oberarm seitlich am Körper fixiert. Binden Sie es nicht so fest, dass es den Blutfluss beengt.

Fuß/Zehen

Wenn ein Patient einen Zeh oder Fuß gebrochen hat, kann sehr schnell eine Schwellung auftreten. Ziehen Sie schnellstmöglich den Schuh und die Socke aus – nötigenfalls müssen Sie beides mit einem Messer aufschneiden. Lagern Sie den verletzten Fuß hoch und stützen Sie ihn sicher – das wird den Schmerz etwas lindern. Legen Sie eine Kühlkompresse um den Fuß. Wickeln Sie einen Mullverband herum und bandagieren Sie den Fuß.

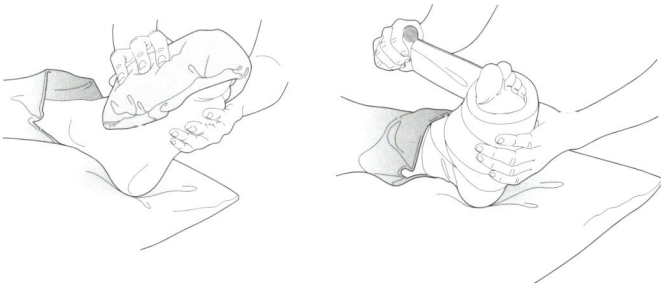

Finger

Entfernen Sie alle Ringe von der verletzten Hand, bevor die Hand anfängt anzuschwellen. Stellen Sie die ganze Hand mit einem Mullverband ruhig und legen Sie sie dann in eine Armhebeschlinge, um den Schmerz zu lindern.

| Verrenkungen

Eine Verrenkung ist eine Verletzung der Bänder, die ein Gelenk umgeben. Knöchel, Finger, Handgelenke und Knie sind am häufigsten betroffen. Die Symptome ähneln oft denen eines geschlossenen Bruchs – wenn Sie sich nicht sicher sind, ob etwas verrenkt oder gebrochen ist, sollten Sie bei der Behandlung von einem Bruch ausgehen.

Verrenkungen sind normalerweise viel weniger gravierend als Brüche. Die beste Behandlung besteht darin, Eis auf den verletzten Bereich zu legen – das kann sich im Gelände allerdings als schwierig herausstellen! Ein verrenkter Knöchel kann sehr hinderlich sein – es lohnt sich also, zu wissen, wie man ihn behandelt. Den Schuh kann der Patient anbehalten, aber lockern Sie die Schnürsenkel, falls die Verletzung zu einer Schwellung führt. Folgende Schritte sind ratsam:

1. Stellen Sie die Verletzung ruhig. Hindern Sie also den Patienten am Gehen.
2. Legen Sie möglichst Eis auf. Ist keines vorhanden, können Sie die Verletzung auch kühlen, indem Sie ein Handtuch in kaltem Wasser tränken und es um die Wunde wickeln.
3. Legen Sie einen Druckverband an, der vom Gelenk unter der Verletzung bis zum Gelenk darüber reicht.
4. Lagern Sie das verletzte Körperteil hoch und stützen Sie es ab.

Verbrennungen

Vorbeugung ist hier wie bei allem anderen auch die beste Medizin. Im Gelände gibt es jede Menge Gelegenheiten, sich zu verbrennen. Werden Sie nie nachlässig im Umgang mit Feuer und in Bezug auf Kochutensilien, dann wird hoffentlich nichts von dem im Folgenden Erwähnten auf Sie zutreffen.

Ärzte unterteilen Verbrennungen je nach Schweregrad in solche ersten Grades (oberflächliche Verbrennungen auf der äußersten Hautschicht), zweiten Grades (die mittlere Hautschicht betreffend) und dritten Grades (in die tiefsten Haut-schichten reichend). Oberflächliche Verbrennungen sind unter Umständen am schmerzhaftesten, tiefe Verbrennungen tun manchmal nicht sofort weh, da Nerven verletzt sein können. Die Behandlung von Verbrennungen im Gelände ist jedoch bei allen Kategorien dieselbe.

- ⮕ Lassen Sie wenn möglich kaltes Wasser über die Verbren-nung laufen, um den Verbrennungsprozess zu stoppen. Zehn Minuten (oder bis der Schmerz aufhört) sollten aus-reichen. Rufen Sie einen Arzt.
- ⮕ Wenn Sie kein fließendes Wasser haben, verwenden Sie irgendeine kalte Flüssigkeit.
- ⮕ Entfernen Sie jegliche Kleidung, Uhren oder Schmuck aus der Umgebung des verbrannten Hautareals, während Sie es kühlen und bevor es anfängt anzuschwellen. Entfernen Sie aber nichts, was in der Brandwunde steckt.
- ⮕ Wenn die Haut verletzt wurde, erleidet der Patient einen Flüssigkeitsverlust. Zudem können sich alle Verbrennun-gen infizieren – insbesondere im Gelände. Bedecken Sie die Verbrennung mit einer Plastikfolie und bedecken Sie einen Fuß oder eine Hand mit einer Plastiktüte. Wenn das nicht vorhanden ist, verwenden Sie einen sterilen, nicht flauschi-gen Verband. Achten Sie darauf, dass nichts Klebriges den verletzten Bereich berührt – verwenden Sie keine Pflaster, da die Verbrennung größer sein könnte, als Sie denken.
- ⮕ Berühren Sie keine Brandblasen und versuchen Sie nicht, sie zum Platzen zu bringen – die Haut ist der natürliche Schutz Ihres Körpers vor Infektionen.
- ⮕ Butter oder Schmalz auf die Verbrennung zu reiben (einst als Hausmittel bekannt), ist *nicht* empfehlenswert – es würde alles nur noch schlimmer machen.

IMPROVISIEREN IM GELÄNDE

Eine gute geländegeeignete Behandlung von Verbrennungen (aber nicht für deren Kühlung) besteht darin, ein sauberes T-Shirt zehn Minuten lang in einer kochenden, gerbsäurehaltigen Lösung – also in Tee – zu tränken. Lassen Sie den Stoff abkühlen und wickeln Sie ihn dann um die Verbrennungen. Wenn Sie keinen Tee haben, können Sie eine gerbsäurehaltige Lösung machen, indem Sie Eichenrinde kochen. Dieser improvisierte Verband fürs Gelände trägt sehr effektiv zur Schmerzlinderung und zur Beschleunigung des Heilungsprozesses bei. Er bietet außerdem einen gewissen Infektionsschutz.

→ Gravierende Verbrennungen können einen Schock auslösen. Achten Sie auf die Symptome und behandeln Sie den Verletzten entsprechend (siehe Seite 296 f.).

Alle Verbrennungen bei einem Kind und alle tiefen Verbrennungen, auch wenn sie nur klein sind, sollten so schnell wie möglich von einem Arzt behandelt werden.

Umweltbedingte Verletzungen – wie Sie mit extremer Hitze und Kälte umgehen

Unser Körper hat sich so entwickelt, dass er seine Kerntemperatur sehr effektiv kontrollieren kann, und dafür gibt es auch einen guten Grund. Wie wir bereits im ersten Kapitel gesehen haben, sterben wir, wenn unsere Temperatur unter 28,8 Grad Celsius sinkt oder über 42,7 Grad Celsius steigt. Und wenn unsere Körpertemperatur nur ein wenig von den idealen 36,8 Grad

Celsius abweicht, kann es sein, dass wir uns sehr unwohl fühlen.

Wenn Sie in der Wildnis leben und den Elementen ausgesetzt sind, sind Sie im Allgemeinen gefährdeter durch extreme Hitze und Kälte. Sie müssen wissen, wie Sie hitze- oder kältebedingte Erkrankungen erkennen und behandeln.

| Die Folgen von Hitze

Zu viel Hitze kann für uns Menschen bedenkliche Folgen haben. Wie sonst ist auch hier Vorbeugung die beste Medizin. Lesen Sie also Kapitel 1 mit genaueren Informationen darüber, welche Kleidung Sie tragen sollten, damit Ihr Schweiß aufgesaugt wird und verdunsten kann. Denken Sie daran: Es kommt darauf an, mehrere Schichten Kleidung zu tragen. Sie können sie schnell und einfach ausziehen, wenn es Ihnen zu heiß wird. Zu viel Sonne kann zu Hitzestress und sogar zu einem Hitzeschlag führen.

Hitzestress kommt ziemlich oft vor: Zu den Symptomen gehören Schwindel, Verwirrung, Kopfschmerzen, Appetitmangel, Übelkeit und Schwitzen. Wenn jemand darunter leidet, sorgen Sie dafür, dass diese Person im Schatten sitzt, und geben Sie ihr Wasser zu trinken, vorzugsweise mit Reyhdrierungssalzen.

IMPROVISIEREN IM GELÄNDE

Es ist sehr wichtig, dass Sie in direktem Sonnenlicht Ihren Kopf schützen. Wenn Sie keinen Hut haben, tut es auch irgendein anderes Kleidungsstück. In einem Notfall können Sie sogar aus Laub eine improvisierte Kopfbedeckung herstellen.

Ein Hitzeschlag – oder Sonnenstich – tritt auf, wenn unsere Körpertemperatur sich erhöht und die Abkühlungsmechanismen unseres Körpers nicht mehr funktionieren. Zu den Symptomen gehören Kopfschmerzen, Schläfrigkeit und merkwürdiges Verhalten. In extremen Fällen kann der Patient das Bewusstsein verlieren oder sogar Anfälle haben. Seine Haut fühlt sich oft sehr heiß und trocken an. Seine Pulsfrequenz erhöht sich im Allgemeinen.

Viele Leute tun die Gefahr eines Hitzeschlags ab, aber er kann sehr gravierend – manchmal sogar tödlich – sein, und er eskaliert sehr schnell. Im Allgemeinen zieht man sich einen Hitzeschlag durch intensive körperliche Bewegung bei heißem Wetter zu, wenn man keine ausreichenden Pausen macht und nicht genug Wasser trinkt. Zwingen Sie sich dazu, stündlich einen halben Liter Wasser zu trinken, wenn das Wetter besonders heiß ist, und machen Sie beim Wandern regelmäßige Pausen im Schatten. Ich habe es schon erlebt, dass sowohl Soldaten als auch Kamerateams von einem Hitzeschlag heimgesucht wurden. In der Sahara wurden drei Leute unseres *Born Survivor*-Teams (in dem wir insgesamt nur zu fünft waren) von einem Hitzeschlag niedergestreckt und mussten evakuiert werden. Solch ein Zusammenbruch passiert schnell, und es kann sein, dass man Tage braucht, um wieder voll zu rehydrieren. Im Fall eines Hitzeschlags ist Vorbeugung wirklich die beste Medizin.

BEARS GEHEIME PFADFINDERTIPPS

Wenn die Luft nicht zu feucht ist, können Sie Ihren Körper deutlich abkühlen, indem Sie Ihre Kleider mit Wasser tränken. Wenn das Wasser verdunstet, wird es Ihre Körpertemperatur senken.

Machen Sie sich bewusst, dass ein Hitzeschlag am häufigsten in einem heißen, feuchten Klima vorkommt. Wenn die Luft trocken ist, kann der Schweiß leicht von der Haut verdunsten, bei feuchter Luft ist die Verdunstung jedoch schwieriger, was bedeutet, dass der Schwitzmechanismus nicht richtig funktioniert und der Körper sich weiter erhitzt. Wenn Sie Symptome eines Hitzeschlags bei sich oder anderen bemerken, gehen Sie folgendermaßen vor:

- ➲ Machen Sie eine Pause.
- ➲ Gehen Sie in den Schatten.
- ➲ Wenn möglich sollte der Patient in ein kaltes, feuchtes Laken gewickelt werden. Sie können das Laken feucht halten, indem Sie in regelmäßigen Abständen kaltes Wasser darübergießen.
- ➲ Anderenfalls kann auch ein feuchtes Tuch oder ein improvisierter Fächer dabei helfen, die Körpertemperatur zu senken. Achten Sie aber darauf, dass der Patient nicht zu stark abkühlt.
- ➲ Ein extremer Hitzeschlag kann zu Bewusstlosigkeit führen. Dabei kann auch die Atmung aufhören. Seien Sie also bereit, eine Herz-Lungen-Wiederbelebung durchzuführen (siehe Seite 285 ff.).
- ➲ Selbst wenn die Symptome des Hitzeschlags weg sind, sollte der Patient ein paar Tage engmaschig überwacht werden – sie können nämlich schnell zurückkehren. Beginnen Sie wieder zu kühlen, wenn die Körpertemperatur erneut steigt.

Körperliche Bewegung in der Hitze kann auch einen Salzverlust verursachen. Denken Sie daran und fügen Sie Ihrer Nahrung immer Salz zu, wenn Sie viel schwitzen (siehe Seite 129 f.).

Übermäßiges Schwitzen kann darüber hinaus einen Vitamin-C-Mangel nach sich ziehen. Wenn möglich, sollten Sie also Zitrusfrüchte essen.

| Die Folgen von Kälte

In Kapitel 1 finden Sie sämtliche wichtigen Informationen darüber, wie Sie sich vor Kälte schützen können. Wenn die Umgebungstemperatur sinkt, müssen Sie die Wärmeproduktion Ihres Körpers erhöhen, während Sie seinen Wärmeverlust verringern. Essen Sie viel und bleiben Sie in Bewegung, damit Ihr Körper natürliche Wärme produziert. Ein ausgezeichneter Tipp gegen kalte Hände ist folgender: Schwingen Sie Ihre Arme zehn Sekunden lang kräftig vor dem Körper. Das fördert die Durchblutung und Ihre Finger werden sofort wieder warm. Das funktioniert prima! Achten Sie darauf, dass Ihre Kleidung locker ist (damit Ihr Kreislauf nicht behindert wird) und aus mehreren Schichten besteht. Suchen Sie sich wenn nötig einen Unterschlupf. Denken Sie daran, Ihr Schwitzen zu kontrollieren – wenn Ihre Kleidung von innen her nass wird, sinkt Ihre Körpertemperatur. Wenn es schwierig ist, sich warm zu halten, stellen Sie sicher, dass Ihre Haut möglichst bedeckt ist: Die kleinste nackte Stelle reicht aus, um Ihre Kerntemperatur stark abfallen zu lassen.

Unterkühlung

Wenn Ihre Körpertemperatur nur um einige wenige Grade sinkt, droht Ihnen das Problem der Unterkühlung. Prinzipiell wird sie als Risiko im Gebirge und in anderen kalten Gegenden betrachtet, aber Sie müssen auch sehr auf die Symptome einer Unterkühlung achten, wenn Sie nass werden, insbesondere wenn der Windkältefaktor hinzukommt. Kalte, nasse und windige Orte sind zweifellos gefährlicher als viel kältere, aber trockenere Plätze, da die Leute auf die Macht und Gefährlichkeit der Elemente oft weniger gut vorbereitet sind und weniger damit rechnen. Denken Sie an die gefährlichen Folgen von Windkälte (siehe Seite 231 f.). Unterkühlung ist sogar noch ein größeres Risiko, wenn Sie erschöpft, hungrig oder verletzt sind. Ach ja, und kleinere Menschen sind gefährdeter als größere!

Sie können die Symptome einer Unterkühlung leichter an sich selbst als an anderen feststellen: Sie werden unkontrollierbar zittern, sich unkoordiniert bewegen und einfache Fehler machen. Zu den Symptomen, die Sie bei anderen sehen werden, gehört, dass sie zittern, still sind, sich langsam bewegen und eine unzureichende Koordination haben. (Die Inuit haben eine gute Methode, um Auswirkungen von Kälte einzuschätzen. Wenn sie mit ausgezogenen Handschuhen eisfischen, berühren sie alle paar Minuten mit dem Daumen den kleinen Finger. Wenn diese einfache Bewegung schwierig und unkoordiniert wird, wissen sie, dass es Zeit ist, ihre Hände wieder mit den Handschuhen zu wärmen.)

Wenn die Unterkühlung schlimmer wird, hört das Zittern auf und die Muskeln werden steif. Der Puls kann unregelmäßig werden und die Haut fühlt sich eiskalt an. Wenn jetzt keine Maßnahmen ergriffen werden, kann es passieren, dass die unterkühlte Person ohnmächtig wird. Wenn Sie bei sich oder anderen eine Unterkühlung vermuten, gibt es bestimmte Dos und Don'ts.

Do

→ Ziehen Sie alle nassen Kleidungsstücke aus und ersetzen Sie sie durch trockene – aber nur wenn Sie Ersatzkleidung haben. Geben Sie dem Patienten nie Ihre eigene Kleidung.

- Schützen Sie den Körper und den Kopf so weit wie möglich vor Kälte. (Ich habe schon mal trockene Gräser verwendet, die ich zuvor in meine Kleidung gestopft hatte.)
- Rufen Sie Hilfe – schicken Sie idealerweise zwei Leute. Bleiben Sie bei dem Patienten.
- Wärmen Sie den Patienten schrittweise auf. Geben Sie ihm viele heiße, süße Getränke, aber keinen Alkohol – dieser vermindert die Fähigkeit des Körpers, Wärme zu speichern, weil das Blut in den Magen und weg von den Extremitäten fließt (Whiskygläschen kommen also nicht infrage!).
- Geben Sie dem Patienten Essen mit einem hohen Anteil an Kohlehydraten und Fett, um für Energiezufuhr zu sorgen.

Don't

- Tauchen Sie den Patienten nicht in sehr heißes Wasser. Dies kann dazu führen, dass das ganze warme Blut unter die Hautoberfläche fließt, weg von dort, wo es eigentlich gebraucht wird, und das kalte Blut zum Herzen und ins Gehirn fließt, wodurch sich Komplikationen ergeben.
- Wärmen Sie die Arme und Beine nicht mit direkter Hitze. Das kann dazu führen, dass kaltes Blut zu den lebenswich-

tigen Organen zurückfließt und alles noch schlimmer wird. Es kann auch Verbrennungen verursachen, da der Patient unter Umständen kein Gefühl in dem kalten Körperteil hat. Ich habe das bereits erlebt, wenn Soldaten ihre kalten Hände über einem Feuer gewärmt haben.

⊃ Reiben oder massieren Sie den Patienten nicht.

Wenn der Patient das Bewusstsein verliert, kontrollieren Sie seinen Atem und seinen Puls. Gegebenenfalls müssen Sie mit der Herz-Lungen-Wiederbelebung beginnen.

Erfrierungen

Erfrierungen treten auf, wenn Ihr Gewebe erfriert. Die Haut wird erst weiß und wachsartig, dann rot und geschwollen und schließlich schwarz. Wenn das schwarze Stadium erreicht ist,

besteht die Wahrscheinlichkeit, dass der erfrorene Bereich amputiert werden muss. Leichte Erfrierungen sind allerdings reversibel, indem man den Bereich *langsam* wieder aufwärmt. Das sollte man in warmem – nicht in heißem – Wasser tun. Wenn keines verfügbar ist, sollte der Patient in eine Decke oder einen Schlafsack eingewickelt werden, sodass die Körperwärme die betroffenen Stellen aufwärmen kann. Sie wissen, dass dies geschehen ist, wenn der Bereich anschwillt und rot wird. Wärmen Sie den Patienten nie mit

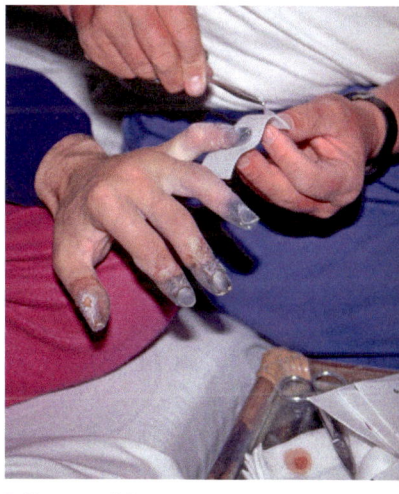

Erfrierungen können extrem schmerzhaft sein und zum Verlust von Gliedmaßen führen.

direkter Hitze auf – das mangelnde Gefühl in dem betroffenen Körperteil kann zu Verbrennungen führen. Massieren oder reiben Sie den erfrorenen Bereich nicht.

Achtung: Das Aufwärmen einer Erfrierung ist extrem schmerzhaft. Bieten Sie dem Patienten ein Schmerzmittel wie Paracetamol an.

REISEKRANKHEITEN

Es gibt eine Reihe von Krankheiten, die Sie sich zuziehen können, wenn Sie im Gelände sind. Auch wenn viele davon in Ihrem Heimatland selten auftreten, sollten Sie sie kennen, wenn Sie in weiter entfernten Gegenden unterwegs sind. Mit etwas Glück können Sie die meisten vermeiden, aber wenn Sie in eine unbekannte Region reisen, sollten Sie unbedingt Ihren Arzt fragen, durch welche Krankheiten Sie am meisten gefährdet sind, und darauf achten, dass Sie alle Impfungen und alle verfügbaren vorbeugenden Arzneimittel bekommen. Wenn Sie vermuten, dass ein Mitglied Ihres Teams im Gelände an einer dieser Krankheiten leidet, evakuieren Sie es und sorgen Sie dafür, dass es schnellstmöglich zu einem Arzt kommt.

Durchfall

Gefahrenzonen: Überall

Was ist das? Eine Erhöhung der Anzahl der Darmbewegungen um mindestens das Doppelte mit ungeformtem Stuhlgang

Übertragung: Infizierte Nahrung oder Wasser

Symptome: Sie merken es schon, wenn Sie es haben! Aber die medizinische Definition ist: dünnflüssiger Stuhlgang dreimal täglich oder öfter.

Vorbeugung: Seien Sie vorsichtig mit dem, was Sie essen. Meiden Sie ungekochtes Essen und Leitungswasser (auch Eis) in einer Gegend, in der Durchfall häufig vorkommt. In den meisten Fällen helfen Medikamente mit den Wirkstoffen Loperamid, Trockenhefe oder Tannin.

Cholera

Gefahrenzonen: Indonesien, weite Teile Asiens, Osteuropas und Afrikas
Was ist das? Eine bakterielle Darminfektion
Übertragung: Wird durch Stuhlgang sowie durch verkeimtes Essen oder Wasser übertragen
Symptome: Durchfall und Erbrechen – beides führt zu Dehydration
Vorbeugung: Impfung bietet einen gewissen Schutz, ist aber nur zu 50 Prozent wirksam. Meiden Sie ungekochtes Essen und nicht in Flaschen abgefülltes Wasser.

Hepatitis A

Gefahrenzonen: Entwicklungsländer in Afrika, Lateinamerika, Indien und Mexiko
Was ist das? Eine Virusinfektion der Leber
Übertragung: Essen, Wasser, Kontakt mit einer infizierten Person
Symptome: Fieber, Magersucht, Übelkeit und Bauchschmerzen, gefolgt von Gelbsucht. Die Symptome können zwischen einer Woche und mehreren Monaten dauern.
Vorbeugung: Impfung

Hepatitis B

Gefahrenzonen: Afrika, Indien, der Nahe Osten, einige Pazifikinseln, Südostasien

Was ist das? Eine Leberinfektion, die einen ausgeprägten Leberschaden, Leberzirrhose und Leberkrebs verursachen kann

Übertragung: Durch Blut, Körperflüssigkeiten, Nadeln

Symptome: Fieber, Appetitverlust, Übelkeit und Bauchschmerzen, gefolgt von Gelbsucht

Vorbeugung: Impfung

Japanische Enzephalitis

Gefahrenzonen: Ländliche Regionen in Südostasien oder im Fernen Osten

Was ist das? Eine Viruserkrankung, die das zentrale Nervensystem angreift

Übertragung: Durch Mückenstiche

Symptome: Von symptomlos bis zu gravierenden grippeähnlichen Symptomen mit Fieber, Schüttelfrost, Müdigkeit, Kopfschmerzen, Übelkeit und Erbrechen

Vorbeugung: Impfung

Malaria

Gefahrenzonen: Über 100 Länder, darunter Afrika südlich der Sahara, Indien, Mittel- und Südamerika, Südostasien, der Nahe Osten und Ozeanien. Über 40 Prozent der Weltbevölkerung sind durch Malaria gefährdet.

Was ist das? Eine Infektionskrankheit, die durch Parasiten verursacht wird

Übertragung: Durch Mückenstiche

Vorbeugung: Es gibt eine Reihe von Malariamedikamenten. Welches Sie nehmen sollten, hängt davon ab, wo Sie sich aufhalten (da einige Malariastämme gegen bestimmte Medikamente resistent sind) und welche Nebenwirkungen Sie von dem jeweiligen Medikament bekommen.

Bakterielle Meningitis

Gefahrenzonen: Vorwiegend Afrika südlich der Sahara

Was ist das? Eine bakterielle Erkrankung der Blutbahn oder der Hirnhäute (eine dünne Bindegewebsschicht, die das Gehirn und das Rückenmark bedeckt). Dieselben Bakterien verursachen eine Sepsis, die oft mit einer Meningitis auftritt.

Übertragung: Direkter Kontakt mit Nasen- oder Halsabsonderungen einer infizierten Person

Symptome: Fieber, Kopfschmerzen, Übelkeit, Erbrechen, Halssteife, oft ein blauroter Ausschlag mit pinkfarbenen Hautverfärbungen

Vorbeugung: Gegen einige Stämme gibt es eine Impfung. Jedem, der engen Kontakt mit einer an Meningitis erkrankten Person hatte, können Antibiotika gegeben werden.

Tetanus

Gefahrenzonen: Überall

Was ist das? Eine bakterielle Erkrankung, die das Nervensystem angreift. Wird auch Wundstarrkrampf genannt.

Übertragung: Über Wunden, die mit dem Bakterium verunreinigt sind, das im Boden zu finden ist, insbesondere wenn dieser Dung enthält

Symptome: Kiefersperre, gefolgt von Halssteife, Schluckbeschwerden, Steifheit der Bauchmuskeln, Krämpfe, Schwitzen und Fieber

Vorbeugung: Impfung. Sie haben eine lebenslange Immunität, wenn Sie fünf Dosen des Impfstoffs in Ihrem Leben bekommen haben.

Typhus

Gefahrenzonen: Indischer Subkontinent, arme Regionen Asiens, Afrikas, Mittel- und Südamerikas

Was ist das? Eine bakterielle Infektion des Darms und manchmal auch der Blutbahn

Übertragung: Wird durch Stuhlgang übertragen sowie durch verunreinigtes Essen und Wasser

Symptome: Plötzliches und anhaltendes Fieber, Kopfschmerzen, Übelkeit, Appetitverlust. Manchmal von einem heiseren Husten, Verstopfung oder Durchfall begleitet.

Vorbeugung: Impfung. Meiden Sie Obst oder Gemüse, das in Leitungswasser gewaschen wurde, Eis, Eiscreme von Straßenverkäufern und Wasser, das nicht in Flaschen abgefüllt ist.

Gelbfieber

Gefahrenzonen: Afrika südlich der Sahara, tropisches Südamerika

Was ist das? Eine Viruserkrankung

Übertragung: Mückenstiche

Symptome: Fieber, Kopfschmerzen, Erbrechen und Rückenschmerzen. Mit fortschreitender Krankheit kommt es zu einem langsameren und schwächeren Puls, zu Zahnfleischbluten und Blut im Urin. Es kann auch eine Gelbsucht auftreten.

Vorbeugung: Impfung

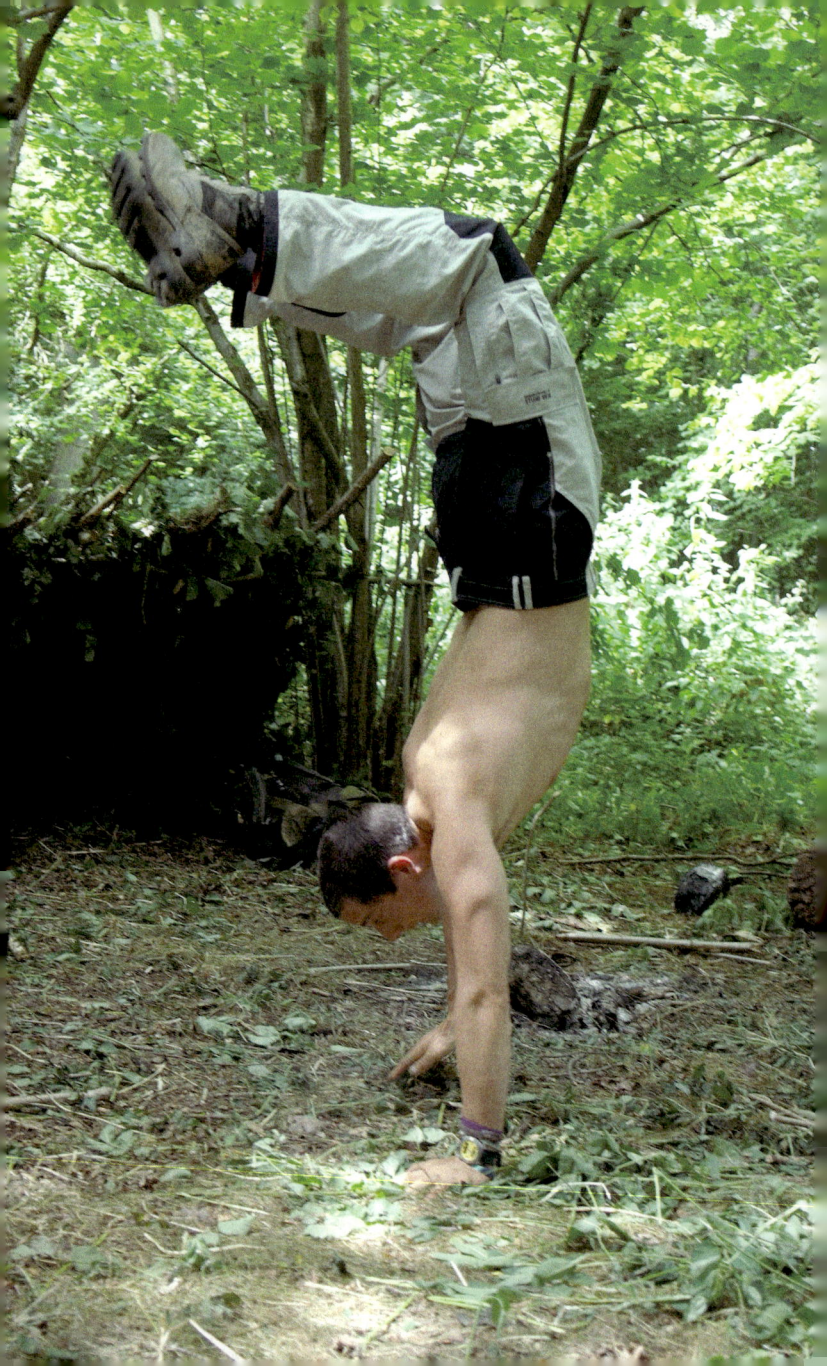

10

KÖRPER, GEIST UND SEELE AUFS ÜBERLEBEN AUSRICHTEN

Gesundheit, Fitness und richtige Ernährung

Um ein exzellenter Pfadfinder zu sein, ist es entscheidend, dass man lernt, auf seinen Körper so zu achten, wie ein Mechaniker auf ein Rennauto achtet. Sich selbst fit, kräftig und gesund zu halten, gehört wesentlich zur Aufgabe eines Pfadfinders beziehungsweise eines jeden, der im Gelände lebt. Dabei kommt es sehr darauf an, wie Sie essen und wie Sie trainieren. Gute Gesundheit und Fitness ermöglichen es uns, besser, länger und schneller zu handeln und zu denken. Pfadfinder sind dafür trainiert, dass sie »normale« Leute überlisten und leistungsmäßig übertreffen, und diese Fertigkeiten sind weitgehend ein Ergebnis von richtigem Essen und klugem Training.

Ich werde Ihnen eine Zusammenfassung dessen geben, was ich in Bezug auf Gesundheit, Ernährung und körperliches Training gelernt habe – vorwiegend auf die harte Tour durch Versuch und Irrtum, aber auch durch jede Menge Erfahrung und Glück.

Nachdem ich die Armee verlassen hatte, nahm ich fast 20 Kilo zu. Ich rauchte, trank, hörte auf zu trainieren und ernährte mich schlecht. Darauf bin ich nicht stolz, aber ich denke, dass es in meinem Fall eine Reaktion auf all die Jahre harter körperlicher Arbeit beim Militär war. Ich wollte raus und ich kam raus – aber ich sah schrecklich aus und fühlte mich auch so. Dann beschloss ich eines Tages, mich zu ändern. Ich entschied, dass das Leben nicht an mir vorbeigehen sollte. Ich wollte die Chancen ergreifen, die ich hatte, und dieses wertvolle Geschenk des Lebens und des Abenteuers annehmen. Ich hörte auf zu rauchen und zu trinken. Ich fing an zu laufen und zu trainieren, und ich brachte mir selbst bei, wie man sich richtig ernährt. Das Folgende ist das, was ich für mich mitgenommen habe, und es hat bei mir gut funktioniert. Übernehmen Sie das, was Sie mögen.

Wenn Sie den Ratschlägen in diesem Kapitel folgen wollen, werden Sie Ihren Lebensstil wahrscheinlich ein wenig ändern müssen. Eine Änderung ist nie banal. Sie erfordert harte Arbeit und Disziplin. Aber wenn es einfach *wäre*, dann wäre ja jeder ein Pfadfinder oder würde den Mount Everest besteigen. Denken Sie daran: Auf die leichte Tour erreicht man überhaupt nichts.

Ernährung

Regel Nummer eins: Wenn Sie Ihre Maschine mit gutem Treibstoff versorgen, dann wird sie Leistung für Sie erbringen. Hart zu trainieren und gleichzeitig Junkfood zu essen, ist Zeitverschwendung. In früheren Jahrzehnten haben viele Sportler sich nicht um die Ernährung gekümmert, in dem Glauben, dass ihre Gesundheit und Leistung vor allem von gutem Trai-

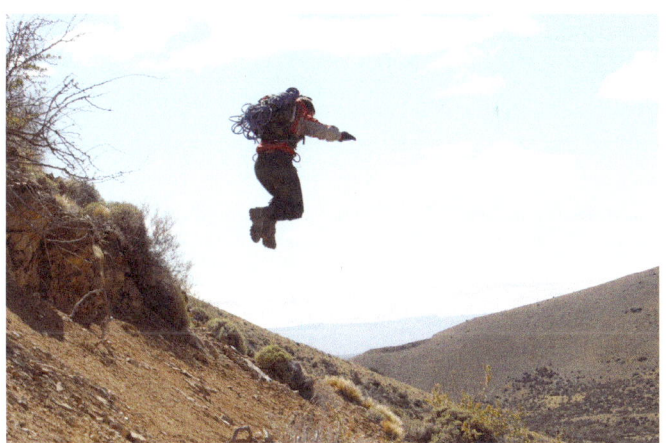

Wenn Sie im Voraus hart trainieren, macht das Ihre Aufgabe, im Gelände zu überleben, viel leichter und angenehmer.

ning abhängig seien. Ernährung spielte dabei nur eine kleine Rolle. Heute wissen wir es besser, und es gilt als selbstverständlich, dass die Leistung eines Sportlers oder einer Sportlerin wesentlich davon abhängt, wie er oder sie isst – dass dies sogar noch wichtiger ist als die Art des Trainings. Wenn Sie Höchstleistungen vollbringen wollen, ist es das Wichtigste, richtig zu essen.

Im Wesentlichen bemühe ich mich um eine Ernährung, die vorwiegend auf Vollkornprodukten basiert, auf Lebensmitteln, wie sie in der Natur zu finden sind. In der Natur findet man Kartoffeln, Obst und Gemüse sowie Vollkornreis, Linsen, Hülsenfrüchte, Gewürze, Soja, Nüsse, Avocados, Honig, Bohnen, Quinoa, Hafer und natürliche Schokolade, um nur eine Auswahl zu nennen. Donuts, weiße Nudeln, industriell verarbeitete Lebensmittel und Kekse gehören nicht dazu! Ich versuche, soweit es mir möglich ist, zu viele tierische Erzeugnisse, darunter Milchprodukte wie Milch und Käse sowie Eier und Fleisch, zu vermeiden. Fisch esse ich in Maßen. Ich versuche auch, weißen Zucker, Weißbrot, stark Gebratenes, Chips und industriell verarbeitete Nahrungsmittel oder Junkfood zu vermeiden. Das sind echte Übeltäter!

Es gibt einen anderen Übeltäter, den die meisten Leute nicht kennen, nämlich industriell gehärtete Fette, die Transfette genannt werden. Das ist das Fett, das Donuts in einem Regal wochenlang hübsch glänzen lässt. Es ist in Tausenden von industriell verarbeiteten Lebensmitteln zu finden, von Bonbons über Gebäck bis hin zu Fertiggerichten. Transfett ist ernsthaft schädlich. Es wird künstlich in einem Prozess namens Hydrierung hergestellt, bei dem flüssiges Öl in festes Fett verwandelt wird. Es wird verwendet, weil es billig ist, Produkte voluminöser macht, einen neutralen Geschmack hat und die Haltbarkeit von Lebensmitteln verlängert. Es ist aber so schädlich für Sie und steht in einem so direkten Zusammenhang zu einem hohen Cholesterinspiegel, dass Länder wie Dänemark und die Schweiz – bei Gesundheits- und Umweltthemen oft besonders fortschrittlich – es weitestgehend verboten haben. Es erhöht nicht nur den Cholesterinspiegel, es raubt dem Körper auch das gute Cholesterin. Am schockierendsten ist jedoch, dass der Körper völlig unfähig ist, Transfettsäuren aufzuspalten. Dies bewirkt, dass sich das Fett im Körper aufbaut – ähnlich wie Speckfett den Küchenabfluss verstopft. Es gibt nichts, was so sehr die lebensnotwendigen Arterien verstopfen kann, die ins Herz und ins Gehirn führen. Meiden Sie es also unter allen Umständen!

Erinnern Sie sich an den Unterschied zwischen gutem und schlechtem Fett (siehe Seite 125 f.)? Gesättigte Fettsäuren findet man in Fleisch und gebratenen Nahrungsmitteln, Transfettsäuren hingegen in industriell verarbeiteten Nahrungsmitteln. Gute Fette sind natürliche Bestandteile von Nüssen, Avocados und Leinsamen. (Wenn Sie ein richtig gesundes Essen wollen, fügen Sie Ihren Haferflocken oder Ihrem Milchshake Leinsamen hinzu. Sie senken den Blutdruck und den Cholesterinspiegel, stärken Ihre Knochen und schützen Ihren Organismus vor Krebs, Diabetes und Herzkrankheiten.) Milch und Butter lassen sich sehr leicht durch Hafermilch (aus gepresstem Hafer) oder Sojamilch und -margarine ersetzen. Man kann sehr einfach einen köstlichen Apfelstreusel machen, indem man Hafer und Honig anstelle von Weißmehl und weißem Zucker verwendet. Hier fällt die Entscheidung nicht schwer – schließlich tut Ihnen die eine Version gut, und die andere schadet Ihnen. Es geht vor allem darum, sich selbst dahingehend neu zu programmieren, dass man an eine gesunde Ernährung denkt und improvisiert. Fragen Sie sich, ob das, was Sie essen, saubere, vollwertige, natürliche Nahrungsmittel sind oder leere Kalorien, von denen Sie nur träge werden, blasse Haut und einen Rettungsring um den Bauch bekommen.

Mein Ziel ist es, fünf kleinere Mahlzeiten am Tag anstatt ein- oder zweimal täglich eine große Mahlzeit zu essen. Wenn Sie selten essen – weniger als alle vier Stunden –, verlangsamt sich Ihr Stoffwechsel auf ein Schneckentempo. Ihr Körper glaubt, dass er nun in den Hungersnot-Modus umschalten muss, also fängt er an, Nahrungsmittel als Fett zu »speichern«. Der menschliche Körper hat sich über Jahrtausende entwickelt, um zu überleben und für den Fall unzureichender Ernährung Reserven zu speichern, da es bei den Jägern und Sammlern nur selten eine Mahlzeit gab. Aber heute haben wir keine Mangelernährung mehr. Das Problem in unserer Kultur ist das Gegenteil. Für die meisten von uns sind Nahrungsmittel problemlos verfügbar, und daher essen wir oft maßlos. Dieses übermäßige, aber unregelmäßige Essen ist eine ungesunde Kombination.

Einer der wesentlichen Faktoren, fit zu bleiben, besteht darin, einen schnellen Stoffwechsel zu entwickeln, der Kalorien sehr schnell verbrennt. Ein schneller Stoffwechsel ist nicht nur genetisch bedingt – Sie können ihn durch körperliches Training und regelmäßiges, gesundes Essen aufbauen. Wenn Sie nicht regelmäßig essen, sucht Ihr Körper anderswo nach Energie. Am leichtesten kann er Energie nicht aus Fettspeichern ziehen, wie allgemein angenommen wird, sondern aus den Muskeln. Wenn Sie nicht regelmäßig essen, werden Sie dadurch also keineswegs schlank – sie werden im Gegenteil fett und verlieren wertvolle Muskelmasse! Um Fett abzubauen, müssen Sie Ihren natürlichen Stoffwechsel anregen, hart trainieren und Ihre Gesamtkalorienzufuhr ein bisschen reduzieren. Ich versuche also, mindestens alle vier Stunden zu essen, selbst wenn es nur ein Apfel und eine Handvoll ungesalzene

Nüsse sind. Halten Sie den Stoffwechsel am Laufen und zwingen Sie den Körper nicht dazu, seinen eigenen Treibstoff in Form Ihrer Muskeln zu verbrennen.

Sobald Sie anfangen, sich mehr auf diese Art und Weise zu ernähren – regelmäßig sowie mit weniger tierischen und industriell verarbeiteten Produkten –, werden Sie feststellen, dass Sie den ganzen Tag über mehr Energie haben und nicht mehr der übliche Durchhänger nach dem Mittagessen auf Sie zukommt, den die Leute oft erleben. Hier im Westen wird unser Körper von Geburt an von Fett, Zucker und Salz überschwemmt. Sobald Sie dies einmal eindämmen, werden Sie feststellen, dass Sie anfangen, das Essen richtig zu schmecken, und Nahrungsmittel wie Beeren werden auf Ihrer Zunge »explodieren«. Die Kombinationen von köstlichen Mahlzeiten, die Sie mit Vollwertkost machen können, sind zahlreich. Sie müssen nur experimentierfreudig und bereit sein, sich selbst in Bezug auf ein gesundheitsbewusstes Leben weiterzubilden.

Ein typischer Tag beginnt bei mir mit einem ordentlichen Frühstück. Die Forschung zeigt, dass ein gesundes Frühstück nicht nur dazu führt, dass Sie im Lauf des Tages weniger essen, sondern Ihr Stoffwechsel auch angeregt bleibt. Ich esse fast immer eine Schüssel Haferflocken mit Leinsamen, Hafermilch, Honig und einer Banane. Oder ich mache mir einen Milchshake aus all diesen Zutaten. Dann nehme ich am späten Vormittag und am späten Nachmittag einen Imbiss aus einer Handvoll ungesalzener Nüsse, etwas Obst oder, wenn ich etwas hungriger bin, einer Scheibe Vollkorntoast mit Honig, natürlicher Erdnussbutter (nicht die mit Transfett) und einer halben Avocado. Zum Mittagessen mache ich mir vielleicht ein Sandwich aus Vollkornbrot mit Hummus (das kann man wunderbar regelmäßig essen!), Rohkostsalat, Avocado und Tomate, und anschließend gibt es etwas Obst oder einen Sojajoghurt. Zum Abendessen – ich bemühe mich darum, dass es nicht zu spät wird – gibt es vielleicht gebackene Süßkartoffeln oder Quinoanudeln mit einer leckeren vegetarischen Sauce und einem Salat. Als Nachtisch gibt es dann zum Beispiel gesundes Obst mit Streuseln und einer Garnierung aus Haferflocken (ich liebe Streusel!).

Natürlich gibt es viele erstaunliche Kombinationen von großartigen Nahrungsmitteln, die nicht nur gut schmecken, sondern auch supergesund sind. Suchen Sie im Internet nach »Rohkostküche« oder »vegane Rezepte«. Sie müssen nicht unbedingt Veganer oder reiner Rohköstler werden, aber beide Gruppen haben dem sich gesund ernährenden Pfadfinder massenhaft unglaublich gesunde, köstliche Rezepte zu bieten. Gehen Sie also online und probieren Sie welche aus!

Vielleicht sollte ich all dem eines hinzufügen: Es ist okay, hin und wieder einen schwachen Moment zu haben! Bei guter Gesundheit geht es darum, wie wir die meiste Zeit essen und trainieren. Denken Sie an die 80/20-Regel: Wenn Sie in 80 Prozent Ihrer Zeit saubere, gesunde Vollwertkost essen, ist es in Ordnung, sich in den verbleibenden 20 Prozent ein paar Genüsse zu gönnen. Es gibt eine Zeit zum Trainieren und eine Zeit zum Spaßhaben – oder wie ein alter Freund aus der Royal Marine gerne sagte: Das Vergnügen ist so nötig wie die Arbeit. Das gelegentliche Roastbeef oder Steak ist großartig, ebenso ein Schokoriegel, wenn Sie wirklich Lust darauf haben. Und manchmal ist es im Gelände einfach nicht möglich, vernünftig zu essen, wenn Sie auf einer Mission sind und Kalorien brauchen. Entwickeln Sie aber ein gutes Gespür im Hinblick auf Ihre Ernährung, Fitness und Gesundheit. Und wenn Sie weniger gesunde Nahrungsmittel essen, sei es nun bewusst oder gezwungenermaßen, bemühen Sie sich darum, dass auch ein paar gesunde Sachen mit dabei sind. Nehmen Sie eine Handvoll ungesalzene Nüsse und Rosinen, bevor Sie das Grillfleisch hinunterschlingen, oder essen Sie zusammen mit Ihrem Schokoriegel etwas Obst.

| Nahrungsergänzungsmittel

Ich glaube nicht daran, dass man viele Nahrungsergänzungsmittel mit synthetischen Vitaminen zu sich nehmen sollte. Immer mehr Studien zeigen, dass der Körper oft Probleme hat, diese unnatürlichen Vitamine effizient aufzunehmen, und dass eine gute Ernährung auf der Grundlage von Obst, Gemüse und stärkehaltigen Nahrungsmitteln in Verbindung mit einem guten Lebensstil die beste Methode ist, um die Gesundheit zu verbessern und langfristig zu erhalten.

Die Weltgesundheitsorganisation erinnert uns daran, dass wir länger gesund bleiben könnten, wenn wir uns mehr um unsere Ernährung kümmern würden, indem wir einem Speiseplan folgen, der vorwiegend auf Obst, Gemüse und stärkehaltigen Lebensmitteln basiert. Sie hat daher in ihren Ernährungsempfehlungen fünf Portionen Obst und Gemüse täglich, vorzugsweise aus lokalem Anbau, empfohlen. Leider essen viele von uns nicht genug Obst und Gemüse. Die durchschnittliche Verzehrmenge in Europa beträgt weniger als die Hälfte der empfohlenen.

Die einzige Nahrungsergänzung, die ich bedenkenlos empfehlen würde, ist ein vollwertiges Nahrungsergänzungsmittel namens Juice Plus[1]. Ich verwende es seit meiner Jugend. Es stellt eine einfache Methode dar, Ihrem Speiseplan eine gute Ernährung hinzuzufügen, und man muss dazu nur morgens ein paar Obstkapseln und abends ein paar Gemüsekapseln zusammen mit einem großen Glas Wasser zu sich nehmen. Es ist

---

1) Pulver aus Obst, Gemüse und Beeren

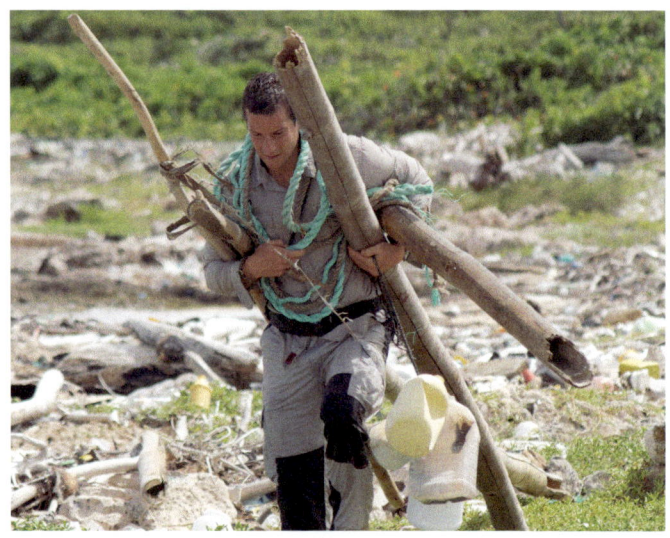
Einfach zu überleben ist oft das beste Training!

das einzige Nahrungsergänzungsmittel, das ich auf alle meine Expeditionen mitnehme, ob ich nun den Mount Everest besteige oder durch den Dschungel wandere. An Juice Plus mag ich, dass dem Produkt so eine starke Forschung zugrunde liegt. Es ist zu 100 Prozent natürlich und bietet rohes, antioxidatives Obst und Gemüse in Kapselform. Für mich ist es ein wesentlicher Bestandteil meiner Ernährung, der mich in meinem Training und in meinem Erholungsbedarf unterstützt. Ich empfehle Ihnen also, sich näher darüber zu informieren, zu recherchieren und Juice Plus auszuprobieren.

Und schließlich: Machen Sie sich keine Sorgen darüber, nicht genug Calcium oder Vitamine und Mineralstoffe zu bekommen, wenn Sie Milchprodukte und Fleisch von Ihrem Speiseplan streichen. Wenn Sie dies durch mehr Obst und Gemüse ersetzen, wird es Ihnen gut gehen. Gemüse wie beispielsweise Brokkoli liefert Ihnen mehr als genug Calcium. Denken Sie daran: Amerikaner trinken mehr Milch pro Kopf als fast jede andere Nation in der Welt und haben dennoch große Probleme mit Osteoporose und anderen Knochenerkrankungen. Eine übermäßige Proteinzufuhr, wie sie in Form von Milch erfolgt, raubt dem Körper tatsächlich Calcium, da die Nieren arbeiten müssen, um den Überschuss auszuscheiden. Halten Sie also an einer vollwertigen, natürlichen, pflanzenbasierten Ernährung fest, und Sie werden eine starke Gesundheit und ein kräftiges Immunsystem haben. Und Ihr Körper wird voller Energie für neue Abenteuer sein!

Fitness

Ich nehme mir stets vor, fünf oder sechs Tage in der Woche im Wechsel in verschiedenen Disziplinen zu trainieren. Dazu gehören vor allem Querfeldeinlaufen, Krafttraining und Yoga. Das sind die drei Trainingsarten, die mir eine gute Grundfitness, basierend auf kardiovaskulärer Fitness, Kraft und Beweglichkeit, geben. Alle drei sind entscheidend: Es bringt nichts, mit Muskeln bepackt zu sein, wenn Sie nicht laufen, klettern oder Ihre Zehen berühren können. Genauso eingeschränkt sind Sie, wenn Sie zwar kilometerweit rennen können, aber nicht die Kraft haben, auf einen Baum zu klettern oder einen schweren Rucksack zu tragen. Ich behandle diese drei Disziplinen als die Grundlagen, die es mir ermöglichen, alle anderen Sportarten auszuüben, die ich mag, zum Beispiel Kampfsport, Gymnastik, Akrobatik – und natürlich Klettern, Fallschirmspringen und Gleitschirmfliegen.

Darüber hinaus achte ich immer darauf, dass ich genug Ruhephasen habe – sie sind ein notwendiger und oft missachteter Teil des Trainings. Das eigentliche Training ist dazu da, die Muskeln zu erschüttern, zu »beschädigen« und sie einem Druck auszusetzen, was sie dann dazu anregt, nachzuwachsen und stärker zu werden. Das Stärkerwerden geschieht jedoch in der Ruhephase. Ohne Ruhephase schränken Sie also Ihre Fitness ein. Ich bemühe mich um sieben bis acht Stunden Schlaf pro Nacht (das ist mit drei kleinen Jungen allerdings nicht immer einfach) und achte darauf, mindestens einen Tag in der Woche nicht zu trainieren.

Ich will Ihnen die Disziplinen einzeln erläutern und beschreiben, *wie* ich trainiere. Sie werden dieses Trainingsprogramm zweifellos so anpassen, dass es zu Ihnen passt, und es sich dann zu eigen machen. Es wird Ihnen eine gute Grundlage bieten. Denken Sie daran, dass es wichtig ist, nicht übermäßig zu trainieren. Das kann nämlich Ihren Fortschritt behindern und auch zu Verletzungen führen. Die Balance ist wie bei so vielen anderen Dingen im Leben einer der Schlüsselfaktoren für eine gute langfristige Fitness.

| Laufen

Bruce Lee nannte das Laufen die beste aller Trainingsformen – und er hatte es drauf! In der französischen Fremdenlegion be-

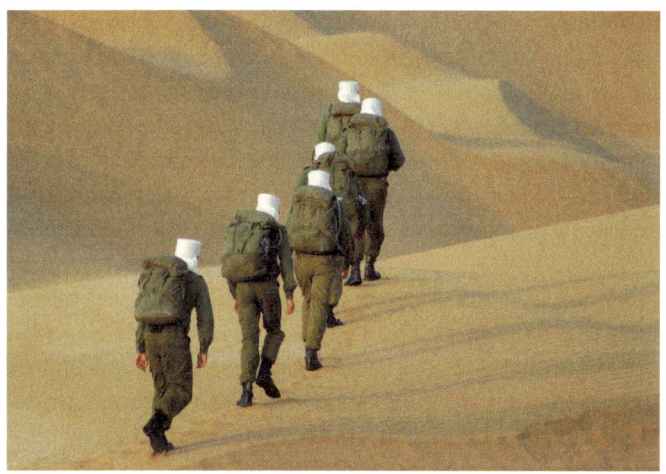
Laufen ist die Religion der französischen Fremdenlegion.
Es regt die Durchblutung an und reinigt den Körper von innen.

zeichnen sie das Laufen als ihre Religion. Es bildet eine großartige Grundlage für jegliche Fitness. Das Hauptziel des Laufens ist, Ihren Puls auf eine Geschwindigkeit zu erhöhen, bei der Ihr Herz wie jeder andere Muskel hart arbeitet und dann in der Erholungs- und Ruhephase stärker wird.

Stellen Sie sich einen Bach vor. Wenn das Wasser steht und kaum fließt, ist es schmutzig, alt und stinkt. Wenn der Bach schnell fließt, ist das Wasser sauber, frisch, dynamisch und schnell. Bei unserem Körper, seinen Zellen und Arterien ist es das Gleiche. Wenn wir das alles nicht nutzen, verrottet es wie ein Schiff in einem Hafen. Wenn das Herz arbeitet und das Blut um unsere Muskeln und Zellen fließt, ist unser Körper wie der schnell fließende Bach. Wenn das Blut durch unseren Körper gepumpt wird, spült das all die schlechten Giftstoffe – Autoabgase, Staubmilben und so weiter – heraus, die wir in unserem Alltag ansammeln. Das effiziente Pumpen des Blutes und das kräftige Atmen der guten, frischen Luft im Freien wirken zusammen, um unseren Körper von innen zu reinigen. Dies geschieht alles beim Laufen.

Versuchen Sie, im Freien zu laufen. Das ist besser für Sie. Sie sind an der frischen Luft, und es ist weniger langweilig, sodass Sie auch längere Strecken bewältigen können. Zudem verbessert es Ihren Gleichgewichtssinn, da Sie sich an die wechselnden Bodenbeschaffenheiten anpassen müssen, auf denen Sie laufen. Mein Ziel ist es, etwa zwei- bis dreimal pro Woche zwischen 30 und 40 Minuten ziemlich schnell zu laufen. Das scheint allgemein in etwa die optimale Laufzeit zu sein. Wenn Sie viel länger laufen, riskieren Sie eine Verletzung – wenn Sie weniger laufen, halten Sie den Puls nicht lange genug hoch, um den Muskelaufbau und das Muskelwachstum anzuregen.

Wenn man so rennt, dass die Herzfrequenz während eines Laufs variiert, ist das die beste Methode zur Verbesserung der Fitness. Wenn Sie also Hügel in Ihrer Umgebung haben, nutzen Sie sie! Wenn Sie auf Ihrer Strecke eine Zeit lang bergauf laufen oder Sprints einstreuen können, werden Sie einen größeren Nutzen aus Ihrem Training ziehen. Das von mir so genannte »Stretching« Ihres Herzens und Ihrer Lunge (Sie tun das, wenn Sie bergaufwärts richtig tief durchatmen) wird ein stärkeres Wachstum und eine bessere Erholung anregen.

Manchmal (vor allem wenn es nass, kalt und windig ist) ist es schwer, die Motivation zu finden, nach draußen zu gehen und zu laufen. Ich habe für diese Momente eine einfache Regel: Ich sage mir, dass ich fünf Minuten laufen und dann aufhören werde, wenn ich noch immer keine Lust darauf habe. Jedes Mal läuft es dann aber darauf hinaus, dass ich lebhaft werde und es gern mache, wenn ich erst einmal draußen bin, mich bewege und mich aufwärme. Ich laufe viel in hügeliger

Landschaft – auf einigen Teilen der Strecke mühe ich mich dann ab, während ich auf anderen etwas gemütlicher laufen kann –, um meine Herzfrequenz zu variieren. Vor allem achte ich darauf, dass mein Training angenehm und damit kontinuierlich praktikabel ist. Wenn Sie sich nach jedem Lauf vor Erschöpfung übergeben müssen (wie es beim Militär oft der Fall war), verdirbt es Ihnen die Lust. Ich laufe mal mehr, mal weniger angestrengt, aber die Hauptsache ist, dass ich draußen bin und mir selbst etwas Gutes tue.

Beim Training ist es besser, Gewohnheiten zu entwickeln, die ein Leben lang anhalten, als einen Fimmel, der nur eine Woche lang dauert. Seien Sie also Ihr eigener Richter, aber sorgen Sie dafür, dass es Spaß macht und auf Dauer praktikabel ist. Wenn Sie lieber Aerobic in einem Studio machen oder im örtlichen Hallenbad schwimmen, ist das in Ordnung. Machen Sie aber mindestens zwei- bis dreimal pro Woche ein gutes Kardiotraining, das die Herzfrequenzrate hoch hält.

Ich betrachte diese Zeit, in der ich draußen in den Hügeln mit meinem Hund laufe, als eine für mich heilsame Zeit. Zeit für mich allein, Zeit, um da zu sein, nachzudenken, mich anzustrengen, zu schwitzen, zu trainieren und in all der Geschäftigkeit des Lebens wieder zu mir selbst zu finden. Vielleicht klingt es etwas verrückt, aber bei mir klappt das. Es sollte auch bei Ihnen funktionieren. Ja, der gute alte Bruce Lee …

| Krafttraining

Kraft ist entscheidend für fast jede Aufgabe, die ein Pfadfinder zu meistern hat. Je stärker Sie sind, desto einfacher werden diese Aufgaben sein. Es besteht jedoch ein großer Unterschied zwischen protzigen, großen Muskeln und starken, effizienten Muskeln. Muskeln sind dazu da, um Ihrem Gehirn und Ihrer Vorstellungskraft zu dienen, um Sie in die Lage zu versetzen, schwierige Aufgaben zu erfüllen. Als Pfadfinder geht es Ihnen darum, dort Kraft zu haben, wo diese gebraucht wird. Nur wenige von uns sind mit einer natürlichen Muskelkraft gesegnet, und es erfordert Zeit und Disziplin, um eine gute Muskulatur im Oberkörper aufzubauen. Aber: Für unsere Gesundheit und Fitness ist es unerlässlich.

Wenn Sie Ihre Muskeln stark anspannen, regt dies Ihren Stoffwechsel an, wodurch wiederum Kalorien verbrannt werden und Sie schlank und rank bleiben. Wenn Sie laufen, kehrt Ihr Stoffwechsel innerhalb einer Stunde zu seinem Grundumsatz zurück. Wenn Sie aber Krafttraining machen, wird Ihr Stoffwechsel nicht nur beschleunigt, sondern er behält diesen erhöhten Energieumsatz auch für die Dauer von über zwölf Stunden bei. Wenn Sie also fit bleiben wollen, dann ist Krafttraining die beste Übung für Sie.

Im Folgenden erkläre ich Ihnen mal die Prinzipien eines effektiven Krafttrainings etwas genauer.

Häufigkeit, Dauer und Stil

Setzen Sie es sich zum Ziel, dreimal wöchentlich Krafttraining zu machen. Damit bleiben Sie nicht nur stark, es hält auch kontinuierlich Ihre Stoffwechselrate hoch. Wenn Sie also von Natur aus dünn sind, sollten Sie besser ordentlich essen – und zwar massenhaft diese gute Vollwertkost, mindestens alle paar Stunden. Sie haben einige Muskeln, die richtige Energie brauchen!

Bei Ihrem Trainingsplan kommt es auf Abwechslung an: Achten Sie auf eine gesunde Mischung, aber stellen Sie Ihr Sportprogramm immer auf die Grundlage derselben soliden Prinzipien. Wenn Sie in einer Woche nur ein- oder zweimal trainieren oder sogar mal eine ganze Woche auslassen, weil Sie im Urlaub sind, ist das kein Problem. Sie müssen deshalb nicht

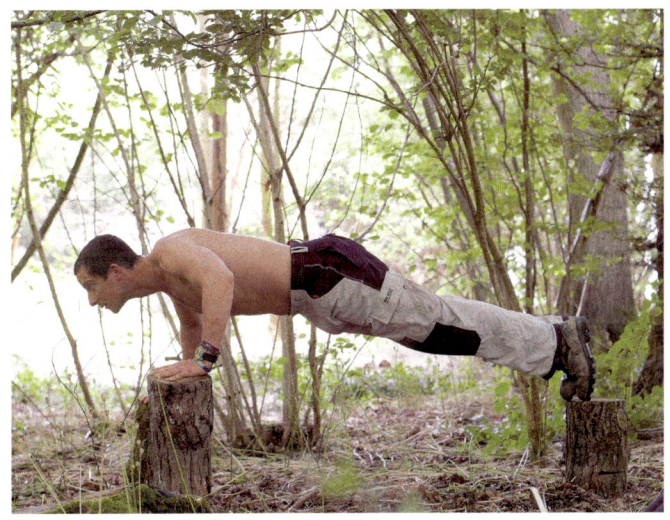

Es gibt nie einen Vorwand, nicht trainieren zu müssen –
und es kommt immer sehr stark darauf an, improvisieren zu können.

in Panik geraten, denn Ihre Muskelkraft wird sich nicht so
schnell verschlechtern. Wie bei der Ernährung geht es nur darum, was Sie die meiste Zeit tun. Geißeln Sie sich also nicht,
weil Sie eine Trainingseinheit ausgelassen haben. Gehen Sie
einfach am nächsten Tag wieder raus und starten Sie von
Neuem. Versuchen Sie aber, Krafttraining im Laufe der Zeit zu
einem Teil Ihres Alltags zu machen. Auch wenn Sie draußen
im Gelände sind, brauchen Sie kein Fitnessstudio, um Krafttraining zu machen – improvisieren Sie einfach. Ich trainiere
in der ganzen Welt, wenn ich gerade zwischen Pfadfindergrup-
pen hin und her reise oder Filme drehe. Ich improvisiere, indem ich im Freien trainiere. Dabei hänge ich mich an die Äste
von Bäumen, springe über Zäune oder renne im Treppenhaus
eines Gebäudes auf und ab! Ich will keine Ausflüchte für mich

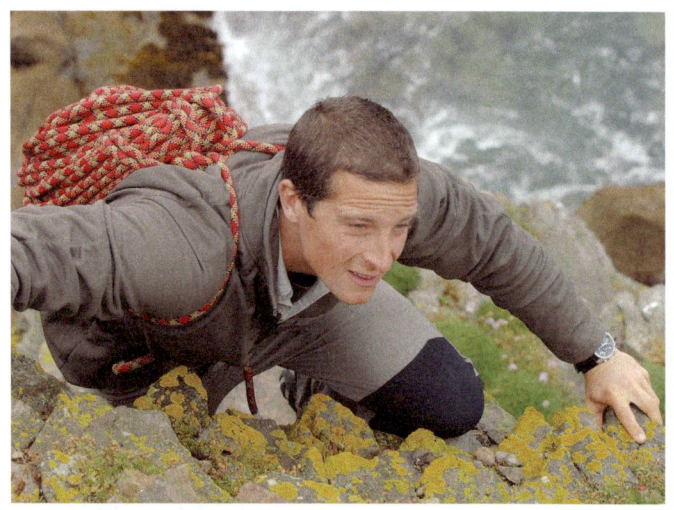

Klettern ist das ultimative Ganzkörpertraining ... und es macht Spaß!

selbst finden, ich will einfach nur konzentriert bleiben und trainieren. Ich betrachte es als meine eigene Zeit, meine Chance, in Form und fit zu bleiben. Es gehört nun so sehr zu mir, dass ich an Tagen ohne Training ein schlechtes Gefühl habe. Das ist der Schlüssel zur Fitness: Es muss wie das Essen und das Schlafen zu einer täglichen Gewohnheit werden.

In vieler Hinsicht ist das beste Gewicht, das Sie haben, Ihr eigener Körper. Es gibt keinen Körperteil, den Sie nicht trainieren können, indem Sie einfach nur Ihr eigenes Gewicht und die Schwerkraft nutzen. Improvisieren Sie. Fordern Sie sich selbst und Ihre Freunde heraus, sich coole Übungen auszudenken. Sehen Sie sich meine Übungen (ab Seite 343) an und passen Sie sie an Ihre persönlichen Bedürfnisse an. Zusammen mit Freunden zu trainieren, ist die beste Methode, sich selbst zu motivieren, und es macht immer Spaß. Wählen Sie eine Übung aus, und setzen Sie sich dann das Ziel, eine bestimmte Anzahl von Wiederholungen in einer bestimmten Zeit zu erreichen.

Wie beim Laufen gehe ich davon aus, dass Sie nicht länger als 30 bis 40 Minuten trainieren müssen. Das ist eine gute Zeit, in der Sie Ihren ganzen Körper beanspruchen können, aber es wird Sie nicht so sehr anstrengen, dass Sie für den Rest des Tages nichts mehr tun können. Es ist auch eine Zeitdauer, die Sie leicht in Ihren Alltag integrieren können. Trainieren Sie direkt nach dem Aufstehen, in Ihrer Mittagspause oder nach der Arbeit. Das können Sie frei wählen, aber tun Sie es! Auch wenn viel geforscht wurde, um die beste Zeit zum Trainieren herauszufinden, ist das tatsächlich für jeden Menschen anders. Was wirklich zählt, ist nur, dass Sie es machen.

Ein gutes Ganzkörpertraining – eines, das ich in der Regel als Standardtraining verwende, das ich aber anpassen, mit dem ich improvisieren und das ich so abwandeln kann, wie es mir persönlich geeignet erscheint – folgt ab Seite 343. Suchen Sie sich eine Übung für jede Muskelgruppe aus. Machen Sie eine Übungsreihe, legen Sie eine Pause von nicht mehr als 30 Sekunden ein und gehen Sie dann zur nächsten Muskelgruppe über, bis Sie alle sieben durch haben. Machen Sie am Ende dieses Durchlaufs von sieben Übungen eine zweiminütige Pause und wiederholen Sie dann alles, bis Sie den ganzen Durchlauf dreimal gemacht haben. Das wird etwa 30 Minuten dauern.

Variieren Sie die Anzahl an Wiederholungen, aber eine gute Bandbreite sind acht bis zwölf Wiederholungen je Übung, bis Ihre Muskeln erschöpft sind und Sie nicht mehr weitermachen können. Wenn Sie mehr als zwölf schaffen, vergrößern Sie das Gewicht oder machen Sie die Übung langsamer. Wenn Sie keine acht Wiederholungen schaffen, reduzieren Sie das Gewicht oder lassen Sie sich von jemandem unterstützen.

Oberkörpertraining

Beim Oberkörpertraining bauen Sie Ihre Muskeln um die Mitte Ihres Oberkörpers auf. Wenn die Kraft und Stabilität Ihres Oberkörpers gut ist, werden Sie bei jeder Übung, die Sie machen, stärker. Zum Oberkörpertraining gehört, dass Sie die Muskeln in der Körpermitte anspannen – nicht nur Ihre Bauchmuskeln, sondern auch Ihre seitlichen Hüftmuskeln und Ihre Rückenmuskeln.

Konzentrieren Sie sich bei jeder Übung auf eine gute Oberkörperkraft und -stabilität. Achten Sie auf eine gute Haltung – ein gerader Rücken, keine durchgestreckten Knie und eine ausbalancierte Kopfhaltung. Wenn Sie beim Durchführen von Übungen Ihre Oberkörperkraft einsetzen, werden Sie eine bessere Balance haben und beugen Verletzungen vor. Zu den meisten Verletzungen kommt es infolge eines schwachen Oberkörpers, was zur Überlastung eines kleineren Muskels wie dem des unteren Rückens führt. Zum Beispiel, wenn Sie Bizeps-Curls mit einem Holzblock machen: Wenn er zu schwer ist, werden Sie bei dem Versuch, ihn zu heben, anfangen, sich vorzubeugen und sich zu verdrehen. Dabei setzen Sie dann nicht mehr Ihre Oberkörperkraft ein und Ihr Körper wird sich aus seiner Position herausdrehen. Das führt wahrscheinlich zu einer Verletzung. Es wäre viel besser für Sie, wenn Sie einen leichteren Holzblock wählen würden, den Sie unter Verwendung Ihrer Oberkörperkraft anheben sowie ruhig und langsam senken können.

Ein Pfadfinder, der weiß, wie man richtig trainiert und seine Oberkörperkraft nutzt, wird immer der stärkste sein.

Abwechslung

Es ist wichtig, dass Sie Abwechslung in Ihr Training bringen. Wenn Sie einen Monat lang jede Woche zwei bis drei Ganzkörperprogramme gemacht haben, warum sollten Sie dann nicht eine Woche lang zu Einzelmuskeltrainingsübungen übergehen? Versuchen Sie sechs Übungen für die Brust, sechs für die Schultern und sechs für den Trizeps an einem Tag, dann die gleiche Anzahl für den Rücken, die Beine und den Bizeps einige Tage später. Setzen Sie Ihren Muskeln hart zu, versetzen Sie ihnen einen regelrechten Schock. Gehen Sie dann in der dritten Trainingseinheit der Woche wieder zu einem Ganzkörperprogramm zurück. Einer der entscheidenden Faktoren beim Krafttraining besteht darin, die Muskeln immer wieder zu überraschen. Muskeln sind sehr anpassungsfähig und merken schnell, was von ihnen erwartet wird. Sehr bald werden Liegestütze zu simpel – zwingen Sie also Ihre Brustmuskeln, sich an Neues anzupassen: Stellen Sie Ihre Füße auf einen Holzblock oder greifen Sie mit den Händen weiter auseinander oder bewegen Sie sich sehr schnell nach oben und dann sehr langsam nach unten. Ich lasse meine Kinder oft bei meinen Klimmzügen meine Taille festhalten oder lasse sie bei meinen Liegestützen auf meinen Schultern sitzen. So kann ich vielleicht nur ein paar Wiederholungen machen, aber es fordert meine Muskeln und regt sie dazu an, sich anzupassen und sich für das nächste Mal zu wappnen.

Wie bereits erwähnt, sollte es Ihr Ziel sein, bei jeder Übung bis zur Erschöpfung zu trainieren, aber Sie sollten auch variieren. So können Sie gelegentlich bei einer Trainingseinheit bei leichteren Gewichten bleiben und kurz vor der Muskelermüdung aufhören. Diese Art von Abwechslung ist wichtig, wenn Sie Kraft aufbauen wollen.

Ausführung geht vor Gewicht
Es ist besser, mit einem niedrigeren Gewicht korrekt zu trainieren und weniger Wiederholungen zu machen, als die gute

Haltung oder Ausführung aufzugeben. Achten Sie auf Ihre Haltung und Ihre Position bei den Liegestützen oder Klimmzügen, und sie werden viel schwieriger und viel effektiver.

Trainieren Sie abwechselnd langsam und schnell

Anders ausgedrückt: Führen Sie die eigentlichen Bewegungen während der Kräftigungsübungen langsam aus. Probieren Sie mal, sie nur halb so schnell zu machen, wie es Ihnen natürlich erscheinen würde. Das isoliert die Muskeln wiederum und setzt sie einer viel größeren Belastung aus. Außerdem regt es Sie dazu an, die Übung richtig auszuführen und Ihre Haltung zu bewahren. Trainieren Sie dann zwischen den Übungen schnell, indem Sie Ihre Pausen auf ein Minimum reduzieren. Das bedeutet, dass Kraft- und Zirkeltrainingsübungen auch Ihr Herz und Ihre Lunge wie eine gute Kardiotrainingseinheit bearbeiten.

Wechseln Sie die Körperteile, die Sie trainieren, immer wieder ab, sodass keine zu schnelle Ermüdung eintritt. Machen Sie zum Beispiel nicht immer wieder Liegestütze mit minimalen Pausen, da Ihre Brustmuskulatur ermüden wird, bevor sie richtig trainiert wurde. Wechseln Sie stattdessen zwischen Liegestützen, Klimmzügen, Sit-ups und Kniebeugen ab, und machen Sie dazwischen kurze Pausen.

Ich werde Ihnen nun ein paar Übungen und mögliche Variationen auflisten. Sie können sie selbst aussuchen und mischen, um Ihren individuellen Trainingsplan zusammenzustellen.

Beine
Kniebeugen

Mit Kniebeugen trainieren Sie sowohl Ihren Oberkörper, Ihren Rücken und Ihre Schultern als auch Ihre Beine. Sie können sie mit den Händen hinter dem Kopf bequem und langsam ausführen. Sie können auch die Beine weiter auseinanderstellen. Halten Sie Ihren Rücken gerade und verlagern Sie Ihr Gewicht auf die Fersen. Nehmen Sie ein zusätzliches Gewicht auf Ihre Schultern, zum Beispiel einen Ast – oder einen Freund, der huckepack genommen werden will! Wenn Ihnen das gut gelingt, versuchen Sie, Kniebeugen auf einem Bein zu machen. Beugen Sie das Knie anfangs nur leicht. Stützen Sie sich wenn nötig irgendwo ab. Arbeiten Sie sich dann allmählich zu ganzen Kniebeugen ohne Abstützen vor – wenn Sie sich trauen!

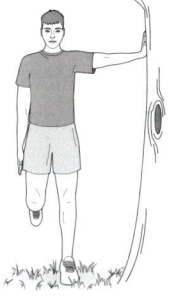

Wadenheben

Stellen Sie sich mit den Zehen auf eine Stufe und lassen Sie Ihre Fersen über den Rand hängen. Heben Sie langsam die Fersen hoch und lassen Sie sie wieder sinken. Erhöhen Sie im Laufe der Zeit den Trainingseffekt, indem Sie Gewichte hinzunehmen.

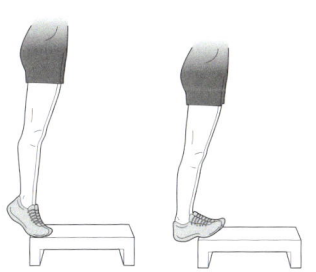

Brust

Liegestütze

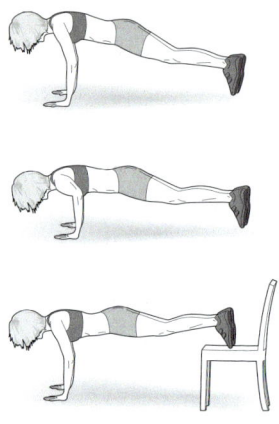

Führen Sie die Liegestütze mit geradem Rücken aus. Senken Sie Ihre Nase langsam gen Boden und heben Sie sie wieder an. Nehmen Sie die Hände weiter auseinander oder verringern Sie den Abstand der Hände, um verschiedene Muskelgruppen zu trainieren. Lassen Sie bei der Ausführung der Liegestütze jemanden sanft gegen Ihre Schultern drücken. Stellen Sie Ihre Füße auf einen Holzklotz oder auf einen Stuhl. Konzentrieren Sie sich darauf, Ihren Oberkörper gerade zu halten. Versuchen Sie, sich schnell nach oben und langsam nach unten zu bewegen. Und nehmen Sie sich ab und zu vor, die tiefe Position eine Minute lang zu halten!

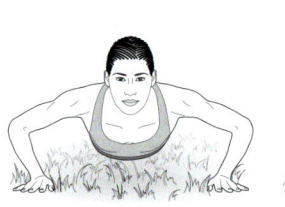
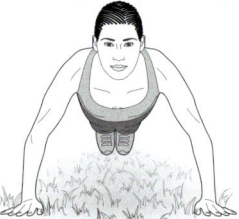
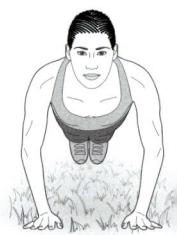

Dips

Stützen Sie sich mit am Körper ausgestreckten Armen zwischen zwei Stuhllehnen ab. Ziehen Sie Ihre Beine dabei an, damit Ihre Füße nicht den Boden berühren. Beugen Sie die Arme, um Ihren Körper zwischen den Stühlen zu senken, und drücken Sie sich dann fest nach oben. Am besten setzen sich zwei

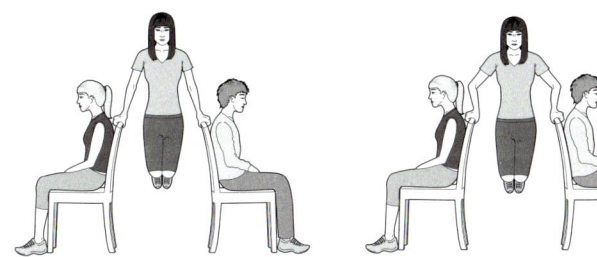

Ihrer Freunde auf die Stühle, damit ein ausreichendes Gegengewicht da ist.

Isometrische Flys

Stellen Sie sich mit seitlich ausgestrecktem Arm neben einen Baum, und legen Sie die Handfläche gegen den Stamm. Drücken Sie zehn Sekunden lang intensiv gegen den Baum. Wechseln Sie den Arm. Halteübungen wie diese werden isometrische Übungen genannt und sind ideale Ergänzungen für Ihre Trainingseinheiten.

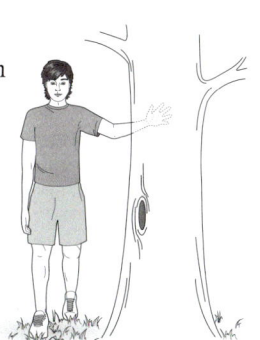

Pull-overs

Legen Sie sich auf einer Bank auf den Rücken. Strecken Sie Ihre Arme hinter Ihrem Kopf parallel zum Boden aus. Heben Sie aus dieser Position nun ein Gewicht an, bis es sich direkt über Ihrer Brust befindet. Als Gewicht können Sie alles Mögliche verwenden – improvisieren Sie einfach.

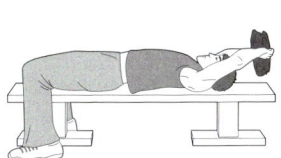

Schultern

Schulterpressen

Heben Sie im Stand ein Gewicht aus der Schulterhöhe, bis Ihre Arme über Ihrem Kopf gestreckt sind. Führen Sie die Bewegung langsam und ruhig aus. Versuchen Sie, Ihre Arme schnell zu strecken und lang-

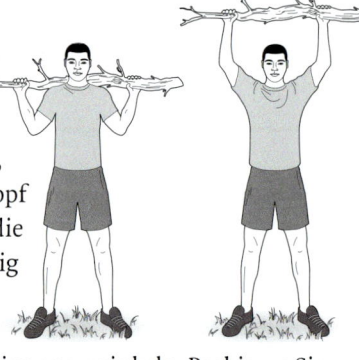

sam wieder bis zur Grundposition anzuwinkeln. Probieren Sie, dabei auf einem Bein zu stehen und Ihre Oberkörpermuskeln einzusetzen. Wenn Sie diese Übungen beherrschen, versuchen Sie, Ihren Körper aus einer Handstandposition heraus an der Wand zu senken und wieder nach oben zu drücken.

Schulter-Flys

Heben Sie mit ausgestrecktem Arm ein Gewicht seitlich in die Waagerechte. Versuchen Sie, es vor Ihrem Körper anzuheben, oder heben Sie es mit gebeugtem Oberkörper zur Seite. Heben Sie im Stehen Ihre Arme seitlich nach oben und las-

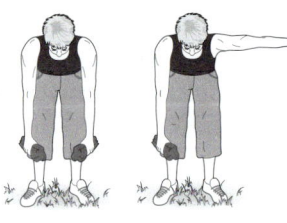

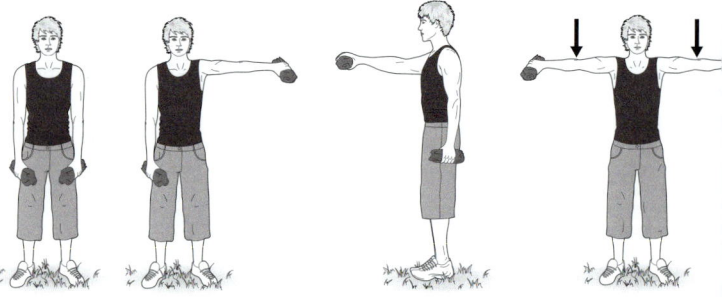

sen Sie einen Freund für ein sanftes Gegengewicht sorgen. Halten Sie die Position und zählen Sie bis zehn. Funktioniert das alles auch auf einem Bein?

Rücken

Klimmzüge

Für diese Übung brauchen Sie eine Klimmzugstange, den Ast eines Baumes oder einen Türrahmen. Greifen Sie mit schulterweit voneinander entfernten Händen danach, wobei Ihre Handflächen von Ihnen weg zeigen. Halten Sie Ihren Körper in einer aufrechten Position, ohne zu wackeln. Ziehen Sie sich hoch, bis Ihr Kinn die Stange erreicht (der Hals darf sie nicht berühren). Machen Sie die Bewegungen ruhig und lassen Sie sich von jemandem an der Taille heben, wenn Sie es ohne Unterstützung nicht schaffen. Bauen Sie das Training allmählich auf. Versuchen Sie einen weiteren und einen etwas engeren Griff, und probieren Sie das Ganze auch mal mit zu Ihnen gerichteten Handflächen.

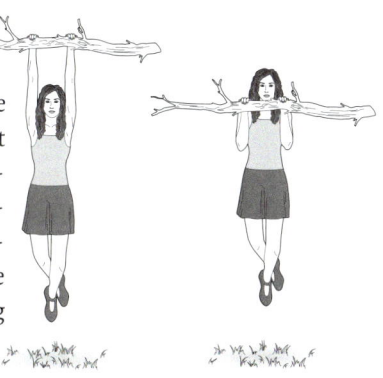

Heben Sie zwischen zwei Wiederholungen immer die Knie bis zur Brust. Wenn Sie richtig gut werden, halten Sie Ihre Beine waagerecht vor dem Körper gestreckt. Hängen Sie zusätzliches Gewicht um Ihre Taille, wenn nötig, um Ihre Wiederholungen zwischen acht und zwölf zu halten.

Vorgebeugtes Rudern

Beugen Sie sich mit geradem Rücken und nach vorne gerichtetem Blick nach vorn. Heben Sie dann mit weit auseinandergreifenden Händen einen Holzklotz, eine Tasche oder ein anderes Gewicht vom Boden bis zu Ihrer Brust hoch. Senken Sie es dann wieder.

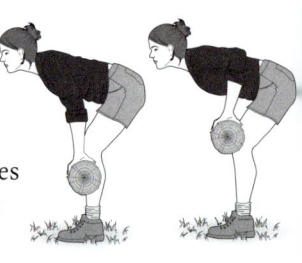

Trizeps

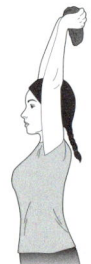

Trizeps-Streckübungen

Heben Sie im Stehen mit beiden Händen ein Gewicht über Ihren Kopf, und senken Sie es langsam hinter Ihrem Kopf in Richtung der Mitte Ihres Rückens.

Trizeps-Dips

Setzen Sie sich mit dem Rücken gegen eine Stufe gelehnt und mit vor dem Körper ausgestreckten Beinen auf den Boden. Legen Sie die Handflächen flach auf die Stufe hinter Ihnen. Drücken Sie sich hoch, bis Ihre Arme gestreckt sind, beugen Sie die Arme dann wieder. Legen Sie sich wenn nötig ein Gewicht auf den Schoß.

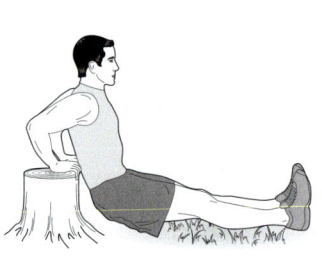
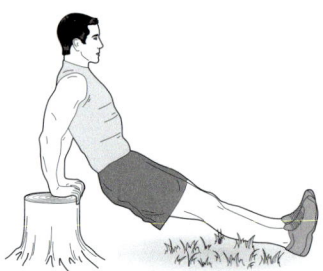

Kickbacks

Beugen Sie sich mit geradem Rücken, geraden Beinen und einem Gewicht in jeder Hand nach vorne. Halten Sie Ihren Oberkörper und Ihre Oberarme parallel zum Boden und strecken Sie nun Ihre Unterarme gerade nach hinten. Versuchen Sie, diese Übung auf einem Bein durchzuführen.

Bizeps

Beim Bizeps handelt es sich um nichts anderes als Angebermuskeln! Um sie zu kräftigen, müssen Sie Ihren Trizeps vernünftig belasten. Der Bizeps ist eine relativ kleine Muskelgruppe, überlasten Sie ihn also nicht. Versuchen Sie, sich auf das Training der großen Muskelgruppen zu konzentrieren: Beine, Brust, Oberkörper und Rücken.

Bizeps-Curls

Nehmen Sie eine Tasche, einen Holzklotz oder eine Hantel in die Hände und heben Sie das Gewicht bis zum Kinn. (Sie könnten auch versuchen, eine sehr leichte Person, die ihre Ellbogen eng seitlich an den Körper angelegt hat, an den Ellbogen hochzuheben!) Sie sollten dabei nicht schwanken. Halten Sie den Oberkörper angespannt und isolieren Sie die Bizepsmuskeln. Reduzieren Sie wenn nötig das Gewicht. Die Leute heben oft zu viel mit einer schlechten Haltung und verderben damit die Übung. Versuchen Sie, auch diese Übung auf einem Bein durchzuführen.

Oberkörper

Jeder will ein Sixpack! Aber jeder *hat* ein Sixpack ... es ist nur in den meisten Fällen unter Fettmassen versteckt. Die beste Methode, es zum Vorschein zu bringen, besteht darin, schlank, stark und fit zu sein. Nein, es bringt nichts, bloß massenhaft Sit-ups zu machen und sich einzubilden, auf diesem Wege ein Sixpack zu bekommen. Sie können nicht Fett aus einem einzelnen Muskel verbrennen – wenn Sie trainieren, zieht der Körper von überall Kalorien ab. Eine ausgewogene Ernährung ist also der Schlüssel zu einem Sixpack.

Ein starker Oberkörper, unterer Rücken und Bauch sind, wie ich bereits betont habe, der Schlüssel zu aller Kraft. Trainieren Sie deshalb immer in einer guten Haltung und führen Sie die Übungen korrekt aus – dann werden Ihr Oberkörper, Ihr Bauch und Ihr unterer Rücken automatisch gekräftigt. Hier sind noch ein paar zusätzliche Übungen speziell für diese Bereiche.

Rückenheber

Legen Sie sich auf den Bauch. Ihre Zehen berühren den Boden. Heben Sie Ihren Oberkörper einige Zentimeter vom Boden an. Bewegen Sie Hals und Kopf nicht ruckartig und überstrecken Sie den Hals nicht. Führen Sie die Bewegung immer kontrolliert aus.

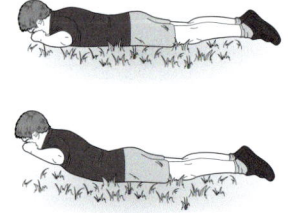

Flutter-Kicks

Legen Sie sich auf den Rücken und ziehen Sie die Knie bis zur Brust an. Strecken Sie Ihre Beine dann gerade von sich weg, bis sie etwa 30 Zentimeter über dem Boden sind. Halten Sie diese Position. Führen Sie dann Ihre Fersen zusammen und ausein-

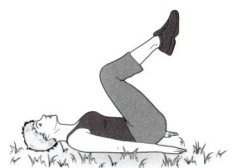

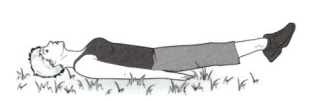

ander. Alternativ können Sie
auch ein Knie in Richtung Brust
ziehen und dann wieder strecken. Wiederholen Sie die Bewegung dann mit dem anderen
Bein.

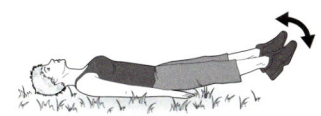

Vorgetäuschtes Seilklettern

Legen Sie sich mit angestellten Beinen auf
den Rücken, die Füße flach auf dem
Boden und die Arme nach oben in
Richtung Decke gestreckt. Stellen
Sie sich vor, dass ein Seil bis zu
Ihrer Brust herabhängt. Grei-
fen Sie danach und klettern Sie
daran hinauf. Bewegen Sie Ihre
Arme nach oben und nach unten, klettern Sie immer weiter!
Das ist harte Arbeit und eine großartige Übung für den Ober-
körper.

Sit-ups zu zweit

Dafür brauchen Sie einen Partner, der die Übung mit Ihnen gemeinsam macht. Setzen Sie sich einander gegenüber auf den
Boden und lassen Sie genug Platz dazwischen. Legen Sie sich

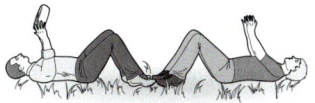

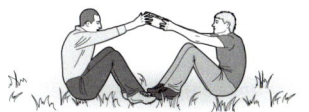

mit gebeugten Knien zurück. Setzen Sie sich auf und überge-ben Sie einander einen Holzklotz. Legen Sie sich dann wieder auf den Rücken. Wiederholen Sie die Übung. Die mag ich ganz besonders!

Rumpfbeugen seitlich

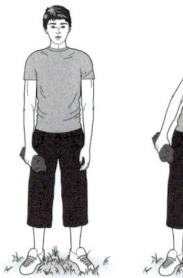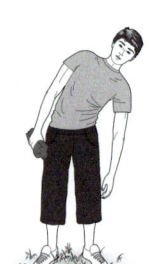

Stellen Sie sich mit schulterweit von-einander entfernten Beinen hin, ein kleines Gewicht in einer Hand. Beu-gen Sie sich in der Taille zu der dem Gewicht abgewandten Seite. Wech-seln Sie dann.

Gruppenübung

Wenn Sie im Gelände oder mit Freunden zusammen sind, kön-nen Sie mal diese Gruppenübung ausprobieren: Wählen Sie eine Muskelgruppe, zum Beispiel die Brust, und eine Übung, zum Beispiel Liegestütze, aus. Teilen Sie sich in zwei Gruppen auf. Eine Gruppe macht die Übung, die andere stoppt die Zeit. Fangen Sie mit einem Liegestütz und einer Pause von zehn Sekunden an, dann zwei Liegestütze und eine Pause von zehn Sekunden, dann drei. Erhöhen Sie die Anzahl der Liegestütze immer weiter und sehen Sie, wie weit Sie kommen. Über zwölf ist sehr gut! Es klingt simpel, aber die Anzahl erhöht sich sehr schnell und die zehn Sekunden Pause gehen schnell vorbei. Zählen Sie die Liegestütze, die jedes Mitglied der ersten Gruppe geschafft hat, als Gesamtpunktzahl zusammen, die die zweite Gruppe schlagen muss. Jede Trainingseinheit dauert nur etwa 15 Minuten und Sie können täglich eine neue Übung auswählen. Die Gruppen können wechseln, damit das Ganze ausgewogen ist und jeder Spaß am Training hat. Gegen Ende der Übungswoche werden Sie alle superstark sein!

Beweglichkeit

Beweglichkeit ist so etwas wie der unbesungene Held im Arsenal eines Sportlers. Die meisten Leute vernachlässigen sie, und zwar zu ihrem Nachteil. Beweglich zu sein, ist einer der entscheidenden Faktoren, um unverletzt zu bleiben und die Gelenke geschmeidig zu halten.

Ich selbst mache mindestens eine volle Yoga-Übungseinheit pro Woche, und zwar überall! Entweder still zurückgezogen in einer Ecke eines Flughafens oder allein draußen im Wald. Ich habe die Yogazeit immer als eine Gelegenheit betrachtet, zu entschleunigen, die Muskeln zu strecken, die durch die Läufe und Zirkeltrainings gut trainiert wurden, und die Durchblutung in denjenigen Körperbereichen zu fördern, die selten erreicht werden. Natürlich kann man das nicht nur mit Yoga erreichen – auch Pilates, Gymnastik und einfaches Stretching können den Blutkreislauf in unserem Körper anregen. Dadurch kann unser Blut unseren Körper von all diesen versteck-

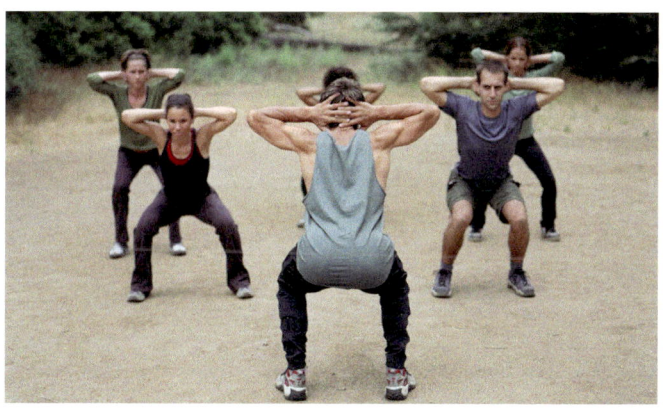

Beweglich zu bleiben, ist die beste Methode, um unverletzt zu bleiben.

ten Giftstoffen reinigen. Vergessen Sie nicht, sich mindestens fünf Minuten lang mit gestreckten Beinen und Armen flach auf den Rücken zu legen und am Ende jeder Trainingseinheit Ihrem Körper die Reinigungsarbeit zu ermöglichen. Genießen Sie diese ruhige, stille Zeit. Die Giftstoffe werden dann über Ihren Urin ausgeschieden. Denken Sie also daran, nach jeder Trainingseinheit viel Wasser zu trinken. Mein Körper prickelt immer wie verrückt, das ist ein unglaubliches Gefühl – als würde ich eine innerliche Reinigung bekommen!

Wie beim Laufen und beim Krafttraining hat auch hier jeder andere Vorlieben beziehungsweise ein Programm, das er genießt, und es gibt viele verschiedene Übungsstile, um die Beweglichkeit Ihres Körpers zu verbessern. Es gibt für jeden das Richtige. Ich habe eine einfache Yoga-Übungsabfolge gefunden, die etwa 40 Minuten dauert und die ich ständig wiederholt habe, bis ich sie auswendig kannte. Zwischen meinen Yoga-Übungseinheiten mache ich auch immer ein paar Stretching-Übungen.

Als ich mich vor vielen Jahren bei einem Fallschirmsprung-unfall schwer am Rücken verletzte, hatte ich jahrelang jede Woche Physiotherapie. Dann stellte ich fest, dass eine gute Yoga-Übungseinheit einmal wöchentlich dieselbe Wirkung hatte. Wenn sie nicht sogar besser war. Sie richtete meinen Rücken wieder auf, hielt ihn beweglich und streckte ihn. Die meisten Rückenverletzungen sind das Ergebnis verrutschter Bandscheiben, die wiederum das direkte Ergebnis einer mangelnden Mobilität sind. Strecken Sie also Ihren Rücken und Ihren Körper, und halten Sie ihn beweglich und biegsam. Wenn Sie sich dann mal den Knöchel oder das Bein verdrehen, was beim Wandern draußen leicht passieren kann, werden Sie es ohne eine größere Verletzung überstehen. Das ist eine große Motivation, Yoga zu machen – man hört nichts über Katzen mit verstauchten Pfoten oder verrutschten Bandscheiben, weil sie sich immer strecken!

Ich würde Ihnen empfehlen, einen Yogakurs zu machen, um die Grundlagen zu lernen. Dann können Sie einem einfachen Programm folgen und es auf Ihre eigenen Bedürfnisse anpassen. Streben Sie auch hier wieder eine Übungseinheit von 30 bis 40 Minuten an. Halten Sie die Streckung zehn Sekunden bis eine Minute. Atmen Sie bei jeder Streckung. Schließen Sie die Augen. Atmen Sie wieder tief in die Streckung hinein. Entspannen Sie sich. Lassen Sie die geistige und körperliche Anspannung sich lösen. Atmen und strecken Sie sie weg.

Denken Sie daran, sich vor jeder Trainingseinheit aufzuwärmen, selbst wenn es nur ein flottes Gehen ist. Arbeiten Sie jede Muskelgruppe durch, vom Kopf und Hals bis zu den Knöcheln und Füßen. Arbeiten Sie an den Brustmuskeln, den Schultern, dem Trizeps, dem unteren Rücken, dem oberen Rücken, dem Bauch, den Hüften, dem Gesäß, dem Quadrizeps, den Kniesehnen und Waden. Genießen Sie dann nach dem Stretching das wohlige Kribbeln!

Spiritualität

Ich habe im Laufe der Jahre aus zahlreichen Expeditionen, Beinahe-Unfällen und heiklen Momenten gelernt, dass man schon sehr stolz sein muss, um zu sagen, man brauche nie Hilfe. Und ich bin bis jetzt noch keinem Atheisten in der Todeszone des Mount Everest oder in einem Rettungsboot begegnet!

Es ist immer schwierig, über den Glauben zu schreiben. Und wenn es echt und bedeutsam sein soll, wird es immer sehr persönlich sein. Aber das ist Teil dessen, was den Glauben so besonders macht. Sie sind vielleicht Christ, Muslim, Hindu oder Buddhist... oder nichts von alledem. Letztendlich müssen Sie

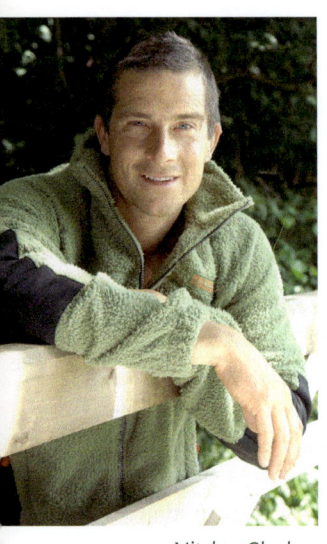

Mit dem Glauben zu leben, wird Sie täglich aufheitern.

für sich selbst entscheiden, ob Sie eine spirituelle Dimension in Ihr Leben einbeziehen wollen. Wenn Sie mich fragen, kann ich Ihnen sagen, dass das Leben damit viel wilder wird und viel mehr Spaß macht.

Ich denke, ich kann diesen Abschnitt am besten schreiben, indem ich einfach und sehr persönlich sage, was mein christlicher Glaube für mich bedeutet und wie er mir immer wieder geholfen hat. Also los …

Das Leben ist eine Reise und manchmal brauchen wir alle jemanden, der uns führt. Für mich ist diese mich führende Person viel mehr als einfach nur ein Wegweiser geworden. Sie ist mein Rückgrat, mein Helfer, Begleiter und Freund.

Jesus hat gesagt: »Ich bin gekommen, damit ihr das Leben habt und es in Fülle habt.« Das hat mir ein wenig die Augen geöffnet. Ich hatte immer gedacht, dass es beim Christentum darum ginge, sehr vernünftig zu sein und absolut klug und religiös zu handeln. Aber je mehr ich über Jesus Christus selbst herausgefunden habe, desto mehr habe ich einen Menschen gefunden, der so unreligiös war, wie man es sich nur vorstellen kann. Als er darüber sprach, wie man den Glauben findet und in den Himmel kommt, sagte er tatsächlich: »Wenn ihr nicht werdet wie die Kinder, werdet ihr nie ins Himmelreich kommen.« Es schien, dass es beim Herzstück des christlichen Glaubens nicht um Kirche, Kanzeln, Predigten oder lateinische Verse ging. Es ging um eine Beziehung mit jemandem, der uns Leben in Fülle, innere Freude, äußeren Frieden und

Freiheit in unserer Seele verspricht. Nun war ich interessiert! Und als ob das nicht genug wäre, hatte er auch noch die Angewohnheit, Wasser in Wein zu verwandeln, um ein großartiges Fest zu feiern...

Den menschlichen Kämpfen liegt die Tatsache zugrunde, dass wir alle unvollkommen sind. Tief drinnen in meiner Seele weiß ich, dass ich viele Male etwas verpfuscht und Unrecht getan habe. Aber Jesus sagte zu denjenigen, die wussten, dass sie Gott brauchten: »Der Menschensohn ist gekommen, zu suchen und selig zu machen, was verloren ist.« Erinnern Sie sich an die Geschichte in der Bibel über die Frau, die sich danach sehnte, nur den Saum von Jesu Gewand anzufassen, weil sie wusste, dass sie dadurch von ihrer Krankheit geheilt werden würde? Oder erinnern Sie sich an den Mann, der neben Jesus an einem Kreuz hing und ihn bat, ihm seine vielen Sünden zu vergeben? Sie wollten, was nur Er geben konnte: Freiheit. Die Worte Jesu waren Balsam für den Mann am Kreuz und sie sind heute Balsam für mich – wenn wir uns einfach und ehrlich an Jesus wenden und um Vergebung bitten, werden wir gereinigt. Als ich das zum ersten Mal begriff, wurde ich von einer Welle der Liebe überwältigt und viel Schmerz wurde geheilt. Kein Wunder, dass so viele Männer und Frauen im Laufe der Jahrhunderte über den »Frieden Gottes, der allen Verstand übersteigt«, gesprochen haben – eine solche Liebe, eine solche Vergebung übersteigt den Verstand und die Logik. Aber es ist das, was das Geschenk von Gottes Liebe so besonders macht.

Wenn wir in die Vergangenheit zurückblicken, gibt es nicht viele große Persönlichkeiten oder politische Führer, die nicht still in ihrem Herzen die Knie gebeugt haben und zu Jesus aufgeblickt haben, um ihn um Hilfe, Kraft, Erlösung und Frieden zu bitten. Denken Sie an Isaac Newton, Christoph Columbus, die Brüder Wright, Jeanne d'Arc, Richard Löwenherz, Abraham Lincoln, George Washington, Winston Churchill, Nelson Mandela, Galileo, Leonardo da Vinci und natürlich den Pfadfindergründer Baden-Powell. Sie alle waren gläubige Menschen.

Der Glaube ist persönlich, es ist also in Ordnung, ihn auf persönliche Weise zu nutzen. Er ist ein Geschenk für Sie, das von Jesus zu einem hohen Preis erkauft wurde. Er starb an einem Kreuz und wurde an unserer Stelle zu Tode gequält, damit wir Vergebung und Freiheit erlangen konnten. Kein Wunder, dass das überwältigende christliche Gefühl das der Dankbarkeit ist. Und wenn wir ein Leben voller Dankbarkeit leben, verbreitet sich dieses Licht weit und breit. Wir werden ruhiger, netter und freundlicher, wir lachen mehr, geben mehr, ermutigen andere mehr, werden mental stärker, sanfter, lustiger und wahrscheinlich auch wilder. Diese Früchte des Geistes sind ein Nebenprodukt unserer Beziehung zu unserem Schöpfer.

Für mich geht es beim christlichen Glauben darum, nach Hause zu finden und unseren Vater zu finden. Ich brauche beide Dinge in meinem Leben und ich bin nicht zu stolz, das zuzugeben. Mein christlicher Glaube macht mich stärker und lässt mich lächeln. Er ist die geheime Kraft in meinem Leben. Die Leute fragen mich, ob der Glaube eine Krücke sei. Nun ja, was tut eine Krücke? Sie hilft uns, zu stehen. In gewisser Weise glaube ich also, ja, er ist eine Krücke, aber für mich ist er mehr als das. Er ist wie eine Krücke, die direkt durch mein Innerstes geht. Mehr wie ein Rückgrat.

Wenn Sie diese Art von Glauben also erst noch für sich finden müssen, seien Sie mutig und machen Sie einen Schritt. Was haben Sie zu verlieren? Was haben Sie zu gewinnen? Sprechen Sie in Gedanken ein einfaches Gebet (seien Sie unbesorgt, außer Gott hört keiner zu) und bitten Sie Jesus darum, in Ihr Leben zu kommen und Ihnen beizustehen. Ich verspreche Ihnen, dass Wunder geschehen werden.

Ich habe eine Geschichte und ein paar Schlüsselverse für Sie, die Ihnen helfen werden. Beide haben mich durch mein eigenes Leben begleitet. Ich hoffe, sie helfen auch Ihnen dabei, nach Hause zu finden.

Eines Nachts hatte ich einen Traum:
Ich ging am Meer entlang mit meinem Herrn.
Vor dem dunklen Nachthimmel erstrahlten,
Streiflichtern gleich, Bilder aus meinem Leben.
Und jedes Mal sah ich zwei Fußspuren im Sand,
meine eigene und die meines Herrn.
Als das letzte Bild an meinen Augen vorübergezogen
war, blickte ich zurück. Ich erschrak, als ich entdeckte,
daß an vielen Stellen meines Lebensweges nur eine Spur
zu sehen war. Und das waren gerade die schwersten
Zeiten meines Lebens.
Besorgt fragte ich den Herrn:
»Herr, als ich anfing, dir nachzufolgen, da hast du
mir versprochen, auf allen Wegen bei mir zu sein.
Aber jetzt entdecke ich, daß in den schwersten Zeiten
meines Lebens nur eine Spur im Sand zu sehen ist.
Warum hast du mich allein gelassen,
als ich dich am meisten brauchte?«
Da antwortete er:
»Mein liebes Kind, ich liebe dich und werde dich nie
allein lassen, erst recht nicht in Nöten und Schwierigkeiten.
Dort, wo du nur eine Spur gesehen hast,
da habe ich dich getragen.«[2]

---

2) »Spuren im Sand«: Originalfassung des Gedichts: »Footprints«, © 1964 Margaret Fishback Powers. Übersetzt von Eva-Maria Busch Copyright © der deutschen Übersetzung 1996 Brunnen Verlag Gießen. www.brunnen-verlag.de

Die folgenden Bibelverse trage ich versteckt immer bei mir:

»Ich fürchte mich nicht, denn du bist bei mir.«   Psalm 23:4

»Ich vermag alles durch den, der mich mächtig macht,
Christus.«   Philipper 4:13

»Der Herr selbst wacht über dich.«   Psalm 71:1–3

»Sei stark und mutig! Denn ich, der Herr, dein Gott,
bin bei dir.«   Joshua 1:9

»Seid gewiss: Ich bin bei euch alle Tage bis zum Ende
der Welt.«   Matthäus 28:20

»Denn ich bin der HERR, dein Gott, der deine rechte Hand
stärkt [...]: Fürchte dich nicht, ich helfe dir!« Jesaja 41:13

Das ist es, was ich lebensbejahend nenne!

Motivation

Das ist der letzte Teil des Buches, aber in vieler Hinsicht ist es
der Teil, der alles andere antreibt. Ohne die Motivation, hin-
auszugehen und die Dinge umzusetzen, geschieht nie etwas!
Alles entsteht daraus, dass man einen Traum hat und diesem
dann entschieden folgt. Aber was, wenn ich scheitere? Was,
wenn alles schiefgeht? Die Furcht zu scheitern gehört zu den
Faktoren, die sich tödlich auf das Abenteuer, die Fantasie und
die Träume auswirken. Der beste Rat, den ich bekam, war, dass
man rausgehen und 22-mal scheitern muss, wenn man Erfolg
haben will. Die Wahrscheinlichkeit ist groß, dass man schon

beim neunten Mal ins Schwarze getroffen und Erfolg gehabt hat! Scheitern Sie also ruhig auf Ihrem Weg zum Erfolg.

Wie werde ich die Geldmittel für meine Abenteuer aufbringen? Hören Sie auf, Vorwände zu suchen. Gehen Sie raus und fangen Sie an, Briefe zu schreiben, an Türen zu klopfen, als Gegenleistung für Unterstützung Ihre Dienste anzubieten. Fangen Sie einfach an! Das ist oft das Schwierigste. Und denken Sie an dieses Zitat:

> Es ist nicht der Kritiker, der zählt: nicht der Mann, der aufzeigt, wie der starke Mann strauchelt oder wo jemand etwas hätte besser machen können. Anerkennung gebührt demjenigen, der tatsächlich in der Arena steht, dessen Gesicht mit Staub und Schweiß und Blut bedeckt ist, der tapfer kämpft [...], der im besten Fall am Ende den Triumph einer hohen Leistung erfährt und im schlimmsten Fall, wenn er scheitert, zumindest scheitert, während er Großes wagt, sodass sein Platz nie bei diesen kalten und zaghaften Seelen sein wird, die weder Sieg noch Niederlage kannten.
>
> Theodore Roosevelt

Niemand hat jemals einem Kritiker eine Statue errichtet. Leute, die sich über Sie lustig machen oder Sie herabsetzen, sind oft neidisch, denn selbst wenn Sie scheitern, hatten Sie wenigstens den Mut, rauszugehen, etwas zu bewirken und es eine Zeit lang zu leben, während all die Zaghaften sich das nicht trauen würden.

Ich mag das Motto »Mach dein eigenes Ding!«. Sie sollten nicht rumsitzen und sich beschweren oder Ausflüchte suchen, warum Sie etwas nicht tun können. Sie sollten nicht annehmen, dass es die Aufgabe von jemand anderem ist, Sie glücklich, reich oder abenteuerlustig zu machen. Es heißt: »Mach dein eigenes Ding!« Finden Sie Ihren eigenen Weg, seien Sie eine Führungspersönlichkeit, führen Sie an der Front. Denken Sie an das Motto des Special Air Service: Wer wagt, gewinnt. Wer nichts riskiert, gewinnt nichts.

Wie halten Sie nun, da Sie sich entschieden haben, sich an die Arbeit zu machen, Ihre Motivation aufrecht?

Manche Leute sagen mir: »Aber diese ganze Motivation ist so temporär. Sie kann nie von Dauer sein.« Natürlich ist sie temporär, aber das gilt auch für den Abwasch! Auch den müssen Sie immer wieder machen. Sie müssen dafür sorgen, dass Sie einen guten Input haben, und nur dann werden Sie auch einen guten Output haben. Verbringen Sie deshalb Ihre Freizeit mit Gleichgesinnten, also mit Menschen, die andere wertschätzen, Menschen, die das Abenteuer wertschätzen, Menschen, die Träume wertschätzen. Wir werden denen ähnlich, mit denen wir uns umgeben. Wählen Sie deshalb Ihre Freunde klug, und helfen Sie sich dann gegenseitig dabei, Ihre Akkus wieder aufzuladen.

Manchmal allerdings wird alles sehr schwierig. Natürlich wird es das! Aber schwierig bedeutet, dass es eine Gelegenheit gibt, weiterzumachen, noch mehr auszuhalten als die anderen, die aufgeben. Wenn es schwierig wird, haben Sie die Chance, sich auszuzeichnen. In den großen Momenten des Lebens lernen wir nämlich, wer wir wirklich sind. Das ist die Zeit, um sich lebendig zu fühlen.

Ich war nicht der fitteste Soldat im Special-Air-Service-Auswahlverfahren, aber ich war stur und machte weiter, wenn es ungemütlich wurde. Ich war nicht der beste Karatekämpfer, als ich mit den Kampfsportarten anfing, aber ich machte Woche für Woche und Jahr für Jahr weiter. Und ich bekam meinen schwarzen Gürtel. Lohnende Dinge erfordern Opfer und

Anstrengung. Das ist es, was sie besonders macht. Das Leben belohnt nicht die Besten oder Talentiertesten. Es belohnt die Hartnäckigsten.

Ich möchte dieses Buch mit einem einfachen Satz beenden, der sowohl das Abenteuer als auch das Pfadfindertum zusammenfasst. Ich mag ihn sehr. »Das Leben ist wirklich sehr einfach: Was wir hineingeben, bekommen wir heraus.«

Anmerkung des Autors

Dieses Buch ist in Wahrheit eine Zusammenstellung der Erfahrungen (sowohl triumphaler als auch fataler Natur) vieler Freunde und der Höhepunkt etlicher Jahre in der Wildnis mit einer Menge Leuten. Insbesondere möchte ich aber meinem Freund Andrew »Woody« Wood danken.

Im Laufe der Jahre war ich zusammen mit Woody als Pfadfinder und auf Expeditionen zu zahlreichen »interessanten« Orten unterwegs. Wir sind gemeinsam durch zahllose Dschungel und Sümpfe gewatet und durch viele staubige Wüsten und karge Gebirgslandschaften gewandert. Woody ist immer cool, wenn es darauf ankommt, gelassen und total witzig. Außerdem hat er ein Pfadfinderwissen, das unübertroffen ist. Er ist im wahren Sinne des Wortes ein Experte (auch wenn er das entschieden abstreiten würde!), und er hat seine Fertigkeiten zum Überleben in der Wildnis jahrelang bei Eingeborenenstämmen in der ganzen Welt erlernt und verfeinert.

Unsere Reisen haben uns zu der Erkenntnis geführt, dass wir von anderen viel lernen können und dass bei einem echten »Experten« der Lernprozess nie aufhört. Ich möchte ganz entschieden klarstellen, dass die überlieferten Fertigkeiten zum Überleben in der Wildnis, die von Eingeborenen und Überlebenden über viele Generationen hinweg verfeinert wurden, zusammen mit äußerst praktischen Pfadfindermethoden wirksam verbunden werden können, um die modernen Pfadfinder und Pfadfinderinnen mit allem auszustatten, was sie für einen erfolgreichen Aufenthalt in der Wildnis brauchen.

Die Informationen in diesem Buch sollen ein allgemeiner Wegweiser im Hinblick auf die angesprochenen Themen sein. Sie sind kein Ersatz für ärztlichen oder anderen professionellen Rat zu bestimmten Umständen und an bestimmten Orten. Nach dem Wissen des Autors sind die Informationen korrekt und zum Oktober 2009 auf dem aktuellen Stand. Der Autor und der Verlag übernehmen, soweit es gesetzlich zulässig ist, keinerlei Haftung, die sich direkt oder indirekt aus der Verwendung oder dem Missbrauch der in diesem Buch enthaltenen Informationen ergeben könnte.

... MEHR VON BEAR GRYLLS

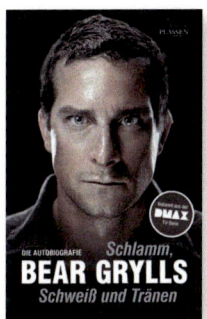

Die Autobiografie

In diesem Buch erzählt der ehemalige SAS-Elitesoldat zum ersten Mal seine Geschichte.

536 Seiten, inkl. farbigem Bildteil
gebunden mit SU, 24,90 [D] / 25,60 [A]
ISBN: 978-3-864700-52-1
auch als eBook erhältlich

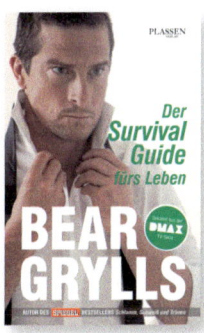

Der Verhaltenskodex

Jeder kann seinen ganz persönlichen „inneren Schweinehund" überwinden. Mithilfe vieler Anekdoten aus seinem Erfahrungsschatz zeigt Bear Grylls, wie das geht.

220 Seiten, gebunden mit SU
19,90 [D] / 20,50 [A], ISBN: 978-3-86470-122-1
auch als eBook erhältlich

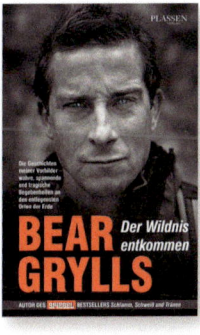

Die Vorbilder

SPIEGEL-Bestsellerautor Bear Grylls erzählt Geschichten von Heldenmut und Überleben. Er berichtet von Spionen und Soldaten, von Entdeckern und Abenteurern.

ca. 380 Seiten, gebunden mit SU
24,99 [D] / 25,75 [A], ISBN: 978-3-86470-168-9
Ab 02.06.2014 im Handel
auch als eBook erhältlich

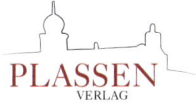

PLASSEN
VERLAG